J. Jerosch, J. Heisel, A. B. Imhoff (Hrsg.) Fortbildung Orthopädie · Traumatologie – Die ASG-Kurse der DGOOC

Band 11: **Hüfte**

J. Jerosch J. Heisel A. B. Imhoff (Hrsg.)

Fortbildung
Orthopädie · Traumatologie
Die ASG-Kurse der DGOOC

Band 11: **Hüfte**

Mit 140 Abbildungen in 182 Einzeldarstellungen
und 23 Tabellen

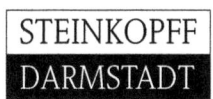
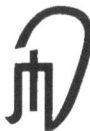

Prof. Dr. med. Dr. h.c. mult. *Jörg Jerosch*
Johanna-Etienne-Krankenhaus
Klinik für Orthopädie und Orthopädische Chirurgie
Am Hasenberg 46, 41462 Neuss

Prof. Dr. med. Dr. h.c. mult. *Jürgen Heisel*
Fachkliniken Hohenurach
Orthopädische Abteilung
Immanuel-Kant-Straße 33, 72574 Bad Urach

Prof. Dr. med. *Andreas B. Imhoff*
Abteilung und Poliklinik für Sportorthopädie
TU München
Connollystraße 32, 80809 München

ISBN 3-7985-1554-9 Steinkopff Verlag Darmstadt

Bibliografische Information Der Deutschen Bibliothek
Die Deutsche Bibliothek verzeichnet diese Publikation in der Deutschen Nationalbibliografie;
detaillierte bibliografische Daten sind im Internet über <http://dnb.ddb.de> abrufbar.

Steinkopff Verlag Darmstadt
ein Unternehmen von Springer Science+Business Media

www.steinkopff.springer.de

© Steinkopff Verlag Darmstadt 2005
 Printed in Germany

Herstellung: Klemens Schwind
Umschlaggestaltung: Erich Kirchner, Heidelberg
Satz: K+V Fotosatz GmbH, Beerfelden

SPIN 11550488   105/7231-5 4 3 2 1 0 – Gedruckt auf säurefreiem Papier

Vorwort

Zum 1. Gemeinsamen Kongress Orthopädie – Unfallchirurgie in Berlin im Jahr 2005 erscheint der 11. Band der ASG-Fortbildungskurse zum Thema „Hüfte".

In diesem Band wird die an Häufigkeit zunehmende *Femurkopfnekrose* als zentrales Thema behandelt. Des Weiteren werden die aktuellen Richtlinien für die Behandlung von *Beckenfrakturen* von *hüftgelenksnahen Oberschenkelbrüchen* erläutert.

Den *konservativen Behandlungsmaßnahmen* wird ein breiter Raum gewidmet. Ein weiterer Beitrag gibt den aktuellen Wissensstand über die *minimalinvasiv-arthroskopischen Eingriffe* wieder. Mehrere Arbeiten beschäftigen sich mit der *modernen Hüftendoprothetik*, hier in erster Linie mit dem wieder „in Mode" gekommenen Oberflächenersatz und der modernen Hüftnavigation. Abschließend wird ein Überblick über die standardisierte Nachbehandlung nach Hüft-TEP anhand der Leitlinien der Sektion für physikalische Medizin der DGOOC gegeben.

An dieser Stelle möchten wir uns wie jedes Jahr sehr herzlich bei allen Referenten und Autoren bedanken, die sich in das ASG-Fortbildungskonzept einbinden und ihre Manuskripte zur Veröffentlichung zur Verfügung gestellt haben.

Dem Steinkopff Verlag, hier insbesondere unserer ASG-Gruppe herzlich verbundenen Frau Dr. Gertrud Volkert, sei gedankt für die viele Mühe bei der sorgfältigen Redigierung der Beiträge und für die vorbildliche Druckniederlegung dieser Fortbildungsreihe.

Im Herbst 2005

Für die ASG-Kommission

Jörg Jerosch
Jürgen Heisel
Andreas B. Imhoff

Inhaltsverzeichnis

Hüftarthroskopie

Endoprothetik

Autorenverzeichnis

Dr. med. Peter R. Aldinger
Orthopädische Universitätsklinik
Schlierbacher Landstraße 200 a
69118 Heidelberg

Dr. med. H. Bäthis
Klinik und Poliklinik für Orthopädie
Orthopädische Klinik
der Universität Regensburg
Kaiser-Karl-V.-Allee 3
93077 Bad Abbach

Dr. med. Marc Banerjee
Dreifaltigkeits-Krankenhaus Köln –
Braunsfeld GmbH
Klinik für Orthopädie
und Sporttraumatologie
Rehabilitationszentrum
Aachener Straße 445–449
50933 Köln

Prof. Dr. med. Nikolaus Böhler
Orthopädische Abteilung AKH Linz
Krankenhausstraße 9
4020 Linz
Österreich

Dr. med. Roland Bonmann
Orthopädische Klinik Dortmund
Beurhausstraße 40
44137 Dortmund

Priv.-Doz. Dr. med. Steffen J. Breusch
Orthopädische Universitätsklinik
Schlierbacher Landstraße 200 a
69118 Heidelberg

Prof. Dr. med. Volker Bühren
BG-Unfallklinik Murnau
Prof.-Küntscher-Str. 8
82418 Murnau

Priv.-Doz. Dr. med. Timm J. Filler
Institut für Anatomie
Westfälische Wilhelms-Universität
Universitätsklinikum Münster
Vesaliusweg 2–4
48149 Münster

Dr. med. Stefan Funken
Klinik für Orthopädie
und Orthopädische Chirurgie
Johanna-Etienne-Krankenhaus
Am Hasenberg 46
41462 Neuss

Univ. Prof. Prim. Dr. med. Reinhard Graf
Allgemeines und Orthopädisches
LKH Stolzalpe
8852 Stolzalpe
Österreich

Prof. Dr. med. Joachim Grifka
Klinik und Poliklinik für Orthopädie
Orthopädische Klinik
der Universität Regensburg
Kaiser-Karl-V.-Allee 3
93077 Bad Abbach

Dr. ing. H. Grundei
Fa. Eska Implants
Grapengießerstraße 34
23556 Lübeck

Prof. Dr. med. Dr. h.c. mult. Jürgen Heisel
Orthopädische Abteilung
der Fachkliniken Hohenurach
Immanuel-Kant-Straße 33
72574 Bad Urach

Prof. Dr. med. Dr. h.c. mult. Jörg Jerosch
Klinik für Orthopädie
und Orthopädische Chirurgie
Johanna-Etienne-Krankenhaus
Am Hasenberg 46
41462 Neuss

Alexander W. Jung
Orthopädische Universitätsklinik
Schlierbacher Landstraße 200 a
69118 Heidelberg

Dr. med. T. Kalteis
Klinik und Poliklinik für Orthopädie
Kaiser-Karl-V.-Allee 3
93077 Bad Abbach

Prof. Dr. med. Bernd-Dietrich Katthagen
Orthopädische Klinik Dortmund
Beurhausstraße 40
44137 Dortmund

Dr. med. Gerold Labek
EAR-Coordinator
Orthopädische Universitätsklinik Innsbruck
Anichstrasse 35
6020 Innsbruck
Österreich

Dr. med. L. Lucente
Orthopedia
Clinica Quisisana
Via Gian Giacomo Porro n. 5
00197 Roma
Italia

Dr. med. C. Lüring
Klinik und Poliklinik für Orthopädie
Orthopädische
Klinik der Universität Regensburg
Kaiser-Karl-V.-Allee 3
93077 Bad Abbach

Dr. med. O. Niggemeyer
Klinik und Poliklinik für Orthopädie
Universitätsklinikum Hamburg-Eppendorf
Martinistraße 52
20246 Hamburg

Priv.-Doz. Dr. med. Dominik Parsch
Orthopädische Universitätsklinik
Schlierbacher Landstraße 200 a
69118 Heidelberg

Priv.-Doz. Dr. med. L. Perlick
Klinik und Poliklinik für Orthopädie
Orthopädische Klinik
der Universität Regensburg
Kaiser-Karl-V.-Allee 3
93077 Bad Abbach

Prof. Dr. med. Wolfgang Rüther
Klinik und Poliklinik für Orthopädie
Universitätsklinikum Hamburg-Eppendorf
Martinistraße 52
20246 Hamburg

Prof. Dr. med. Joachim Schmidt
Dreifaltigkeits-Krankenhaus Köln –
Braunsfeld GmbH
Klinik für Orthopädie
und Sporttraumatologie
Rehabilitationszentrum
Aachener Straße 445–449
50933 Köln

Dr. med. Axel Schulz
Klinik für Orthopädie
und Orthopädische Chirurgie
Johanna-Etienne-Krankenhaus
Am Hasenberg 46
41462 Neuss

Dr. med. Jörn Steinhagen
Klinik und Poliklinik für Orthopädie
Universitätsklinikum Hamburg-Eppendorf
Martinistraße 52
20246 Hamburg

Dr. med. Klaus-Jürgen Storch
Orthopädische Klinik Dortmund
Beurhausstraße 40
44137 Dortmund

Dr. med. L. Tafuro
Orthopedia
Clinica Quisisana
Via Gian Giacomo Porro n. 5
00197 Roma
Italia

Dr. med. Andreas Thannheimer
BG-Unfallklinik Murnau
Prof.-Küntscher-Straße 8
82418 Murnau

Dr. med. S. Thomas
Orthopädische Abteilung
Krankenhaus Barmherzige Brüder
Romanstraße 93
80639 München

Prof. Dr. med. Wolfram Thomas
Orthopedia
Clinica Quisisana
Via Gian Giacomo Porro n. 5
00197 Roma
Italia

Priv.-Doz. Dr. med. Markus Tingart
Klinik und Poliklinik für Orthopädie
Orthopädische Klinik
der Universität Regensburg
Kaiser-Karl-V.-Allee 3
93077 Bad Abbach

Anatomie

KAPITEL 1

Hüfte: Anatomische Grundlagen

T. J. Filler

Bau des Gelenks

Artikulierende Anteile

■ **Übersicht.** Das Hüftgelenk ist das einzige Kugelgelenk der unteren Extremität, während die obere Extremität über 3 Kugelgelenke verfügt. Dem Typ nach handelt es sich um eine Enarthrose (Nussgelenk). Es artikulieren die Ossa femoris und coxae. Das proximale Femur besteht aus Caput femoris, Collum femoris, Trochanter major und Trochanter minor. Als Beckenring bezeichnet man das anatomische und funktionelle Bindeglied zwischen Achsenskelett und unterer Extremität. Dieser knöcherne Ring aus Os sacrum und den beiden Beckenhälften überträgt die Last von der oberen auf die untere Körperhälfte. Wesentlich für seine Stabilität ist der Bandapparat um die lIiosacralfuge. Für eine Beckeninstabilität muss dieser Ring an wenigstens zwei Stelle unterbrochen sein. Die normale Lage des Hüftgelenkes ist exzentrisch, d. h. dass der Ausschlag der Bewegungen hinsichtlich antagonistischer Bewegungen, speziell der Beugung und Streckung ungleich ist. Es ergibt sich eine muskuläre Imbalance zwischen Beugern und Streckern, die die eine ligamentäre Kompensation nach sich zieht.

■ **Acetabulum.** Die Pfanne des Hüftgelenks im Os coxae ist um 10°–15° antevertiert. Diese Anteversion ist bei künstlichen Hüftpfannen zu berücksichtigen, um eine vermehrte Luxationsbereitschaft zu verhindern. Im 2. Dezennium verschmelzen Darm-, Sitz- und Schambein im Bereich der Pfanne. Der knöcherne Rand der Hüftpfanne heißt Limbus acetabuli (!Nomenklatur beachten, in der Literatur werden Labrum und Limbus oft nicht klar unterschieden!) und wird ventral nach kaudal hin von der Incisura acetabuli unterbrochen. Ihm sitzt das Labrum acetabuli auf.

■ **Facies lunata.** Die Gelenkfläche hat die Form eines überzogenen Halbmondes, Facies lunata. Das vordere Horn der Mondsichel ist schmal und spitz, das hintere Horn breit und rund. Die Knorpeldicke der Facies lunata des Acetabulums ist im Zentrum der Pfanne deutlich dünner als im Umfang. Der gesunde Gelenkknorpel hat eine ungefähre Dicke von 2,5–3 mm. Gelegentlich (10% der Fälle) findet sich im Bereich des Pfannendaches eine knorpelfreie Inzisur mit mehr oder weniger vollständiger Unterteilung der Facies lunata. Der Außenrand ist am ehesten als spiralig zu bezeichnen, der Innenrand ist variantenreich. Der von der Knorpelfläche umrundete vertiefte Teil des Acetabulums ist die Fossa acetabuli. In der Fossa liegt ein gefäßreiches Fett- und Bindegewebspolster, Pulvinar acetabulare, welches nur locker an das Periost assoziiert ist.

■ **Caput femoris.** Das Caput femoris ist glatt, von hyalinem Knorpel überzogen und bildet über 60% einer Kugeloberfläche. Diese berührt medial und cranial sowie teilweise ventral das Acetabulum. Die Größe des Kopfes variiert zwischen 40 und 60 mm mit etwa 14–16 cm^2 Knorpelfläche. Der hyaline Gelenkknorpel ist am Zentrum des Kopfes dicker und in der Peripherie dünner, der Knorpelrand unregelmäßig. An der dicksten Stelle (cranial) ist er durchschnittlich 4 mm stark. An der meist dreieckigen Fovea capitis femoris im dorsokaudalen Quadranten ist der Knorpelüberzug unterbrochen. Hier inseriert das Lig. capitis femoris, ein intraartikuläres Band [1].

■ **Collum femoris.** Das Collum femoris entspricht einer abgeflachten Pyramide. Er läuft schräg vom Caput femoris nach laterodorsokaudal zum Femurschaft, wo er mittig an den Trochanter major grenzt. Länge und Form des Femurhalses variieren stark. Ventral und dorsal ist der Femurhals von zahlreichen Foramina nutritia per-

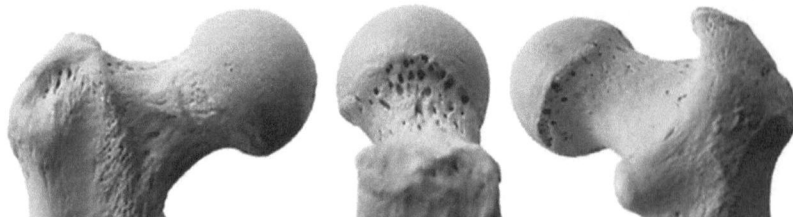

Abb. 1. Typischer Aspekt eines rechten Femurkopfes von ventral (links), von lateral (mitte) und von dorsal (rechts) zur Darstellung der Verteilung der Vasa nutritia für den Femurkopf. Zu beachten ist die geringe Zahl der Gefäßeeingänge ventral und die dicklumigen Gefäße kranial und (etwas weniger) dorsal.

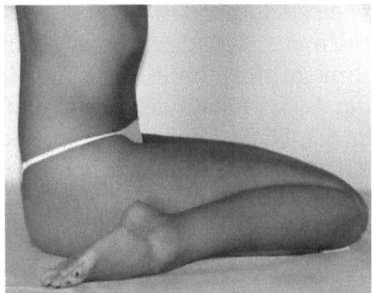

Abb. 2. Najadensitz.

foriert (Abb. 1). Dabei ist die dorsale Fläche des Halses breiter und ausgeprägter konkav. Hier inseriert die Kapsel etwa 1 cm hinter der prominenten Crista intertrochanterica, die die beiden Trochanteren verbindet. Vorne endet der Hals gegen den Schaft mit der relativ breiten Linea intertrochanterica.

Der Winkel des Collum gegen den Femurschaft (CCD = Centrum-Collum-Diaphysenwinkel) beträgt 130°±7° und zeigt keine signifikante Varianz zwischen den Geschlechtern. Das Collum ist außerdem antevertiert, wobei der Winkel gegen den Schaft im Mittel 10,4°±6,7° beträgt. Die Antetorsion ändert sich nach der Skelettreife nicht mehr [1]. Eine besonders stark ausgeprägte Antetorsion des Schenkelhalses erlaubt bei gebeugten Knien das Sitzen mit den Nates sive Clunes (Gesäß) auf der Unterlage zwischen den Füßen (sog. Najadensitz[1] (Abb. 2) [2]). Die physiologische Femurtorsion ermöglicht zusammen mit der Anteversion der Gelenkpfanne eine Beugung des Hüftgelenks über 90° ohne dass dabei der Schenkelhals am Pfannenrand anschlägt. Entsprechend müssen Endoprothesen eingebaut werden.

---

[1] Die Najaden sind Nymphen aus der griechischen Mythologie, die in Quellen, Teichen und Seen wohnten.

■ **Trochanter major.** Der Trochanter major ist eine irregulär geformte, vierseitige Erhebung, die als Apophyse lateral und leicht dorsal verschoben zwischen Hals und Schaft des Femurs entsteht. Die Oberkante liegt bei normaler Position etwa 2 mm unterhalb des Caput femoris. Als Ansatz für zahlreichen Muskeln der Glutealregion stellt der Trochanter einen kräftigen Hebelarm zur Bewegung des Femurs dar.

■ **Trochanter minor.** Der Trochanter minor hat eine konische Form mit dreieckiger Basis und abgerundeter Spitze bei erheblicher interindividueller Variabilität. Er ist dorsomedial am unteren Ende der Crista intertrochanterica lokalisiert. Seine einzige Funktion ist die Annahme der Insertion des M. iliopsoas.

■ **Femur.** Das Femur ist für das Hüftgelenk insbesondere für die Frage der Verankerung von Endoprothesen und damit die Gestalt seiner Markhöhle von Interesse. Dabei wird eine trompetenförmige, also sich konisch verjüngende Markhöhle von einer zylindrischen unterschieden. Bei letzterer sind die Innenwände der Markhöhle parallel. Diese Markhöhlen sind in der Regel sehr eng und finden sich gehäuft bei dysplastischen Hüften. Die mediale Kortikalis läuft im Schnitt spornartig zu (Calcar femoris).

Gelenkkapsel und ligamentäre Strukturen

■ **Allgemeines.** Die Kapsel des Hüftgelenkes ist mit kräftigen und dichten ligamentären Strukturen verstärkt. Sie inseriert proximal am Margo acetabularis sowie dem Lig. transversum acetabuli, welches die Incisura acetabuli überbrückt. Distal findet sich die Insertion ventral an der Linea intertrochanterica und der Basis der Trochanter major sowie dorsal am Collum femoris. Von dem distalen Ansatz ausgehend formen rekurrente Fasern den Hals aufwärts eine röhrenförmige Scheide, um dann in das Periost einzustrahlen. Insgesamt liegt der Femurhals ventral komplett intrakapsulär, dorsal aber nur etwa zur Hälfte. Die dorsale Kapsel kann intrakapsuläre Frakturdislokationen bis zu 50% tolerieren. Wegen der weit auf den Femurhals ziehenden Gelenkkapsel müssen alle Muskel relativ weit distal vom Gelenk befestigt werden. Die weite Insertion der Kapsel ist erforderlich, um für die ausgedehnten Bewegungen dem Kopf genug Spielraum in der Pfanne zu geben. Konsequenz ist das Bestreben fast aller Muskeln, den Kopf aus der Pfanne zu hebeln.

Zona orbicularis. Die Kapsel ist durch longitudinale und zirkuläre Verdickungen verstärkt. Die zirkulären Fasern bilden als Zona orbicularis vor allem dorsal und kaudal in den distalen Arealen der Kapsel eine Schlinge oder Manschette um den Femurhals. In den kranialen und ventralen Bereichen der Kapsel sind die longitudinalen Fasern am stärksten vertreten und bilden hier einzeln zu unterscheidende akzessorische Bänder (Ligg. iliofemorale, ischiofemorale und pubofemorale). In das Labrum acetabulare strahlen die Bänder der Kapsel nicht ein.

Lig. iliofemorale. Das Band gilt als das stärkste Band von den drei äußeren Bändern und ist sogar das stärkste Band des menschlichen Körpers. Ihm sind zwei Eigennamen zugeschrieben (Bertini, Bigelow), die abhängig von dem Land noch teilweise in der Klinik in Gebrauch sind. Es ist entsprechend einem umgekehrten Y geformt. Der Ursprung ist einerseits die Spina iliaca anterior inferior und andererseits der Limbus acetabuli. Ein Ansatz ist der kaudale Anteil, der andere der kraniale Anteil der Linea intertrochanterica und benachbarte Areale des Collum femoris. Der kraniale Faserzug wird in der englischsprachigen Literatur auch als Lig. iliotrochantericum bezeichnet. Gelegentlich sind diese beiden Zügel nicht diskret voneinander getrennt, womit ein dreieckiger Aspekt des Bandes resultiert. Die Hauptfunktion liegt in der Begrenzung der Hyperextension der Hüfte bzw. einem dorsalen Absinken des Beckens in der Hüfte nach kaudal. Im Stehen kann das Band eine Verkippung des Beckens nach dorsal über 12° hinaus rein passiv verhindern. Im Sitzen ist das Band entspannt.

Lig. ischiofemorale. Von den Anteilen des Os ischium an dem Limbus acetabuli entspringt das Lig. ischiofemorale. Sein Ansatz ist das Collum femoris medial des Trochanter major. Seine unteren Anteile strahlen in die Zona orbicularis ein. Es verstärkt die Gelenkkapsel dorsal. Insbesondere werden durch das Band die Innenrotation, Extension und Abduktion gehemmt.

Lig. pubofemorale. Der Ursprung des Lig. pubofemorale sind der Anteil des Os pubicum am Acetabulum sowie die Eminentia iliopectinea. Es zieht von dort über die Vorderseite des Hüftgelenks zum kaudalen Bereich des Collum femoris. Dadurch wird die Gelenkkapsel kaudal verstärkt und durch den schraubenförmigen Verlauf die Retroversion bzw. ein Absinken des Beckens nach hinten verhindert. Das Band hemmt insbesondere die Extension, Abduktion und Außenrotation.

Lig. transversum acetabuli. Das Lig. transversum acetabuli überbrückt die Incisura acetabuli und liegt damit kaudoventral am Rand des Acetabulums. Das intraartikuläre Band ist 3–3,5 cm lang und ca. 1 cm breit. Sein Ursprung liegt am Hinter- und Vorderhorn der Facies lunata. Es besteht aus zwei Anteilen. Der tiefer gelegene Bestandteil entspringt einerseits vorne an einem kleinen Knochenfeld, welches caudal des ventralen Horns der Facies lunata liegt, andererseits inseriert er hinter dem lippenartig vorspringenden Teil des dorsalen Horns. Dabei divergieren die Fasern wie eine Zuggurtung um den Knorpel. Der oberflächlicher gelegene Part verbindet sich mit dem Labrum acetabulare und ist eigentlich seine Verlängerung. Dabei ist der dorsale Ursprung von der Oberkante der Facies lunata schmal und verbreitert sich ventral. Die Insertion ist dann über den gesamten vorspringenden Rand des ventralen Horns ausgeprägt. In der Hinsicht ihrer Anheftung sind also oberflächlicher und tiefer Anteil spiegelbildlich.

Lig. capitis femoris. Ein anderer Name dieses (inkonstanten und sehr variablen) Bandes ist Lig. teres (femoris). Es ist dreieckig, 3,5 cm lang, bis zu 1 cm breit, besteht aus kollagenem Bindegewebe und ist mit Synovia überzogen. Seine vordere Wurzel entspring vom vorderen Horn der Facies lunata, die mittlere von dem Lig. transversum acetabuli und die hintere vom hinteren Horn der Facies lunata. Auch wenn die exakte funktionelle Bedeutung dieses Bandes nach wie vor umstritten ist, kann davon ausgegangen werden, dass es in der Kombinationsbewegung einer Flexion, Adduktion und Außenrotation gedehnt wird. Ein kräftiges Band ist mechanisch dazu in der Lage bis zu 60 kg zu tragen. Es kann aber auch als reine Synovialfalte vorliegen. Sicher erscheint außerdem, dass es bis zum Schluss der Epiphysenfuge einen nennenswerten Beitrag der arteriellen Versorgung für den Hüftkopf liefert, in dem es ihm die A. capitis femoris zuführt, die im höheren Lebensalter jedoch meist ein sehr kleines Gefäß darstellt.

■ **Labrum acetabulare.** Echte Gelenklippen finden sich beim Menschen nur an der Cavitas glenoidalis des Schultergelenkes und am Acetabulum des Hüftgelenkes. Das Labrum acetabulare stellt dabei im Unterschied zum Labrum glenoidale einen geschlossenen Kreis von etwa 4 mm Höhe dar. Kranial und dorsal ist das Labrum dicker (1 cm) als kaudal und ventral (0,5 cm). Dieser fibrocartilaginäre Ring sitzt dem Rand des Acetabulums, dem Limbus acetabuli auf und wird im angloamerikanischen auch Lig. cotyloideum genannt. Die Basis ist entsprechend der stumpferen Figur des dorsalen Limbus hier etwas breiter. Im Querschnitt umschließt das Labrum an seiner Spitze zwischen Innen- und Außenfläche einen Winkel von 45° [3]. Dieser Rand des Labrum ragt komplett frei in den Gelenkinnenraum. Zwischen Labrum und Kapsel verbleibt also ein Spaltraum, der eigentlich unzutreffend bezeichnete Recessus perilimbicus, welcher im Arthrogramm sichtbar gemacht werden kann. Er erreicht seine größte Ausdehnung dorsokaudal.

In der gängigen Meinung vergrößert das Labrum die artikulare Kontaktfläche zum Femurkopf, wodurch das Hüftgelenk ohne wesentliche weitere Einschränkung seiner Beweglichkeit zusätzlich stabilisiert wird. Insgesamt gleicht das Labrum den unterschiedlich hohen Knochenrand des Limbus acetabuli (der also nicht in einer Ebene liegt) überbrückend aus [3]. Die Außenseite liegt der Membrana synovialis der Gelenkkapsel an. Bei Fehlbelastungen kann das Labrum in den Zonen von arthrotischen Veränderungen ebenfalls deformiert sein und sich ausdehnen. Der freie Rand kann dabei in die Gelenkkapsel übergehen.

Das Labrum besteht aus geschlossenem, kompaktem, straffem kollagenen Bindegewebe. Die Verankerung am Limbus acetabuli geschieht mit schräg in den Knochen einstrahlenden Fasern. Der freie Teil des Labrum ist aus streng ringförmig angeordneten Fasern gebaut. Radiäre Fasern kommen hier physiologischerweise nicht vor [3]. Ungewöhnlicherweise finden sich ebensowenig Verschiebeschichten aus lockerem Bindegewebe, wie sie sonst in straffem kollagenem Bindegewebe vorkommen [4]. Faserknorplige Anteile sind beim Kind nachgewiesen [4], bei Erwachsenen jedoch umstritten und bisher nirgends schlüssig belegt [3]. Die zum Caput femoris hin gelegene Innenseite des Labrum acetabulare ist mit einer dünnen Schicht hyalinen Knorpels bedeckt.

Der Gelenkknorpel der Facies lunata geht kraniodorsal (im Bereich 8–11 Uhr) kontinuierlich in das Labrum über [3]. In allen anderen Bereichen strahlen die Fasern von verschiedenen Stellen des Randes des Acetabulums ein und überlagern sich in spitzen Winkeln überkreuzend und schließlich parallel verlaufend. Vom Gelenkknorpel ist das Labrum dabei dann durch einen scharfen Spalt getrennt. Dieser Spalt ist ventral und dorsal etwas erweitert und in der so entstehenden Mulde mit Synovia überzogen. Kein Spalt findet sich naturgemäß an der Incisura acetabuli, da dort kein Gelenkknorpel zu finden ist. An dieser Stelle geht das Labrum an den Hörnern des Facies lunata auf das Lig. transversum acetabuli über.

Aus dieser Skizze der Fasern ergibt sich eine entscheidende weitere Funktion. Die Übertragung der Last des Körpers auf das Femur wäre ohne das Labrum im Wesentlichen als Druckbelastung für das Acetabulum ausgelegt. Eine dauerhafte Druckbelastung ist generell für Knochen weniger akzeptabel als eine Zugbelastung. Günstig ist ein Wechsel zwischen beiden Kräften. Im Sinne einer elastischen Federung wird ein Teil der Belastung auf den Femurkopf über das Labrum vermittelt. Dieses besteht aus druckbelastbarerem hyalinen (und nicht zugbelastbarem faserigem) Knorpel. Durch seine zirkuläre Faserstruktur eines eng anliegenden Ringes werden über die in der Basis dann radiär in den Knochen einstrahlenden Fasern die Kräfte komplett in Zugkräfte auf die Zirkumferenz des Limbus acetabuli verteilt, wobei dafür die gegenüberliegende Seite in der Knocheninsertion als nachgiebiger Part ausgespart wird. Tatsächlich sind es ja vorzugweise Zugkräfte, die solche Knochenvorsprünge wie den Limbus zu formen vermögen, während Druck eher zu Vertiefungen führt.

Detaillierte Studien zur Funktion des Labrum fehlen. Denkbar ist jedoch bei einer initialen Fehlverteilung der Zug- und Druckkräfte, dass eine Arthrose durch das Überwiegen der Druckkräfte auf den Verankerungsteil des Labrum entsteht. Dies könnte z.B. durch eine zu tiefe Pfanne oder durch eine geschädigte Labruminsertion bedingt sein. In diesem Sinne ist auch die Vorstellung, dass sich bei einer dezentrierten Pfanne der Hüftkopf eine neue, sekundäre Pfanne „gräbt" zu überdenken. Hier kann die gemutmaßte „Verschiebung" des hyalinen Knorpels der Basis des Labrums statt Druck bedingtes Ausweichen auch eine Verbreiterung der Basis für den Zug der inserierenden Labrumfasern sein.

Zum Verständnis des Symptomkomplexes der Labrumläsion am Acetabulum ist es notwendig, sich mit der embryologischen Entwicklung der Labrumanlage zu beschäftigen. Dabei sind anlagebedingte (teratologische) Fehlbildungen von den später auftretenden Deformierungen bei primär korrekter Pfannendachanlage zu unterscheiden. Die Beziehung der Labrumspitze und -basis zu dem Pfannendach in seiner knorpeligen Anlage ändern sich während eines solchen Dezentrierungsvorganges. Bereits nach der 6. bis 7. Woche sind die ersten knorpeligen Präformierungen für das spätere Os coxae nachweisbar, wobei die 3 einzelnen knorpeligen Anlagen zu einem Hemipelvis in dem Acetabulum mit der Verschmelzung beginnen. Das Labrum acetabulare taucht vor der Bildung eines Gelenkspaltes als frühe Gelenklippe auf. Am Ende der 8. Woche ist die Bildung der Hüftanlage abgeschlossen. Spätere mechanisch bedingte Fehlbildungen diese Anlage sind von Störungen dieser primären Ausbildung zu unterscheiden [5]. Bei einer Luxationspfanne elongiert das Labrum, weil seine ossäre Befestigung als Pfannenrand zum Hypomochlion für den Hüftkopf wird, der damit das weniger widerstandsfähige Labrum, nach kranial abdrängt und es dabei zur Sekundärpfanne wird.

■ **Membrana synovialis.** Durch das Lig. capitis femoris sind anders als bei den meisten Gelenken zwei von einander getrennte synoviale Kapselschläuche vorhanden.

■ **Bursa iliopectinea.** An der Stelle, wo der M. iliopsoas über den Rand des Acetabulums und den Femurkopf als Hypomochlion zieht, bildet sich zwischen der Gelenkkapsel und dem Muskel bzw. seiner Sehne eine flache Bursa. Diese kommuniziert in 10–15% und dann wieder oft breitflächig mit der Gelenkhöhle. Kommt es dabei zu einem vollständigen Verlust der Hinterwand der Bursa, bildet das Labrum acetabulare proximal die Begrenzung der Öffnung.

■ **Kapselspanner.** Während an der Schulter mit der Rotatorenmanschette mehrere Muskeln vorkommen, die an der Kapsel vorbeiziehend diese mit Fasern an die Kapsel sichern, sind solche an der Hüfte nicht bekannt. Es existiert hier ventromedial ein dezidierter, konstanter Kapselspanner, der M. iliocapsularis, erstmals beschrieben 1843 von Cruveilhier, ohne das er bisher Eingang in die Nomina anatomica gefunden hat. Er wird zuweilen als Abspaltung des M. iliacus beschrieben und könnte eine klinisch relevante Rolle bei der Hüftgelenksdysplasie spielen [6].

Landmarks

■ **Regionale Anatomie.** Das Hüftgelenk, Articulatio coxae, hat von allen großen Gelenken der Extremitäten den dichtesten Kontakt zu inneren Organen. Es ist gleichzeitig von einem Muskelmantel eingepackt wie kein anderes Gelenk. Und von diesen auf die Articulatio coxae wirkenden Muskeln kann – etwa im Kontrast zu dem Muskelmantel des Schultergelenkes – ein Teil seinerseits von inneren Organen beeinflusst werden. Dies ist bedingt durch deren Eingang zur Bauch- und Beckenhöhle (wie bei den Mm. iliacus, psoas oder piriformis) und der daraus resultierenden Beziehungen zu den inneren Organen. Die Gefäß- und Nervenversorgung erfolgt – ebenfalls anders als bei der Schulter – über zwei getrennte Wege, wobei die wichtigen neurovaskulären Strukturen ventral und dorsal der Hüfte liegen. Auch hier sind Irritationen der sensiblen Leitungsbahnen des Hüftgelenkes durch innere Organe (z.B. des N. ilioinguinalis durch die Niere) vergleichsweise häufig, so dass bei Störungen in diesem Gelenk neben der lokalen Anatomie auch immer Fernwirkungen einkalkuliert werden sollten.

■ **Orientierungslinien und -punkte.** Die Oberkante des Trochanter major ist bei normaler Position etwa 2 mm unterhalb des Caput femoris, wobei in anatomischer Position eine Verbindungslinie

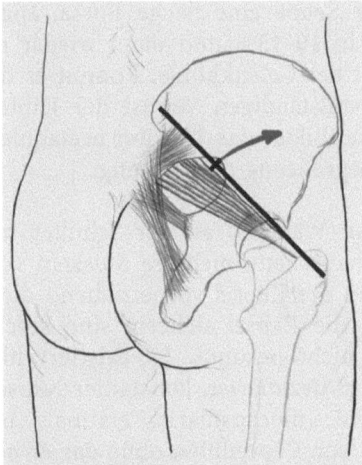

Abb. 3. Spina-Trochanter-Linie zur Lokalisation des Foramen suprapiriforme (Vasa und N. glut. sup.) unter dem medialen Drittelpunkt.

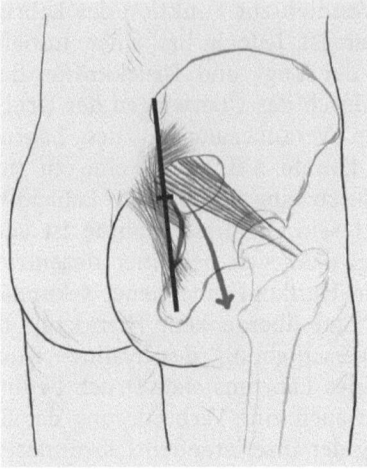

Abb. 4. Spina-Tuber-Linie zur Lokalisation des Foramen infrapiriforme (u. a. N. ischiadicus) unter dem Halbierungspunkt (modifiziert nach Lanz-Wachsmuth).

von den Spitzen beider großen Trochanteren durch das Zentrum des Femurkopfes zieht und die Tubercula pubica tangiert.

Der intrapelvine breite Ursprung des M. piriformis projiziert sich auf eine Linie, die von der Spina iliaca posterior superior zum oberen Ende der Rima ani (Gesäßnaht) verläuft. Von hier zieht er spitz bis zur Innenseite der Spitze des Trochanter majors, der Fossa trochanterica. Dabei teilt er das Foramen ischiadicum majus in eine supra- und infrapiriforme Abteilung. Der Übergang vom medialen in das mittlere Drittel der Linie zwischen der Spina iliaca posterior superior und dem Trochanter major markiert das Foramen suprapiriforme. Hier verlassen die Vasa und der N. gluteus superior das kleine Becken zur Versorgung der Abduktoren. In der Mitte zwischen der Spina iliaca posterior superior und dem Tuber ischiadicum liegt das Foramen infrapiriforme. Der N. ischiadicus tritt in den meisten Fällen an dem Unterrand des M. piriformis durch das Foramen infrapiriforme kann aber auch durch den Muskel laufen oder im Falle einer sehr frühen Teilung in den N. tibialis und N. peronaeus communis auch teilweise das Muskelfleisch teilen. Daneben verlassen die Vasa und der N. gluteus inferior, der N. cutaneus femoris posterior, sowie die Vasa pudenda interna und der N. pudendus sowie direkte Muskeläste z. B. an den M. quadratus femoris das kleine Becken (Abb. 3–5).

Der weitere Verlauf des N. ischiadicus lässt sich dann am Übergang des medialen zum mittleren Drittel einer Verbindungslinie zwischen

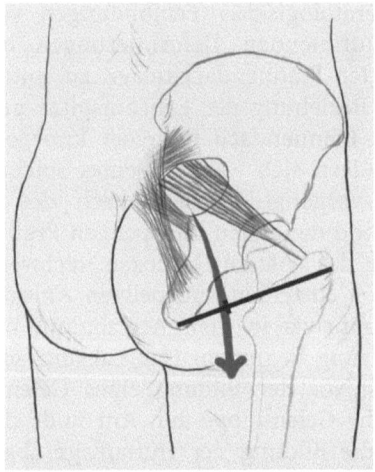

Abb. 5. Tuber-Trochanter-Linie zur Lokalisation des Verlaufs des N. ischiadicus unter dem M. gluteus maximus unter dem medialen Drittelpunkt (modifiziert nach Lanz-Wachsmuth).

Tuber ischiadicum und Trochanter major aufsuchen (Abb. 5).

■ **Weitere Hilfslinien** sind die Roser-Nélaton-Linie[2] [2]. Bei gesunden Personen müssen sich die bauchwärts gerichteten Verlängerungen der beiden Roser-Nélaton-Linien oberhalb des Nabels in der Medianebene schneiden (nach Jan Schoenmaker[3] [2]).

---

[2] Der französische Chirurg Auguste Nélaton lebte von 1807 bis 1873. Wilhelm Roser, ein Marburger Chirurg, lebte von 1817 bis 1888.
[3] Jan Schoenmaker, ein niederländischer Chirurg, lebte zwischen 1871 und 1940.

■ **Bryant Dreieck.** Es wird konstruiert durch eine Linie von der Unterkante der Spina iliaca anterior superior zur Spitze des Trochanter major (Roser-Nélaton-Linie). Diese wird zur Hypotenuse des Bryant-Dreiecks. Für die beiden Katheten wird von der dorsale horizontalen Verbindungslinie der beiden Spinae iliacae anteriores superiores das Lot auf die Trochanterspitze gefällt. Das entstandene Dreieck soll gleichschenklig sein. Der gesamte Trochanter major muss kaudal oder mit seiner Spitze auf der Verbindungslinie zwischen Spina iliaca anterior superior und Tuber ischiadicum sein.

■ **Radiologischen Landmarks.** Als Adams-Bogen bezeichnet man die untere bogenförmige Begrenzung des Schenkelhalses im Röntgenbild. Sie bildet den lateralen Teil der Shenton-Ménard-Linie[4] [2]. Die Acetabulum-Linie (Verbindung des Pfannenerkers mit dem kaudalen Punkt des Acetabulums) ist ein Konstrukt zur Bewertung von Beckenübersichtsaufnahmen. Ebenfalls nur radiologisch zu bestimmen ist der Epiphysenwinkel, also der Winkel zwischen Femurhalsachse und der Epiphysenfuge am Femurkopf. Er beträgt normalerweise 85°–90°.

Der α-Winkel ist ein Begriff aus der neonatalen Hüftsonographie. Er ist der wichtigste Indikator für die Ausreifung des Hüftknochens. Der Winkel wird zwischen Pfannendachlinie (Tangente an den knöchernen Erker vom Unterrand des Os ilium) und Grundlinie (Parallele zum Darmbein durch den Kontaktpunkt zwischen Perichondrium, Periost und Darmbein) gemessen. Über 60° gilt die Hüfte als ausgereift. Die Grundlinie und die Ausstellungslinie (Verbindung des knöchernen Pfannenerkers mit dem Zentrum des Labrum acetabulare) umschließen den β-Winkel (Femur-Ilium-Winkel), der ein Maß für die knorpelige Überdachung der Säuglingshüfte ist.

Bewegungsmöglichkeiten

■ **Bedeutung.** Für die Aktivitäten des Alltags stellt das Hüftgelenk das vielleicht wichtigste Gelenk dar. Gegenüber der typischen deskriptive Anatomie des anatomischen Lehrbuches wird in der vorliegenden Darstellung auf Regionen,

---

[4] Edward Shenton lebte zwischen 1872 und 1955 und arbeitete in London als Radiologe. Maxime Ménard war Gerichtsmediziner in Paris (1872–1929).

Muskelfunktionen und kritische neurovaskuläre Strukturen fokussiert.

■ **Repetitive Bewegungen.** Die Muskeln der unteren Extremität werden im Gegensatz zu denen der oberen Extremität vorzugsweise täglich und ein Leben lang für sich extrem häufig wiederholende Bewegungen eingesetzt. Nur sehr wenige Bewegungen setzen obere und untere Extremitätenmuskeln gemeinsam ein. Die Dynamik der Muskeln ist der Schlüssel für die Analyse von Bewegungen und deren zentrale und periphere Störungen. Hier sind also Skelettmuskulatur der oberen und der unteren Extremitäten klar von einander zu unterscheiden. Das gilt sowohl für die Kompensation von Störungen als auch für die zentralnervöse Kontrolle. Dieser Unterschied wird in der Literatur insofern nur wenig berücksichtigt, als die meisten Untersuchungen an ein oder zwei Referenzmuskeln (der unteren Extremität) durchgeführt werden [7]. Änderungen von im ZNS generierten und abgespeicherten Bewegungsmustern sind für die unteren Extremitäten völlig anders zu bewerten bzw. zu erreichen als bei den oberen Gliedmaßen.

■ **Ausgangsbasis der Bewegungsbildung.** Die Kontrolle des Menschen über seine Bewegungen sind abhängig von dem Newtonschen-Gesetz der Bewegung. Die Entwicklung insbesondere der Muskeln der unteren Extremitäten sind ein Ergebnis der Umwandlung der hinteren Extremitäten in den menschlichen Zweifüßer, wobei die zu vermutende Ausgangsbasis der gemeinsamen Vorfahren aller Primaten greifende und kletternde Bewegungen von Baumbewohnern gewesen sein dürften, also Extremitäten mit höchst individuellen Bewegungsanforderungen. Zwar wird allgemein heute die Hand als das typisch menschliche und seine Evolution bedingende Organ angesehen, aber die entscheidenden Umwandlungen fanden an den unteren Extremitäten statt.

■ **Bewegungskontrolle.** Die Betrachtung der Muskeln erfolgt in den Lehrbüchern typischerweise isoliert. Die Fokussierung der Beschreibung auf Muskelindividuen anstatt auf zusammenhängende Funktionen gibt die reelle Situation jedoch nicht wieder. Zum Einen agieren sie in Muskelketten und leisten dort viel Haltearbeit. Darüber hinaus werden sie zentral über Bewegungsmuster angesprochen, weniger über definierte Muskelfunktionen. Durch eine Art Rechenaufgabe werden dabei gewissermaßen die Kräfte für die Gesamtbewegung auf die Muskel oder deren Funktionen verteilt. Gerade für die Muskeln der unteren Extremität wird dies den tatsächlichen Anforderungen an die einzelnen Muskelindividuen jedoch nur sehr unvollkommen gerecht. Vielmehr sind es Zielvorgaben, die durch autarke (peripher lokalisierte) Mechanismen der Muskeln (Reflexe) im Kräftegleichgewicht zu den Gegenspielern ausgetragen werden. Daraus erklären sich einige Widersprüche, die in EMG-Studien für einzelne Bewegungen gefunden wurden, da sowohl interindividuelle Innervationsunterschiede als auch Bewegungsvorgaben im Detail keine Vergleichbarkeit garantieren.

■ **Flexion.** Eine nach ventral gerichtete Bewegung des Femurs (in der Sagittalebene) bezeichnet man als Flexion. Diese beträgt beim gesunden Erwachsenen 130°–140°. Mindestens 90° sind erforderlich, um Alltagshandlungen auszuführen, wie das Schnüren von Schuhen – eine normale Kniegelenks- und Wirbelsäulenbeweglichkeit vorausgesetzt – und sollte daher das Mobilitätsziel einer Hüftendoprothese sein.

■ **Extension.** Die Bewegung, die das Femur nach dorsal führt ist die Extension oder Streckung. Sie ist physiologischerweise bis 10–15° möglich. Eine Beugekontraktur lässt sich mit dem Thomas-Handgriff überprüfen. Dabei liegt der Patient auf dem Rücken. Durch Beugung eines Beines im Hüftgelenk wird die Lendenlordose aufgehoben. Das andere Bein bleibt physiologischerweise auf der Unterlage oder wird bei der Kontraktur zwangsweise davon abgehoben.

■ **Abduktion.** Die Abduktion soll beim gesunden erwachsenen Hüftgelenk in Streckstellung 30°–50° ausmachen. In Beugestellung nimmt die Abduktionsmöglichkeit deutlich zu. Für eine Reproduzierbarkeit der Ergebnisse sollte die Methode festgelegt werden. Bei der Säuglingshüfte sind 80°–90° für das Neugeborene und 60°–75° nach 2–3 Monaten passive Abspreizung normal. Abspreizhemmung sollte zu weiteren diagnostischen Maßnahmen führen.

■ **Adduktion.** Die Bewegungsfähigkeit des Femurs zur Körpermitte hin beläuft sich physiologischerweise auf 20°–30°.

■ **Außenrotation.** Die Außendrehung um die Traglinie durch den Hüftkopf beträgt physiologischerweise 30°–50°.

■ **Innenrotation** oder Einwärtsdrehung um die Rotationsachse bzw. Traglinie soll bis 30°–50° möglich sein. Eine Verminderung ist sehr oft ein Zeichen beginnender Coxarthrose.

Biomechanik

■ **Lage des Hüftgelenks.** Die Lage des Hüftgelenks ist nicht mittig unter der Lastachse, d.h. der Rumpf schaukelt nicht auf dem Gelenk sondern hängt mit seiner Masse dorsal der queren Achse durch beide Hüftköpfe. Daraus ersteht eine permanente Tendenz, dass das Becken auf der Hüfte nach hinten absinkt. Diese Dauerbeanspruchung wird ökonomischerweise nicht durch Muskelkraft sondern durch die „Bänderschraube" der Hüftgelenkskapsel aufgefangen. Der Begriff soll das Zusammenwirken der Ligg. iliofemorale, ischiofemorale und pubofemorale ausdrücken, da sich deren Faserzüge gemeinsam bei der Retroversion des Oberschenkels anspannen. Gleichzeitig müssen Muskeln in beschleunigende und balancierende Muskeln unterschieden werden. Zu letzteren gehören auch die aufrichtenden Muskeln. Die Balance-Kräfte beim Gehen, die über das Hüftgelenk vermittelt werden, sind erheblich und werden über dem femoroacetabularen Pivot-Punkt auf das 2,5fache des Körpergewichtes geschätzt.

■ **Kräfte auf das Hüftgelenk.** Auf das coxale Femurende wirken beim Gehen das Körpergewicht abzüglich des Gewichtes des Standbeines. Der Schwerpunkt des Körpers liegt in Höhe des 3.–4. Lendenwirbels auf der kontralateralen Seite. Die Abduktoren entfalten Kräfte zur Stabilisierung des Beckens, deren Hebelarm aber etwa nur ein Drittel des Körperabschnittgewichtes ist. Daher muss die aufgewendete Muskelkraft etwa dreimal so groß sein wie dieses Körperabschnittsgewicht. Im Vektorgramm resultiert daher eine etwa viermal so große (Druck-)Kraft auf den Femurkopf wie das Körperabschnittsgewicht (Abb. 6). Die Kräfte sind dabei so angeordnet, dass die Resultierenden physiologischerweise genau auf den Mittelpunkt des Femurkopfes ausgerichtet ist. Dadurch werden im gesunden Hüftgelenk die Kräfte gleichmäßig verteilt.

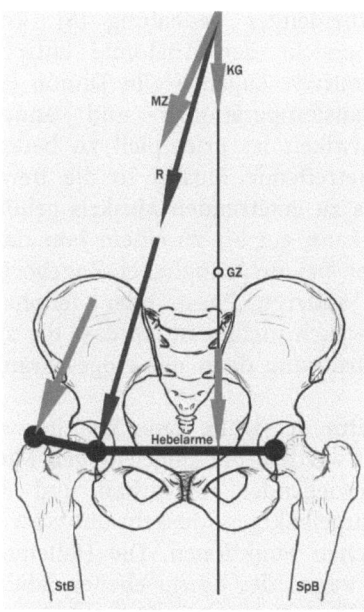

Abb. 6. Das Schema erklärt die Kräfte auf das Hüftgelenk während eines Schrittes. Sie sind wesentlich mitverantwortlich für die Formung des CCD-Winkels. MZ = Vektor des Muskelzugs von Bauch- und Hüftmuskeln, KG = Vektor des Körpergewichts ohne Standbein, R = resultierender Vektor, GZ = Gravitätszentrum kontralateral in Höhe des 3.–4. Lendenwirbels, StB = Standbein, SpB = Spielbein (modifiziert nach Springorum, Trutnau, Braun). Nicht berücksichtigt sind Ausgleichsbewegungen des Rumpfes. Die Hebelarme werden so in einem Verhältnis von 1 : 3 geteilt.

Ein Bein wiegt 7–8 kg[5]. Die adhäsiven Kräfte des Hüftgelenks sind dazu in der Lage 12 kg zu tragen. Muskeln müssen die Kohäsion also nicht alleine sichern. Die belastbare Fläche (im Wesentlichen die Facies lunata) beträgt 9 cm^2. Entsprechend den o. g. Angaben beträgt die resultierende Druckkraft bei normalen Körperproportionen etwa 200 kp oder 22 kp pro cm^2 [2]. Inkongruenzen verteilen diesen Gelenkdruck auf entsprechend kleinere Flächen und überlasten diese. In der Konsequenz kommt es zu einer Verdichtung des subchondralen Knochens in der Belastungszone. Das reduziert die dem Knorpel unterliegende Nachgiebigkeit des Knochens und erhöht seine Belastung.

■ **Intrakapsuläre Hüftfrakturen.** Mit der weiter steigenden Lebenserwartung nehmen Morbidität und Mortalität bei intrakapsulären Hüftfrakturen und damit die finanziellen Lasten zu. Intrakapsuläre Hüftfrakturen treten typischerweise

nach dem 50. Lebensjahr und gehäuft bei Frauen auf. Dabei ist die absoluten Rate bei Weißen höher als bei Schwarzen, vermutlich auf Grund eines anlagemäßigen Knochen-Dichteunterschiedes zwischen diesen Personenkreisen. Osteoporose ist keine Ursache aber ein begünstigender Faktor. Andere Risikofaktoren sind städtische Umgebung, Alkoholabusus, Koffein, psychotrope Substanzen, mangelhafte körperliche Betätigung, vorausgegangene Hüftfrakturen, neurologische Erkrankungen und senile Demenz [1].

■ **Kräfte im Collum femoris.** Die Gewichtskräfte wirken sich auf den Femurkopf als reine Druckkräfte aus. Im Collum femoris ergeben sich durch dessen Abweichen aus der Achse auch Biegekräfte, die mit zunehmender Entfernung des Collums von der Achse steigen. Im Maximum des Biegemomentes endet der Trochanter major, dessen Hebelarm hier ebenfalls am stärksten und damit als Gegenkraft wirkt. Entsprechend dieser Hauptspannungslinien, zu denen sich noch eine über den gesamten Femurhals gleichmäßige Schubkomponente gesellt, richten sich innerhalb des Knochens die Spongiosabälkchen längs dazu aus. Diese werden Trajektorien genannt und entstehen vermehrt bei mechanischer Belastung und werden bei Inaktivität verringert. Bei einer Coxa valga wird das Collum femoris auf Druck beansprucht, umgekehrt bei der Coxa vara auf Zug. Die entsprechenden Druck- und Zug-Trajektorien werden vermehrt ausgebildet.

■ **Beckenbewegungen beim Laufen.** In der Bewegung des Gehens oder langsamen Laufens unterscheidet man das tragende Standbein mit Bodenkontakt und das schwingende Spielbein. Das Spielbein produziert mit seiner durch das Schwingen hervorgerufenen rotatorischen Komponente über den Rumpf und die Wirbelsäule vermittelt einen Effekt auf das Standbein, der ungebremst eine Rotation von 13° in der horizontalen Ebene erzeugen würde [7]. Für die Kontrolle dieser horizontalen rotierenden Kraft sind ebenfalls balancierende Muskelkräfte erforderlich, um den aufgerichteten Rumpf ohne Drehung bei jedem Schritt vorwärts zu bewegen. Diese Muskeln befinden sich entsprechend vorzugsweise vor und hinter dem Hüftgelenk. Ausbalancieren des Beckens auf der Spielbeinseite und Rotation auf der Standbeinseite hängen u.a. von gelernten Komponenten und dem Tonus ab und führen zu unterschiedlichen Gangmustern.

---

[5] Das ist das Gewicht des Beines ohne die Muskeln, die am Becken entspringen, da diese sich weitgehend selbst tragen.

Auch die Bewegungen der oberen Extremitäten haben einen gewissen Einfluss und werden etwa beim Schwingen der Arme im Gehen entsprechend gegensinnig (auf der dem Schwungbein gegenüberliegende Seite) eingesetzt, um die rotierende Komponente des Spielbeines auf das Becken zu reduzieren. Die rotatorischen Komponenten von schwingendem Arm und gegenüberliegend schwingendem Bein kompensieren sich beinahe (Verhältnis 3,6 zu 4,3) [7]. Zur Wirkungsentfaltung ist eine Weitergabe über die Wirbelsäule erforderlich. Ein solcher Gang mit schwingenden Armen fällt uns allgemein aber leichter trotz des damit verbundenen erhöhten Energieverbrauchs an der obere Extremität. Für detaillierte Analyse von schnellen Laufbewegungen und Treppensteigen hinsichtlich der in den unterschiedlichen Bewegungsphasen beteiligten Muskeln und der Verschiebung der Schwerpunkte sei auf die hier mehrfach exemplarisch zitierte umfangreiche Arbeit von Fujikawa [7] verwiesen.

■ **Knochendichte.** Die Knochendichte aller Knochen nimmt mit dem Alter ab. Menopause, zahlreiche chronische Erkrankungen, Pharmakotherapien (z. B. Steroide, Chemotherapien, Barbiturate) haben einen zusätzlich ungünstigen Effekt auf die Knochendichte und schwächen die mechanischen Eigenschaften. Radiologische Beurteilungen des Schweregrades am proximalen Femur sind jedoch durch eine hohe Interobservervariabilität von sehr begrenztem Wert [1]. Es gibt Hinweise darauf, dass Osteoporose die Häufigkeit intertrochanterer Frakturen gegenüber intrakapsulären Frakturen fördert, aussagekräftige Studien fehlen jedoch bislang.

Topographie

Muskeln

■ **Allgemeines.** Beim Beckengürtel fehlen die auf den Rumpf ausgelagerten Muskelmassen, die im Vergleich den Schultergürtel gegen den Rumpf fixieren oder bewegen. Nur die Hüfte garantiert die Beweglichkeit, das Becken steht – anders als der Schultergürtel – für Festigkeit. Das Hüftgelenk wird durch über 20 Muskeln bewegt und stabilisiert. Die dabei wirksamen Kräfte in den verschiedenen Positionen und in der Bewegung sind für die Entwicklung von Hüftendoprothesen von entscheidender Bedeutung [8]. Eine spezifische Übersicht der Anatomie entsprechend der operativen Zugänge gibt Dimon [9]. Für Sehnentransferoperationen und andere Muskelersatzplastiken ist prinzipiell zu bedenken, ob der betreffende Muskel in die Bewegungsphase des zu ersetzenden Muskels gehört. Ein Umlernen kann gut bis zu einem Jahr dauern, findet aber bei ursprünglicher Zugehörigkeit zu einer anderen Phase oder Teilphase möglicherweise auch nicht statt, so dass die angestrebte Stabilisierung dann nur eingeschränkt möglich ist.

Die Muskulatur der Hüfte kann klar in zwei Gruppen geteilt werden, die eingelenkigen Muskeln mit überwiegender Haltearbeit und die zwei- oder mehrgelenkigen Muskeln mit vorwiegend dynamischen Funktionen. Die Haltemuskeln sind hier wegen des beschriebenen labilen Gleichgewichts besonders ausgeprägt, auch wenn sie durch die lumbale autochthone Rückenmuskulatur unterstützt werden. Es gibt keine Bewegung des Oberkörpers, die nicht auch eine Beteiligung der Muskeln des Hüftgelenkes verlangt.

Die Adduktoren sind eine auf die Hüfte spezialisierte Muskelgruppe, die in dieser Art kein Gegenstück an der oberen Extremität hat. Sie weisen aus neurologischer Perspektive einige Besonderheiten auf. Sie zeigen bei frühkindlicher Hirnschädigung meist einen anhaltend vermehrten Spasmus (Scherengang). Infolge chronischer Überlastung (Fußballer) oder akuter Überdehnung (Spagat) kommt es zu schmerzhafter isometrischer Adduktion, die aber schwer einer einzelnen Struktur zugeordnet werden kann.

Das allgemeine Merkmal der Hüftmuskeln ist ihr Ansatz am Femur. Doch gibt es darunter einerseits einige zweigelenkige Muskeln, die auch auf das Knie wirken, andererseits gibt es Muskeln des Oberschenkels, die auf das Hüftgelenk Einfluss nehmen. Sie werden hier alle besprochen. Dabei muss man sich darüber im Klaren sein, dass die in Analogie zur oberen Extremität gewählte Nomenklatur von Beugern und Streckern am Oberschenkel sich funktionell ausschließlich auf das Kniegelenk bezieht.

Die gesamte Muskulatur mit Wirkung auf das Hüftgelenk ist aus ventralen Anteilen der Myotome entstanden. Die thorakalen und kranialen Muskelanteile, die sich bei dem Schultergürtel der oberen Extremität zu so aufwändigen Muskelkonstruktionen entfalten, fehlen bei der unteren Extremität völlig. Das liegt auch daran, dass eine trunkopetale Bewegung, wie an der Muskulatur der oberen Extremität mangels Ansatzfläche am Schultergürtel notwendig ist, am Becken mit seinen ausgedehnten Ansatzmöglichkeiten ausbleiben konnte. Man unterscheidet an der unteren Extremität eine dorsale und eine ventrale Hauptgruppe. Dies geschieht nach der Innervation, da insbesondere am Becken an den Muskeln selber die Einteilung unsichtbar bleibt. Muskeln, die vom Os ilium entspringen gehören zur dorsalen Hauptgruppe, Muskeln mit Ursprung vom Os ischium und Os pubis gehören zur ventralen Hauptgruppe.

■ **M. iliopsoas.** Der kräftigste Beuger der Hüfte ist der M. iliopsoas. Abhängig von der Rotationsstellung kann er zusätzlich innen- oder außenrotierend wirken. Er besteht aus zwei Anteilen, dem M. psoas (major) und dem M. iliacus. Die Innervation erfolgt durch direkte Äste des Plexus lumbalis. Die weite Ausdehnung der Extremitätenmuskeln, wie sie für die obere Extremität vielfach verwirklicht ist, ist an der unteren Extremität mit dem M. psoas major als Teil des M. iliopsoas die Ausnahme.

Der M. iliopsoas entspringt von den caudalen Brust- und fast allen Lendenwirbelkörpern und -querfortsätzen (Th11 bis L4). Damit durchzieht er das Zwerchfell (Psoasarkaden, Hallersche Bögen) und stellt eine Verbindung in den Thoraxraum her. Als Variante kann ein M. psoas minor mit einer eigenen Sehne von den Körpern des 12. Brust- und 1. Lendenwirbels kommen. Seine Sehne spannt den Arcus iliopectineus und die Fascia iliaca. Die Muskelmasse des Psoas liegt exakt über dem Hüftgelenk, so dass sein Zug hier eine zusätzliche Stabilität für das Acetabulum von oben gibt.

Der M. iliopsoas gleitet von kranioventral nach dorsokaudal um den Femurkopf und drückt ihn damit nach dorsokranial. Er benutzt ihn wie ein Hypomochlion, solange das Bein nicht außenrotiert wird. Neben seiner starken Ansatzsehne (Trochanter minor) ziehen fleischige Ansätze nach distal an den Schaft. Ein neurovaskuläres Bündel (A.V.N. femoralis) liegt auf dem Muskel und unter dem M. sartorius. Die ihn selber versorgenden Nerven treten bereits im Becken von medial in den Muskel ein.

Der M. iliopsoas wird durch die schraubenförmig um das Hüftgelenk zum Femur ziehenden Bänder synergistisch unterstützt im Sinne einer Einschränkung der Retroversion bzw. des Absinkens des Beckens im Hüftgelenk nach dorsokaudal. Dadurch dürfen M. iliopsoas und

M. gluteus maximus als wesentlichen Antagonisten ohne die Gefahr einer muskulären Imbalance im Gelenk ein Kräfteungleichgewicht im Verhältnis von 1:4 zugunsten des Streckers aufweisen. Der Iliopsoas unterstützt die ersten 40% der Schwungphase während des Gehens. Neben der Wirkung auf das Hüftgelenk wirkt der Psoasanteil auch auf die Wirbelsäule (Seitneigung).

Nieren- oder Pankreasprozesse können über regionale Irritationen des M. psoas auf das Hüftgelenk Einfluss nehmen.

■ **M. rectus femoris.** Das Hüftgelenk und seine Kapsel werden nach ventral von dem M. rectus femoris bedeckt. Der Muskel entspringt von der Spina iliaca anterior inferior (Caput rectum) und mit einer zweiten Sehne von dem vorderen oberen Aspekt des Acetabulums (Caput reflectum) (Abb. 7). Distal der Hüfte treten von medial die Gefäße und Fasern des N. femoralis in den Muskel ein. Als Kopf des M. quadriceps ist er der einzige zweigelenkige Anteil.

■ **M. sartorius.** Der Muskel läuft diagonal von lateral (Spina iliaca anterior superior) über die Vorderseite der Hüfte nach medial an die Tuberositas tibiae (via Pes anserinus unterhalb der Tibia Kondyle). Seine nervöse Versorgung kommt von medial (femoral), so dass der Muskel nur nach medial mobilisiert werden kann.

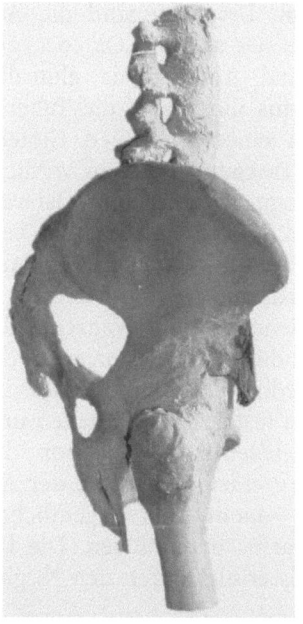

Abb. 7. Zweiköpfiger Ursprung eines rechten M. rectus femoris am Präparat.

Wegen der ihm zugeschriebenen Funktionen hat er den Namen „Schneidermuskel". Die für das Einnehmen des Schneidersitzes erforderliche Beugung, Außenrotation und Abduktion in der Hüfte wird von dem Muskel unterstützt, jedoch reichen seine Kräfte nicht für ein eigenständiges Einnehmen der Position aus. Er kann bei der Standphase stabilisierend wirken, hat aber wohl vor allem eine Kontrollfunktion für die Rumpfrotation in der Schwungphase. Er hat daher zur Fixierung seines schrägen s-förmigen Verlaufes eine ausgeprägte Muskelscheide, die eine frühzeitige aktive Insuffizienz des Muskels durch Stabilisierung seiner Krümmungen verhindert. Dieses Bindegewebe wird in seinem Ansatzbereich unterhalb der Spina iliaca anterior superior oft von dem N. cutaneus femoris lateralis durchzogen, dem hier ein Entrapment drohen kann (Meralgia paraesthetica).

■ **M. tensor fasciae latae** zieht – von der Spina iliaca anterior superior kommend – an der Fascia lata, speziell dem Tractus iliotibialis und leistet Arbeit bei der Flexion, Innenrotation und Abduktion. Der platte Muskel ist parallelfasrig und bei Kurzstreckenläufern auffallend hypertrophiert („Sprintermuskel"), er wirkt in dem Hochreißen des Beines synergistisch zum M. iliopsoas. Er ist eine Abspaltung des M. gluteus medius und wird wie dieser vom N. gluteus superior innerviert.

■ **M. gluteus maximus.** Ursprung sind die Außenseite des Os ilium, Os sacrum, Os coccygis, Lig. sacrotuberale und Aponeurosis glutealis. Ansatz sind der Tractus iliotibialis, die Tuberositas glutea (die bei einem kräftigen Gluteus maximus zu einem Trochanter tertius verdickt sein kann), das Septum intermusculare laterale und direkt die Linea aspera. Der Muskel verdeckt beim Stehen das Tuber ischiadicum. Alle Fasern des Muskels zusammen sind Strecker in der Hüfte und Außenrotatoren. Während die kranialen Fasern abduzieren, adduzieren die caudalen, da sie medial des Drehpunktes im Hüftgelenk liegen. Bei festgestelltem Becken und Femur führt eine beidseitige Kontraktion der Mm. glutei maximi zu einer Verengung der Afterrinne und kann damit den eigentlichen Sphinkter des Mastdarms unterstützen. Die Innervation des Muskels erfolgt durch den N. gluteus inferior.

Der M. gluteus maximus wie die anderen Glutealmuskeln haben eine gewisse Neigung zu Tendinosen, also Ursprungs- oder Ansatz(sehnen)reizungen. Im Bereich des Ursprungs entstehen Symptome (Glutealtendinose), die leicht mit wirbelsäulennah generierten Schmerzen verwechselt werden oder Folge eines Entrapment der Nn. clunium superiores sind. Hier ist eine anatomisch geleitete Differentialdiagnose hilfreich.

■ **M. gluteus medius.** Von der Außenfläche des Os ilium kommend zieht der Muskel auf der vom Hüftgelenk aus gesehen gegenüberliegenden Seite des M. adductor longus zum Trochanter major und wirkt als kräftiger Abduktor, sowie mit einzelnen Faseranteilen als Innen- und Außenrotator bzw. als Beuger und Strecker. Insbesondere dieser Muskel zeigt die Grenzen der Verallgemeinerung biomechanischer Untersuchungen aus wenigen Fallzahlen, da er erhebliche Variationen der Kraft und Muskelanatomie aufweist [10]. Der M. gluteus medius und auch der M. gluteus maximus können wie der M. deltoideus in einzelnen Muskelanteilen zur Kontraktion gebracht werden. Die anatomische Entität des durch Bindegewebe abgegrenzten Muskels verleitet oft zu der Annahme, dass ein solcher Muskel auch als funktionelle Einheit betrachtet werden muss. Die Gluteen kontrahieren aber nicht – wie sonst meistens bei kleineren Muskeln zu finden – als gesamtes Individuum. Vielmehr zeigt sich auf der Standbeinseite eine „Kontraktionswelle" von dorsal nach ventral über den Muskel laufend, wodurch ein harmonisches Ausbalancieren des Beckens möglich ist. Man spricht vom „Fächersymptom" bei beiden Muskeln. Dafür ist vermutlich eine differenzierte propriozeptive Rückkopplung aus der Hüftgelenkskapsel verantwortlich. Umgekehrt ist das Phänomen bei zahlreichen Hüftgelenksaffektionen erloschen und das Gangbild entsprechend gestört. Der Muskel wird von einer sehr derben Faszie, der Aponeurosis glutealis bedeckt, die ein Teils des Ursprungs vom M. gluteus maximus ist.

■ **M. gluteus minimus.** Seine Ursprungsfläche liegt zwischen der Linea glutea anterior, der Linea glutea inferior und der Crista iliaca, von wo er wesentlich unter dem M. gluteus medius liegend zum Trochanter major zieht. Dabei spannt er sich wie ein Fächer auf. Der Muskel wird allgemein als ein Abduktor, ein Innen- und Außenroller sowie ein Beuger und Strecker angesehen. Er unterstützt durch sein ähnliches Kontraktionsverhalten den M. gluteus medius. Der vordere Teil des Muskels ist der wichtigste und kräftigste Innenrotator. Innerviert wird er wie dieser vom N. gluteus superior.

■ M. piriformis. Der M. piriformis liegt sehr versteckt. Er hat aber erhebliche klinische Relevanz, z. B. beim Piriformissyndrom wegen seiner Beziehung zum N. ischiadicus beim Verlassen des Beckens, durch Störung der Spinalnerven des Plexus sacralis, weil er den Plexus in sein Muskelfleisch einbettet sowie durch seine Neigung zur Verkürzung. Beim Durchtrennen des Muskels bei Hüftoperationen ist insbesondere in Fällen, in denen er vom N. ischiadicus durchzogen wird, seine damit verbundene Retraktion zu berücksichtigen. Er wird vom M. gluteus maximus vollkommen zugedeckt. Piriformis bedeutet birnenförmig (pirus); es beschreibt, dass das dicke Fleisch des Muskels in einen dünnen Stil, seine Sehne ausläuft. Doch ist er auf dem Querschnitt, besonders am Ursprung nicht rund, sondern platt. Beim menschlichen Embryo liegt er noch gänzlich außerhalb des Beckens und wandert durch das Foramen ischiadicum majus in das kleine Becken, wobei er sich auf die vordere Fläche des Os sacrum ausdehnt und vergrößert. In dieser embryologischen Hinsicht gleicht er dem M. obturatorius internus, der einen solchen Wachstumsprozess noch in stärkerem Umfang durchmacht.

Der M. piriformis entspringt von S2–S4 auf der Vorderfläche des Os sacrum und von der vorderen Kapsel der Articulatio sacroiliaca. Auf der Innenseite des Os sacrum greift der M. piriformis typischerweise mit seinem Ursprung oder vermittelt durch die Bindegewebsverhältnisse bis auf das Os coccygis nach kaudal. Irritationen oder Verkürzungen des Muskels wirken so auf das Os coccygis. Der Ursprung lässt die Foramina sacralia für den Durchtritt der Wurzeln des Plexus sacralis frei. Ist der Muskel dick, sind die Nervenstämme in ihn eingebettet, sonst mehr oberflächlich. Gewöhnlich greift der Ursprung auch auf die Gelenkkapsel und das Os ilium selber über.

Zwischen Sehne und Insertion zum Oberrand des Trochanter major liegt oft eine Bursa. Außerdem kann die Sehne mit der Sehne des M. gluteus medius und/oder des M. gemellus superior verwachsen sein. Seine Faszie ist äußerst zart. Die Sehne des Muskels ist vergleichsweise kurz. Eine Sehnenscheide existiert nicht, da nur minimale Gleitbewegungen auftreten. Die Kollagenfasern sind parallel und nicht spiralig ange-

ordnet und ziehen exakt in die Kontraktionsrichtung des Muskelfleisches. Daher werden die Kräfte direkt und effizient auf das Femur übertragen. Ein Hubhöhengewinn durch eine Fiederung existiert also nicht. Bei Hüfte in Nullstellung findet sich der Muskel direkt dorsokaudal des Unterrandes vom M. gluteus medius und ist hier durch den M. gluteus maximus tastbar. Er wird gedehnt bei Beugung in der Hüfte, z. B. im Vierfußstand mit nach hinten geschobenem Becken.

Durch den sehr weit laterokranial gelegenen Ansatz hat er ein großes Moment in seiner Wirkung. Seine kaudalen Fasern laufen horizontal, seine kranialen Fasern deszendieren von hinten oben. Damit ist er vor allem ein Außenrotator und auch ein Abduktor sowie ein Strecker (Retroversion). Die außenrotierende Komponente erlischt, wenn der Oberschenkel bis zur Horizontalen gehoben wird, darüber wird er sogar zum Innenrotator.

Seine nervöse Versorgung erfolgt aus direkten Ästen des Plexus sacralis (aus L5 und S1) oder durch den N. ischiadicus, der unter diesem Muskel das Becken durch das Foramen infrapiriforme verlässt. Die Nerven treten in der Mitte der Unterfläche in den Muskel ein. Durch die zuvor geschilderten Wachstumsprozesse laufen sie intramuskulär rückläufig zu der Ursprungspartie. Der N. ischiadicus teilt sich nur in etwa 55% der Fälle in der Mitte des Femurs oder distal davon. Eine Teilung bei Verlassen des Beckens kommt in 28% der Fälle vor. Dabei kann ein Anteil des Nerven auch durch den M. piriformis laufen. Bei passiver Dehnung des Muskels (infolge Innenrotation) werden die Anteile des Muskels einander angenähert und verengen die Durchtrittsstelle. Umgekehrt würde bei einer aktiven Kontraktion des Piriformis (Außenrotation) der Nerv freigegeben (Abb. 8).

Anatomische Lehrbücher behandeln den Bandapparat und das Muskelsystem im Bereich des Os sacrum meist getrennt. Das mag didaktisch begründet sein, aber es gehen wertvolle Informationen verloren. So wird in der Regel nicht erwähnt – und wenn doch bleibt durch diese didaktische Trennung die Bedeutung verborgen – dass der M. piriformis in 70% der Fälle und mehr mit seiner dorsalen Faszie in den ventrolateralen Rand des Lig. sacrotuberale übergeht. Mit anderen Worten, er verformt das Band bei Kontraktion und umgekehrt führt Zug auf das Band zu reflektorischer Gegenspannung des Muskels, da alle bindegewebigen Elemente

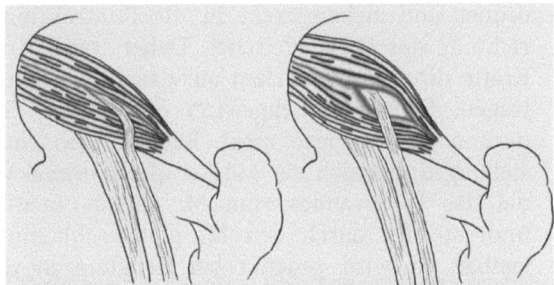

Abb. 8. Hohe Spaltung des N. ischiadicus mit teilweise transmuskulärem Verlauf durch den M. priformis der Nervenfasern. Links: Bei passiver Dehnung des Muskels (z. B. Innenrotation) nähern sich die Muskelfasern an und Verengen die Durchtrittstelle. Rechts: Zustand bei kontrahiertem Muskel (modifiziert nach Pecina, Krmpotic-Nemanic, Markiewitz).

eines Muskels auch gleichzeitig seine Sinnesorgane enthalten (z. B. Golgi-Sehnenorgane). D. h. eine Verkippung im IS-Gelenk nach ventral (kaudaler Knochenteil nach dorsal) wird als Dehnungsreiz registriert und kann den M. piriformis wesentlich mehr beeinflussen, als es die leichte Verlagerung seiner Ursprungsfläche an der Vorderseite des Os sacrum nahe legt.

■ **M. obturatorius internus** ist ein Außenrotator in der Hüfte. Der Muskel nimmt seinen Ursprung von der Innenseite des Foramen obturatum und dient seinerseits mit seiner Faszie als Ursprung der Beckenbodenmuskulatur, so dass der oberhalb dieses Ursprungs gelegene Teil mit Organen des kleinen Beckens in Beziehung tritt. Die nachfolgend genannten Mm. gemelli können als außerhalb des Beckens gebliebene Köpfe des Muskels betrachtet werden, seine Innervation erfolgt wie bei diesen aus direkten Ästen des Plexus sacralis. Der Muskelbauch des M. obturatorius zieht nach dorsal und biegt um die Incisura ischiadica minor nach ventrolateral. Dadurch benutzt er die Inzisur als Hypomochlion. Infolge des Druckes auf den Knochen ist diese Stelle mit hyalinem Knorpel überzogen und mit einer Bursa unterlegt. Die Sehne endet langstreckig zusammen mit den Gemelli in der Fossa trochanterica. Funktionell handelt es sich um einen Außenrotator, einen Abduktor und Adduktor.

■ **Mm. gemelli** (superior und inferior) rotieren das Femur nach außen. Abhängig von der Gelenkstellung können sie bei der Ab- oder der Adduktion helfen. Der M. gemellus superior entspringt von der Wurzel der Spina ischiadica,

der M. gemellus inferior nimmt seinen Ausgang am Tuber ischiadicum. Beide inserieren zusammen mit dem M. obturatorius internus an der Innenseite des Trochanter major in der Fossa trochanterica. Dabei formen die Mm. gemelli eine Tasche, die der M. obturatorius internus passiert. Dies, die gemeinsame Insertion und die gemeinsame Innervation aus den gleichen Spinalnerven legt nahe, dass es sich bei den Gemelli um Köpfe des M. obturatorius internus handelt [11]. Die Innervation erfolgt durch direkte Äste des Plexus sacralis.

■ **M. quadratus femoris** ist der effizienteste Außenrotator (und nach dem M. gluteus maximus der zweitstärkste) für das Femur und hilft bei der Adduktion. Er wird dorsal vom N. ischiadicus überzogen, der ihn auch meist versorgt. Sein Ursprung ist der laterale Aspekt des Tuber ischiadicum, von wo er parallelfasrig zur Crista intertrochanterica zieht.

■ **M. semimembranosus.** Der M. semimembranosus gehört wie die folgenden beiden zur Gruppe der ischiokruralen Muskeln des Menschen und ist damit zweigelenkig. In seiner Funktion am Hüftgelenk gehört er zu den Streckern. Er und der M. semitendinosus sind vorzugsweise am Ende der Schwungphase des Spielbeins sowie an dem folgenden Beginn der Standbeinphase aktiv. Der M. semimembranosus ist darüber hinaus an der Initialphase der Schwungphase beteiligt.

■ **M. semitendinosus.** In den gängigen Nachschlagewerken und Lehrbüchern werden bei den Mm. semitendinosus und biceps femoris Caput longum die von Hayek 1960 [12] dargestellten Ursprünge vom Lig. sacrotuberale nicht erwähnt, die sich zu der ossären Anheftung an das Tuber ischiadicum gesellen und so ein indirektes Ursprungsgebiet vom Os sacrum nehmen [13]. Damit haben diese beiden Muskeln einen nennenswerten Anteil an den Kräften, die auf die Articulatio sacroiliaca wirken. Veränderungen in diesem Gelenk, die auf den Muskeltonus wirken (z. B. sog. Blockaden und schmerzhafte Prozesse), beeinflussen damit auch das Hüftgelenk.

■ **M. biceps femoris, Caput longum.** Der Muskel gehört zur ischiokruralen Muskelgruppe. Ursprung ist das Tuber ischiadicum, Ansatz ist das Caput fibulae. Der lange Kopf wird vom Tibialisanteil des N. ischiadicus versorgt. Er ist zweigelenkig und neigt damit wie alle zweigelenkigen Muskeln zur passiven und aktiven Insuffizienz. Der M. biceps femoris agiert in zeitlichem Sinne spiegelbildlich zu den Mm. semimembranosus und -tendinosus, in dem er am Ende der Standphase und bei dem Initiieren der Schwungphase aktiv ist. Der Muskel streckt im Hüftgelenk und beugt im Kniegelenk, wo er auch außenrotiert.

■ **M. obturatorius externus.** Der Muskel gehört zu den Adduktoren des Oberschenkels und wird als solcher vom N. obturatorius versorgt. Außer der Adduktion rotiert er außen und beugt schwach in der Hüfte. Er entspringt vom Rahmen des Foramen obturatum und trifft in der Fossa trochanterica auf den M. obturatorius internus. Er ist der versteckteste Muskel des ganzen Körpers. Die Bedeutung des Muskels liegt vor allem darin, dass er den Femurkopf von unten her hält, weil er schräg unter ihm durchzieht. Dadurch wirkt er der allgemeinen Tendenz der weit distal vom Gelenk inserierenden Muskeln, den Kopf aus dem Acetabulum zu heben entgegen, in dem er die gefährdete kaudale Seite unterstützt [14].

■ **M. pectineus.** Der M. pectineus wird zu den Adduktoren gerechnet. Als Variation kann er fehlen. Er wird aber außer durch den N. obturatorius auch durch Fasern des N. femoralis innerviert. Er adduziert, beugt und rotiert nach außen. Ursprung ist das Pecten ossis pubis und Ansatz die Linea pectinea femoris unter dem Trochanter minor.

■ **M. adductor magnus.** Er entspringt am Tuber ischiadicum und am Ramus ossis ischii. Neben dem Ansatz am Labium mediale der Linea aspera erzeugt ein langstreckiger Sehnenzug, der innen am Epicondylus medialis inseriert, die Ausbildung eines Tuberculum adductorium. Versorgende Nerven sind der N. obturatorius und der Tibialisanteil des N. ischiadicus. Der Muskel ist vor allem in der Standbeinphase beim Gehen stabilisierend innerviert. Dieser Adduktor hilft neben seiner Hauptfunktion bei Streckung und Innenrotation. Eine kleine proximale Abspaltung dieses Muskels wird als M. adductor minimus bezeichnet.

■ **Mm. adductores longus et brevis.** Der Zug der Ursprungssehne des langen Adduktors induziert die Bildung des Tuberculum pubicum. Der kurze Adduktor entspringt vom Ramus inferior des Os pubis Beide ziehen zum proximalen Drittel des Labium mediale der Linea aspera und werden vom N. obturatorius innerviert. Sie sind Adduktoren und zusätzlich Beuger und Außenrotatoren.

■ **M. gracilis** gehört zu den Adduktoren und wird wie diese vom N. obturatorius versorgt. Er unterscheidet sich von den übrigen Adduktoren jedoch darin, dass er am Unterschenkel ansetzt und nicht am Femur. Er hilft außerdem bei der Beugung und der Innenrotation. Sein Ursprung ist der Ramus inferior ossis pubis, sein Ansatz gemeinsam mit dem M. sartorius und dem M. semitendinosus über den Pes anserinus am medialen Rand der Tuberositas tibiae.

■ **Muskelklassen.** Die in der Kopfzeile der nachfolgenden Tabelle gegebenen Begriffe bedeuten [7]:
■ Beschleunigung: Diese Muskeln stabilisieren das Becken auf der Standbeinseite durch Streckung im Knie.
■ Hüftbeugung: Diese Muskeln beugen das Bein in der Hüfte auf der Spielbeinseite.
■ Hüftstreckung: Diese Muskeln heben das Spielbein nach hinten.
■ Anterotationskontrolle: Diese Muskeln wirken auf der Standbeinseite bei der Kontrolle der Anterotation der oberen Körperhälfte.
■ Retrorotationskontrolle: Diese Muskeln kontrollieren die Rückrotation der oberen Körperhälfte.
■ Rückneigungskontrolle: Diese Muskeln ziehen den Körper nach (schräg) vorne auf der Standbeinseite, wenn er nach hinten gelehnt wird.
■ Beckenneigungskontrolle: Diese Muskeln werden auf der Standbeinseite aktiv, wenn der Schwerpunkt auf die Standbeinseite wandert.

Muskel	Beschleu-nigung	Hüftbeu-gung	Hüftstre-ckung	Anterotations-kontrolle	Retrorotations-kontrolle	Rückneigungs-kontrolle	Beckennei-gungskontrolle
M. iliopsoas		×				×	
M. rectus femoris	×	×				×	
M. sartorius		×		×			
M. tensor fasciae latae							×
M. pectineus					×		
M. gluteus maximus				×			
M. gluteus medius							×
M. gluteus minimus						×	
M. piriformis				×			
M. obturatorius internus				×			
Mm. gemelli				×			
M. quadratus femoris				×			
M. semitendinosus			×	×			
M. semimembranosus							×
M. biceps femoris Caput longum			×	×			
M. obturatorius externus				×			
M. adductor longus					×		
M. adductor magnus				×			
M. adductor brevis					×		
M. adductor minimus							
M. gracilis				×			

Umliegende Leitungsbahnen

■ **Allgemeines.** Hinsichtlich der besonders wichtigen Balance in der Frontalebene arbeiten die Adduktoren mit den Abduktoren über den N. obturatorius und den N. gluteus superior zusammen. Beide Nerven laufen mit den entsprechenden Arterien in Räumen, in denen sie relativ zu ihrer Umgebung nicht durch die Bewegungen gestört werden. Diese beiden Nerven sind vorzugsweise für die Haltemuskulatur zuständig. Für die die Bewegungen (im Gegensatz zum Halten) ausführenden Muskeln sind in der

Beugung neben den direkten Ästen an den M. iliopsoas der N. femoralis und N. gluteus superior und in der Streckung der N. ischiadicus (Tibialisanteil) zuständig. Ein gemeinsamer Raum wie die Achselhöhle zum Transport aller wichtigen Leitungsbahnen existiert an der Hüfte nicht, vielmehr sind die beiden Hauptnerven (N. femoralis und N. ischiadicus) weit von einander getrennt.

Regelhaft verlaufen Hauptleitungsbahnen auf der Beugeseite eines Gelenkes, damit sie nicht bei der typischerweise umfangreicheren Beugemöglichkeit auf der Streckseite gedehnt werden. Die mit der Aufrichtung des Menschen entstandene Ausnahme ist der N. ischiadicus, das ist einer der Gründe, weshalb uns dieser Nerv so häufig Probleme bereitet. Es ist zu berücksichtigen, dass die Spannung der Leitungsbahnen um die Hüfte auch von der Stellung im Knie abhängt. Keiner der Nerven wird beim Übertritt auf die freie Extremität durch die Hauptgefäße begleitet, die sich anders als die konservativeren Nerven einen neuen Weg auf das Bein gesucht haben. Die Vasa femoralia sind bei ihrem Eintritt in das Trigonum femorale durch die Lacuna vasorum noch über 2 cm von dem N. femoralis entfernt.

■ **N. femoralis** ist der stärkste Ast des Plexus lumbalis. Seine Fasern kommen aus L1 bis L4, sein langer Hautast der N. saphenus hauptsächlich aus L4. Der N. femoralis tritt durch die Lacuna musculorum auf den Oberschenkel, wobei er sich schon hier in zahlreiche Äste zerteilt und legt sich dann mit seinen medialen Ästen der A. femoralis an.

Eine ventrale dünne Gruppe seiner Äste innerviert vorzugsweise die Haut (N. cutaneus femoris anterior) und den M. sartorius. Auch aus den folgenden beiden weiteren Gruppe kommen Beiträge zur Hautversorgung der Oberschenkelvorder- und -innenseite. Diese Fasern ziehen teils subfascial. Es gibt verschiedene Anastomosen zu dem N. obturatorius und dem N. genitofemoralis.

Die laterale Gruppe versorgt die Mm. sartorius, rectus femoris, vastus intermedius und mit einem bis zum Knie reichenden Ast den M. vastus lateralis.

Von der medialen Gruppe gelangt ein langer Ast an den M. vastus medialis. Ebenfalls aus der medialen Gruppe unterkreuzt schon dicht distal des Lig. inguinale ein Ast die Vasa femoralia und gelangt an den M. pectineus zu dessen zweiter Versorgung (neben der aus dem N. obturatorius). Der längste Ast der medialen Gruppe ist der N. saphenus. Er zieht durch Canalis adductorius, gelangt durch die Membrana vastoadductoria unter die Faszie des Oberschenkels, weiter auf die Beugeseite gibt hier den Ramus infrapatellaris ab und kann distal bis zur Großzehe kommen.

■ **N. obturatorius.** Der Nerv kommt von den Spinalnerven L2 bis L4 und verläuft kranial der Arterie an der Seitenwand des kleinen Beckens auf der Faszie des M. obturatorius internus. Er tritt in den Canalis obturatorius ein, wo er den versorgenden Ast für den M. obturatorius externus abgibt und gelangt auf dem kranialen Rand dieses Muskels zum Bein. Sein R. superficialis verläuft zwischen den Mm. adductor longus und brevis und versorgt sie sowie die Mm. gracilis und pectineus. Aus diesem Ast geht der Hautast für die untere Hälfte der Oberschenkelinnenseite hervor. Er verläuft unter dem M. adductor longus. Subkutan wird er meist zwischen diesem und dem M. gracilis. Häufig finden sich dort Anastomosen zum N. saphenus. Der R. profundus kann den M. obturatorius externus durchziehen und findet sich dann auf dem M. adductor minimus und magnus. Beide werden von ihm versorgt.

■ **N. ischiadicus.** Der N. ischiadicus ist der stärkste Ast des Plexus sacralis und zugleich der stärkste Nerv des menschlichen Körpers. Er besteht aus zwei Anteilen, dem N. tibialis und dem N. peronaeus. Im Bereich des Plexus liegen die Wurzelfasern des N. peronaeus weiter dorsal und in ihrem Verlauf aus dem Becken heraus zunächst cranial, dann lateral der Fasern des N. tibialis bzw. des Nerven selber. Typischerweise werden sie unmittelbar nach ihrer Bildung von einer gemeinsamen Bindegewebehülle bis knapp oberhalb der Kniekehle umhüllt. Innerhalb der Hülle sind die Nerven aber klar von einander getrennt. Es ist selten möglich, dass die gemeinsame Hülle nicht so weit nach distal reicht oder gar nicht gebildet wird. Häufiger tritt die Situation auf, dass der Peronaeus Anteil durch den M. piriformis tritt. Das ist dann regelmäßig mit Segmentvariationen der Wirbelsäule und folglich des Plexus kombiniert. In der Umkehrung muss eine Segmentvariation jedoch nicht mit dieser Verlaufsvariante kombiniert sein, so dass das Phänomen einseitig auftreten kann.

Der N. ischiadicus verlässt das Becken durch das Foramen infrapiriforme zusammen mit den Vasa glutea inferiora und dem N. gluteus inferior sowie dem N. cutaneus femoris posterior und dem N. pudendus. In der Gesäßgegend ist der N. ischiadicus von dem M. gluteus maximus bedeckt. Er liegt auf dem M. obturatorius internus und den Gemelli, dann auf dem M. quadratus femoris. Hier, also im Bereich des Tuber ischiadicum liegt ein wichtiger Druckpunkt des Nerven und dies ist zugleich seine Kälte empfindlichste Stelle. Von dort gelangt er auf die Rückseite des M. adductor minimus und weiter distal des M. adductor magnus, den er mit innerviert. Ansonsten versorgt der Nerv alle Beuger des Oberschenkels. Mit Ausnahme des Astes für das Caput breve des M. biceps femoris entspringen dabei alle Muskeläste dem Tibialis Anteil. Sie ziehen neben dem Hauptstamm eine Strecke weit eigenständig abwärts, um dann in die Muskeln einzutreten. Die langen Muskeln haben typischerweise einen proximalen und einen distalen Muskelhilus. Der Gesamtverlauf weist in Richtung der Längsachse des Femurs. Im ersten Drittel des Oberschenkels wird er von dem M. biceps femoris überkreuzt. Leitmuskel für den medial gelegenen Tibialis Anteil ist der M. semimembranosus. Für den laterale Peronaeus Anteil übernimmt der M. biceps femoris diese Aufgabe. Die Trennung des Nerven ergibt sich damit aus der Stelle, an der die beiden Muskeln auseinander weichen.

■ **N. pudendus.** Der N. pudendus entsteht am Übergang der Wirbelsäule in das Os sacrum. Durch die Aufrichtung des Menschen sind starke Bänder entstanden, die das Os sacrum am Becken fixieren und damit entsprechende knöcherne Verstärkungen wie die Spina ischiadica. Mit dieser knöchernen Ausziehung wurde der Nerv im Laufe der Evolution verlagert und tritt nun durch das Foramen infrapiriforme aus dem Becken, läuft dorsal um die Spina ischiadica und dann erst durch das Foramen ischiadicum minus zum Damm. Im Foramen ischiadicum minus liegt der Nerv medial des M. obturatorius internus. Dort wird er mit den begleitenden Gefäßen in die Faszie dieses Muskels eingeschlossen (Alcockscher-Kanal). Der Nerv ist zuständig für die Haut und Muskeln des Damms.

■ **Nn. glutei superiores et inferiores.** Die Nerven haben ihren Namen entsprechend ihres Austrittes aus dem kleinen Becken oberhalb oder unterhalb des M. piriformis (Foramina supra- und infrapiriforme) im Foramen ischiadicum majus. Der N. gluteus superior läuft auf der Außenfläche des M. gluteus minimus und versorgt ihn sowie den M. gluteus medius und den M. tensor fasciae latae. Der Ast für den letztgenannten Muskel geht meist durch den Vorderrand des M. gluteus minimus und dann von der Unterfläche in den Zielmuskel. Der untere Glutealnerv verzweigt sich nach lateral in dem M. gluteus maximus.

Kompressionsgefährdete Nerven

■ **N. cutaneus femoris lateralis.** Ein relativ häufiges Kompressionssyndrom (durch Tumoren, Abszesse, Druckschaden, aber auch Adipositas, Schwangerschaft) ist die Meralgia paraesthetica. Sie tritt vor allem auf, wenn der Nerv seinen Verlauf knapp unterhalb des Lig. inguinale im Bereich der Spina iliaca anterior superior hat (oberflächennaher Durchtritt durch die Faszie im Gürtelbereich: Tragen zu enger Kleidung). Prinzipiell kann der Nerv in seinem ganzen Verlauf geschädigt sein. Relativ häufige Differentialdiagnosen sind die Trochanter Insertionstendinose und Lumboischialgie. Der Nerv hat eine hohe Streubreite in seinem Verlauf und in seiner Kommunikation mit dem R. femoralis des N. genitofemoralis. Ihre Innervationsgebiete können sie wechselseitig unterschiedlich stark mit repräsentieren.

■ **N. genitofemoralis.** Kompressionen des N. genitofemoralis sind selten und müssen bei einer Kompression des N. cutaneus femoris lateralis gegen eine atypische Ausbreitung dieses Nerven abgegrenzt werden. Bei scheinbaren Coxalgien, die nicht weiter abzuklären sind, kommt ein Entrapment dieses Nerven differentialdiagnostisch in Betracht. Neben der Innenseite des Oberschenkels sind bei zusätzlicher Schädigung des R. genitalis auch Skrotalhaut/Labia majora par- oder hypästhetisch. Die Symptome können durch Dehnung des Nervens mittels Rotation bei überstreckter Hüfte provoziert oder verstärkt werden.

■ **N. iliohypogastricus und N. ilioinguinalis.** Wie beim N. genitofemoralis kann ein Kompressionssyndrom dieser Nerven in seltenen Fällen eine Differentialdiagnose zur Coxalgie darstellen. Hier sind häufiger höher sitzende Druckschäden des Nerven Ursache (Nierenaffektionen, postoperative Narbenbildungen).

■ **Nn. clunium superiores.** Auf dem M. gluteus maximus unterhalb der Crista iliaca liegen die Büschel der Nn. clunium superiores epifascial. Sowohl über der Crista als auch weiter proximal im Fettgewebe können diese Nerven schlecht ausweichen, wenn es zu Einengungen kommt, wie sie auch durch Bindegewebszug bei Problemen in der Iliosacralfuge. Hier sind Verwechslungen mit Lumboischialgien oder eben Problemen der Iliosacralfuge möglich [15, 16].

■ **N. cutaneus femoris posterior.** Er versorgt die distalen Anteile der Glutealregion, das Perineum und die Rückseite des Oberschenkels. Er ist vor allem an zwei Stellen kompressionsgefährdet: an seinem Beckenaustritt durch das Foramen infrapiriforme und in seinem weiteren Verlauf dorsal des N. ischiadicus unter dem M. gluteus maximus. Auch distal des Muskels verbleibt dieser Hautnerv subfascial, und tritt nur in einzelnen kleinen Büscheln, die sich auf der Oberschenkelrückseite verteilen, in die Haut ein. Einen gemeinsamen Fasziendurchtritt seiner zwei oder drei Stämme gibt es also nicht. Der Nerv kann zwischen den beiden Bizepsköpfen und dem M. semitendinosus aufgesucht werden. Zu seinen Ästen gehören die Nn. clunium inferiores.

■ **N. obturatorius.** Der N. obturatorius passiert wie erwähnt einen osteofibrösen Kanal (Canalis obturatorius) am Oberrand des Foramen obturatum, um aus dem Becken auf den Oberschenkel zu treten. Neben seiner Gefährdung durch Pathologien aller Organe des kleinen Beckens, der Iliosacralfuge oder wirbelsäulenbedingte Kompressionen seiner Wurzel aus L2 bis L5 können auch physiologische Situationen wie Schwangerschaft oder Geburt Lähmungen hervorrufen. Der Boden des Canalis obturatorius wird durch die beiden Mm. obturatorii gebildet, deren Ursprung u.a. die unelastische Membrana obturatoria (eine Verbindung der beiden Muskelfaszien) ist. Der Kanal selber enthält zusätzlich die A. obturatoria mit zwei Begleitvenen und zahlreichen Lymphknoten. Diese Strukturen können den Nerven schädigen (Aneurysma, Lymphknotenschwellungen, Blutungen bei Antikoagulation etc). Im Kanal teilt sich der Nerv in die Rr. anterior und posterior, die nach ihrer Lage zum M. adductor brevis bezeichnet werden. In bis zu 9% der Fälle soll ein akzessorischer Ast das Becken entweder durch die Lacuna musculorum oder die Lacuna vasorum verlassen [17]. Damit können Schädigungen in diesem Bereich inkonstant auch Teile der Adduktoren und/oder das autonome Hautareal des N. obturatorius an der Oberschenkelinnenseite oberhalb des Knies betreffen. Zwar ist der Canalis obturatorius vor direkten Traumata sehr gut geschützt, aber er gilt u.a. für Hüftarthroplastiken (Zement) gefährdet. Entrapment durch Sport ist beschrieben. Die Symptomatik hängt mit den innervierten Strukturen zusammen. Neben der Haut und den adduzierenden Muskeln gehört auch das Knie (Innenseite) zu den Zielorganen (Howship-Romberg-Symptom).

■ **N. femoralis.** Die Lacuna musculorum stellt einen relativ rigiden Tunnel dar. Der N. femoralis liegt dabei nahe des Arcus iliopectineus, einem verstärkten Faserzug der Fascia iliaca, welche

Muskel und Nerv bedeckt. An dieser Stelle ist der Nerv relativ stark gefährdet. Zudem ist er bei seinem Austritt aus der Fascia iliaca in seiner Beweglichkeit eingeschränkt und wird insbesondere bei Verschiebungen der Faszie wie sie bei Rotation auftreten mit bewegt. Flexionsbewegungen wirken sich wegen der schlitzförmigen Durchtritte weniger stark aus. Im weiteren Verlauf kann vor allem der N. saphenus beim Durchtritt durch die Membrana vastoadductoria eingeengt werden.

Bindegewebsräume

■ **Corpus adiposum.** Ein Corpus adiposum, also ein Fettkörper, der in der Nomina anatomica unbezeichnet ist, aber regelmäßig ventral der Hüftgelenkskapsel liegt, findet sich bei der Palpation im Intervall zwischen dem M. tensor fasciae latae und dem M. sartorius etwa 8 cm distal der Spina iliaca anterior superior. Es beinhaltet die Vasa circumflexa femoris anteriora des Femurs. Im Röntgenbild sind außerdem hüftgelenksnah streifenförmige Aufhellungen sichtbar, die durch Fettgewebspolster medial des M. iliopsoas und des M. gluteus minimus hervorgerufen werden. Sie können bei entzündlichen Prozessen oder Traumen Flüssigkeit aufnehmen.

■ **Fascia lata.** Die Fascia lata ist Teil der oberflächlichen Körperfaszie und bedeckt die Muskulatur des Oberschenkels. Sie entspringt am Lig. inguinale und am Beckenkamm und geht distal in die Fascia cruris über. Über der Gesäßregion wird sie Fascia glutea genannt. Dort ist sie kranial und medial mit der Crista iliaca verwachsen. Dadurch ist dieser Knochenpunkt unabhängig von der Dicke des subkutanen Fettgewebes immer tastbar. Nach lateral wird die Fascia glutea durch den Tractus iliotibialis (Maissiatscher Streifen) begrenzt, ein verstärkter Faserzug aus dem M. tensor fasciae latae, in dem auch der M. gluteus maximus inseriert. Caudal begrenzen die Fascia glutea gegen die Oberschenkelfaszie derbe Bindegewebszüge, der „Sitzhalfter", dessen Fasern die des M. gluteus maximus kreuzen und durch aus der Haut einstrahlende Bindegewebszüge ein gluteales Fettkompartiment von dem subkutanen Fettgewebe des Oberschenkels abtrennen und entsprechend ein Ausbreitungshindernis für subkutane Prozesse darstellen.

■ **Punktionszugänge.** Hüftgelenkspunktionen etwa zu biochemischen oder mikrobiologischen
Untersuchungen oder arthrographischen Zwe-
cken erfolgen beim Erwachsenen 1–2 cm lateral
der A. femoralis 1–2 cm distal des Lig. inguinale. Ein anderer Zugangsweg läuft von lateral
proximal der Trochanterspitze und entlang des
Schenkelhalses. Hierfür wird eine lange Kanüle
benötigt.

■ **Lacuna musculorum und Lacuna vasorum.**
Durch die Öffnung unterhalb des Lig. inguinale
treten einerseits der M. iliopsoas, andererseits
die Vasa femoralia vom Becken auf das freie
Bein über. Das Lig. inguinale erstreckt sich als
ein Teil der Aponeurose des M. obliquus abdo-
minis externus von der Spina iliaca anterior superior bis zum Tuberculum pubicum. Durch
von der Cutis einstrahlende Faserzüge wird das
subkutane Fettgewebskompartiment des Abdo-
mens von dem des Beines getrennt und die so
entstehende Furche ist auch bei größeren Fett-
polstern immer erkennbar. Von dem medialen
Ende des Bandes zweigt das Lig. lacunare (Gim-
bernati) als eine dreieckige, horizontal gestellt
Bindegewebsplatte mit lateral konkavem Rand
zum Pecten ossis pubis aus.

Die Öffnung wird durch einen verstärkten
Sehnenbogen der Faszie des M. iliopsoas, dem
Arcus iliopectineus, geteilt. Der Arcus iliopectineus zieht von der Eminentia iliopectinea zum
Lig. inguinale. Der laterale größere Teil der Öffnung unter dem Lig. inguinale wird vollständig
von den Mm. iliacus und psoas major, die sich
hier vereinigen und zwischen sich den N. femoralis mitführen, gefüllt und wird daher Lacuna
musculorum genannt, der mediale Durchtritt
beherbergt lateral die A. femoralis und medial
die V. femoralis. Kurz vor Eintritt in die Lacuna
musculorum geben die beiden Gefäße, die hier
noch Vasa iliaca externa heißen, die A. epigastrica inferior und die A. circumflexa ilium pro-
funda ab. Als nervöse Struktur zieht ganz innen
der R. femoralis des N. genitofemoralis durch
die Lacuna.

Zwischen dem medialen Teil der V. femoralis
und dem scharfen Rand des Lig. lacunare liegt
lockeres Bindegewebe, in das manchmal ein
Lymphknoten eingebettet sein kann (Rosenmül-
ler). Das Bindegewebe kann zur Bildung einer
flachen Kuhle zum Peritoneum hin führen, dem
Anulus femoralis. Er spielt bei Schenkelhernien
eine wichtige Rolle. Das im Anulus femoralis
liegende Bindegewebe steht in Verbindung mit
der Fascia transversalis, der Bindegewebsscheide
der Gefäße, dem Lig. inguinale und dem Lig. lacunare. So entsteht eine Membran, das Septum
anuli femoralis (Cloquet).

Vaskuläre Versorgung

■ **Caput femoris.** Im Wesentlichen sind es die
Aa. circumflexa femoris medialis und lateralis,
die über einen extrakapsulären Ring um den
Femurhals den Femurkopf versorgen. Dabei liefert der dorsale Endast der A. circumflexa medialis (A. epiphysealis) regelhaft mehr als 50%
und bis zu 80% die Hauptmenge. Von ventral
durchläuft die A. metaphysealis inferior aus der
A. circumflexa lateralis die Kapsel etwa in deren
Mitte. Von ihr wird normalerweise der weiter
distal gelegene Metaphysenknochen versorgt.
Das drittgrößte Gefäß durchzieht als A. epiphysealis medialis (einer der Rr. acetabulares aus
der A. obturatoria interna unter dem Lig. transversum acetabuli, auch A. lig. capitis femoris
genannt) üblicherweise das Lig. capitis femoris
als Blutzufuhr für das Caput femoris. Allerdings
wird beim Erwachsenen lediglich die perifoveo-
läre Gegend versorgt [1]. Das Band – und damit
die Arterie – können fehlen.

Die A. iliolumbalis (Ast der A. iliaca interna)
versorgt das Pfannendach und das Vorderhorn
der Facies lunata von der Innenseite. Ebenfalls
aus der A. iliaca interna zieht die A. obturatoria
interna durch den Canalis obturatorius und versorgt den Hüftkopf neben dem genannten durch
Zuflüsse in den Gefäßkranz um das Collum femoris. Die A. obturatoria interna kann über einen kräftigen R. pubicus mit der A. epigastrica
auf der Innenseite des Beckens anastomosieren
(Corona mortis). Auch die A. pudenda interna
ist an der Versorgung des Hüftgelenks beteiligt
(Hinterhorn der Facies lunata) [18].

DeLaMora und Gilbert [1] beziehen sich auf
zahlreiche Studien, nach denen bei Frakturen
des Femurhalses durch Injektionen und histologische Untersuchungen eine Störung oder Un-
terbrechung der Gefäßversorgung des Femurkopfes auftritt. Insbesondere die A. epiphysealis
lateralis wird bei begleitenden Dislokationen in
Mitleidenschaft gezogen. Die Minderversorgung
tritt in einer Größenordnung von 85% auf und
beginnt nach histologischen Kriterien (Osteo-
blasten- und Knochenmark-Veränderungen) etwa 48 h nach dem Schaden. Sind beide epiphy-
sealen Gefäße rupturiert oder verlegt, werden

über 80% der Köpfe avital, wobei das Zeitfenster etwa 3 Wochen beträgt. Sind die Gefäße lediglich abgeknickt, lässt sich, wie weitere Untersuchungen von den Autoren zitiert werden, durch eine rasche Wiederherstellung der anatomischen Position und interne Fixierung eine Revaskularisation erreichen und die Inzidenz für avaskuläre Nekrosen reduzieren.

Intrakapsuläre Hämatome erhöhen den Druck bis zum Sistieren der venösen Drainage. Der Rückstau reduziert entsprechend den arteriolären ossären Influx. Die daraus resultierende Ischämie des Femurkopfes ist beispielsweise durch eine ventrale Kapselinzision zu vermeiden. Diese Lokalisation bietet die geringste Zahl an weiteren Gefäßschädigungen.

■ **Labrum acetabulare.** Während beim Säugling das Labrum gefäßlos ist, werden die äußeren Zonen des Labrum beim Erwachsenen regelmäßig mit Blut versorgt, nach innen nimmt die Vaskularisation ab [5, 19]. Die 5 Gefäße, die sich an der zirkulären Anastomose um den Hals des Femurs etwa in der Mitte des Kapselschlauches bilden und vom Becken her an die Außenfläche der Gelenkkapsel treten, speisen das Labrum acetabulare. Die Eintrittstellen suchen die dünneren Teile der Kapsel. Der R. pubicus der A. obturatoria und ein aszendierender Ast der A. circumflexa femoris medialis liefern die ventrale Versorgung. Dorsal finden sich ebenfalls drei Zuflüsse: die Hauptversorgung übernimmt darunter die A. glutea superior mit ihrem R. inferior des R. profundus. Er erreicht die Kapsel unter dem M. gluteus medius von oben. Die beiden anderen, die Aa. circumflexae femoris medialis und lateralis füllen den Gefäßring von unten. Die A. glutea inferior beteiligt sich üblicherweise nur unwesentlich an der Zufuhr. Ebenfalls spielen wohl die A. epiphysealis medialis der A. obturatoria und die A. ligamenti capitis femoris für die Versorgung des Labrum keine nennenswerte Rolle.

■ **Transacetabulare Gefäße.** Wenn Schrauben acetabular gesetzt werden müssen, ist es wichtig, die auf der Innenseite des Beckens medial des („hinter dem") Acetabulums liegenden Gefäße zu berücksichtigen. Durchtretende Schrauben können vor allem die hier knochennah auf der Innenseite verlaufende A. iliaca externa und Vene gefährden. Die vordere Hälfte des Acetabulums entspricht ihrem Verlauf. Außerdem gehen hier die Vasa obturatoria ab, die vom N. obtur-

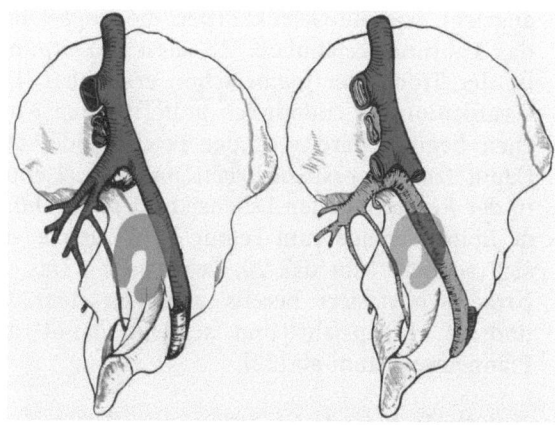

Abb. 9. Innenseite einer linken Beckenschaufel mit Vasa iliaca. Links: Arterien, rechts: Venen. Die Projektion der Facies lunata als Indikator für das Acetabulum ist als graue Fläche dargestellt und zeigt die Nähe insbesondere zu den Vasa iliaca. (Modifiziert nach Wasielewski et al. [20]).

atorius begleitet werden und damit ebenfalls im gefährdeten Gebiet liegen (Abb. 9) [20].

Gelenkinnervation

■ **Versorgende Nerven.** Die nervöse Versorgung der Articulatio coxae erfolgt durch Rr. ventrales der Spinalnerven des Plexus lumbalis und der Rr. dorsales der Spinalnerven des Plexus sacralis [21]. Für die ventralen Kapselanteile stammen die Fasern der Innervation von Ästen des N. femoralis und für die medialen und kaudalen vom N. obturatorius. Dorsal entsenden die Nn. glutei superiores und inferiores Ästen. Die direkten Äste des Plexus sacralis an den M. quadratus femoris transportieren ebenfalls Fasern an die dorsale Kapsel. Headsche Zonen sind in der Kniegegend und Muskeln des Oberschenkels (gleicher Rückenmarksabschnitt).

Anmerkungen zur Entwicklung

■ **Morphogenese.** Die Beinknospe tritt in der 4. Schwangerschaftswoche (SSW) auf, die ersten Knorpelanlagen sind 1 bis zwei Wochen später nachweisbar. In der 7. Woche zeigt sich der Beginn einer Gelenkhöhlenbildung. Eine der ersten identifizierbaren Strukturen ist das Lig. capitis femoris. Ab der 10. SSW ist hier eine ausgeprägte Vaskularisation erkennbar, obwohl die Ossifikation sehr spät beginnt. Mit dem Ende der 8. Woche sind die wesentlichen Strukturen angelegt, wie die Gelenkkörper, die Kapsel und das Labrum acetabulare. Zu diesem Zeitpunkt ist der Trochanter major schon erkennbar. Die Ossifikation der chondralen präformierten Knochen beginnt bereits in der Fetalperiode. Das Caput femoris ossifiziert erst nach der Geburt in der Regel im ersten Lebensjahr. Die zugehörige Epiphysenfuge zum Femur ist die letzte, die sich schließt (um das 20. Lebensjahr). Das Os coxae synostosiert bereits zwischen dem 14. und 16. Lebensjahr und schließt damit das Pfannenwachstum ab [22].

■ **Hüftgelenksdysplasie.** Mit einem Fall auf 25 Geburten ist die Hüftgelenksdysplasie eine der häufigsten hereditären Veränderungen im Bewegungsapparat. Subluxation, Luxation und/oder Arthrose sind mögliche schwerwiegende Folgen. Die Ätiologie ist jedoch trotz der großen sozio-ökonomischen Bedeutung nach wie vor unklar. Eine genetisch mit bedingte Disposition ist wahrscheinlich, wie geographische und familiäre Häufungen nahelegen. So gibt es in Deutschland so genannte „Luxationsnester" in Sachsen, Franken und Hessen.

Literatur

1. DeLaMora SN, Gilbert M (2002) Introduction of intracapsular hip fractures: Anatomy and pathologic features. Clin Orthop Rel Res 399:9–16
2. Springorum H-W, Trutnau A, Braun K (1998) Fachlexikon Orthopädie. ecomed, Landsberg, ISBN: 3-609-51200-8
3. Putz R, Schrank C (1998) Anatomy of the labrocapsular complex. Orthopäde 27:675–680
4. Matles AL (1967) A microscopic study of the newborn fibrocartilagenous acetabular labrum. Clin Orthop 54:197–206
5. Graf R (1998) The labrum acetabulare in infants. Orthopäde 27:670–674
6. Ward WT, Fleisch ID, Ganz R (2000) Anatomy of the iliocapsularis muscle. Relevance to surgery of the hip. Clin Orthop Relat Res 374:278–285
7. Fujikawa K (1968) Functional Classification of Lower Limb Muscles. Okajimas Fol Anat Jap 44:383–444
8. Bassett LW, Ullis K, Seeger LL, Rauschning W (1991) Anatomy of the hip: correlation of coronal and sagittal cadaver cryomicrosections with magnetic resonance images. Surg Radiol Anat 13:301–306
9. Dimon JH (1974) Surgical anatomy of the hip. Surg Clin North Am 54:1327–1335
10. Clark JM, Haynor DR (1987) Anatomy of the abductor muscles of the hip as studied by computed tomography. J Bone Joint Surg Am 69:1021–1031
11. Shinohara H (1995) Gemelli and obturator internus muscles: different heads of one muscle? Anat Rec 243:145–150
12. Hayek H (1959) Über den Ursprung der ischiokruralen Muskulatur vom Os sacrum. Ergh z Anat Anz 106/107, S 139–141, 1960
13. Rother P, Luschnitz E, Beau S, Lohmann P (1974) Der Ursprung der ischiokruralen Muskelgruppe des Menschen. Anat Anz 135:64–71
14. Braus H, Elze C (1954) Anatomie des Menschen. Springer, Berlin Göttingen Heidelberg, Bd 13. Aufl
15. Maigne JY, Doursounian L (1997) Entrapment neuropathy of the medial superior cluneal nerve. Nineteen cases surgically treated, with a minimum of 2 years' follow-up. Spine 22:1156–1159
16. Maigne JY, Maigne R (1991) Trigger point of the posterior iliac crest: painful iliolumbar ligament insertion or cutaneous dorsal ramus pain? An anatomic study. Arch Phys Med Rehabil 72:734–737
17. Pecina MM, Krmpotic-Nemanic J, Markiewitz AD (2001) Tunnel Syndromes. CRC Press, Boca Raton, London, New York, Washington DC, 3. Aufl. ISBN: 0-8493-0952-2
18. Hwang SK (1994) Vascular injury during total hip arthroplasty: the anatomy of the acetabulum. Int Orthop 18:29–31
19. Petersen F, Petersen W, Tillmann B (1999) Struktur und Gefäßversorgung des Labrum acetabulare. Ann Anat (Suppl) 181:297
20. Wasielewski RC, Cooperstein LA, Kruger MP, Rubash HE (1990) Acetabular anatomy and the transacetabular fixation of screws in total hip arthroplasty. J Bone Joint Surg Am 72:501–508
21. Lanz T, Wachsmuth W (1972) Praktische Anatomie: Bein und Statik. Springer, Berlin Heidelberg New York, Bd. 1/IV, 2 Aufl. ISBN: 3-540-40570-4
22. Tschauner C (Hrsg) (1997) Die Hüfte. Enke, Stuttgart. ISBN: 3-432-29981-8

Kindliche Hüfte

KAPITEL 2

Sonographiegesteuerte Frühestbehandlung von Hüftreifungsstörungen

R. Graf

Einleitung und Problemstellung

Die Forderung nach einer Frühbehandlung der so genannten congenitalen Hüftluxation zieht sich wie ein roter Faden durch die orthopädische Medizingeschichte. Ridlon [4] forderte bereits 1917 eindringlich die Frühestdiagnose und ebenso wie Putti 1929 [3] die konsequente Frühesttherapie. Vom heutigen Gesichtspunkt aus nahezu revolutionär um nicht zu sagen „up to date" war Ponseti 1944 [2] mit seinen Richtlinien zur Erkennung und Behandlung von Hüftgelenksverrenkungen. Er unterschied 3 Arten von Dislokationen, die sich durchaus mit dem heutigen hüftsonographischen Wissensstand decken.

1. Die pränatale Dislokation
   Die Dislokation ist bereits bei der Geburt sichtbar.
2. Die postnatale Dislokation „where the patient present a praedislocation at birth with slowly progressing during the first year of life".
   Mit dieser Definition hat er den sonographischen Hüfttyp IIc vorweg genommen, von dem wir wissen, dass sich das Hüftgelenk, obwohl noch zentriert, langsam verschlechtert und in die Dislokation abgleitet („slowly progressing ...").
3. Doubtful cases
   In diese Kategorie würden heute die Typ IIa(–) und stabile Typ IIc Hüften fallen: Hüftgelenke, die zentriert sind, einer Behandlung bedürfen, da sie sich ansonsten ohne biomechanische Hilfe nicht weiterentwickeln. Bei der Analyse bei Behandlungsfehlschlägen weist Ponseti auf folgenden interessanten Umstand hin: „abduction splint is only indicated in the predislocation state". Damit erteilt er undifferenzierten Abspreizbehandlungen (wie sie heute leider in vielen Fällen gehandhabt werden) eine klare Absage, unterscheidet er doch bereits zwischen der Phase der Reposition, der Phase der Immobilisierung (heute Retentionsphase) und eine Phase nach der Immobilisierung (heute Nachreifungsphase) [1].

Voraussetzung für den Behandlungserfolg

Die so genannte congenitale Hüftluxation (heute besser als „Hüftreifungsstörung" bezeichnet) wie sie in der alten und heute nicht mehr zutreffenden Terminologie bezeichnet wird, ist ein dynamischer Prozess des herausgleitens des Hüftkopfes aus der Pfanne, wobei die Hüftluxation mit ihren verschiedenen anatomischen Ausprägungsformen nur das Endstadium eines Gleit- und somit dynamischen Prozesses ist („developmental of dislocation of the hip, DDH"). Dieser Gleitprozess kann sonographisch in Stadien (=Hüfttypen) eingeteilt werden, wobei sich hinter jedem sonographischen Hüfttyp eine bestimmte pathoanatomische Situation im Hüftgelenk verbirgt.

■ **Erste Vorbedingung.** Durchführung der Hüftsonographie zur Ermittlung des entsprechenden anatomischen, bzw. pathoanatomischen Zustandes. Die Hüftsonographie ist einem Antibiogramm vergleichbar und ermöglicht quasi die Wahl desjenigen Antibiotikums (Behandlungsmittel), das selektiv am besten wirkt, die geringsten Nebenwirkungen aufweist und die budgetäre Situation am wenigsten belastet.

■ **Zweite Vorbedingung.** Die Hüftsonographie sollte zeitgerecht, spätestens bis zum Beginn der 6. Woche durchgeführt werden. Die Plastizität des Hüftgelenkes ist entsprechend der Reifungskurve in den 1. Lebenswochen am größten, sowohl in positive als auch in negative Richtung. Deformierte Knorpelanteile des Gelenkes sind noch weich und können unter den entsprechenden biomechanischen Behandlungsmittel ohne Zerstörung in anatomisch korrekte Positionen rücktransferiert werden. Jeder zusätzliche Tag komprimiert und deformiert die Knorpelanteile zusätzlich, vermindert die Chance auf anatomisch korrekte Wiederherstellung und erhöht die Gefahr für bleibende Deformierungen und Nekrosen, sowohl des Hüftkopfes als auch des Pfannendaches.

Behandlungsschema (Tabelle 1)

■ **1. Luxierte Gelenke (Typ D, Typ III, Typ IV)** müssen reponiert werden. Durch frühes Screening ist es so gut wie bei allen luxierten Gelenken möglich den Hüftkopf durch ein manuelles Repositionsmanöver vor die Urpfanne zu stellen. Aufgrund der Deformierungen des Pfannendachknorpels, der das Hauptrepositions-hindernis darstellt, gelingt es nicht immer den Hüftkopf „tief" in die Pfanne einzustellen. Das Minimum das gefordert werden muss ist den Hüftkopf vor den verengten Pfanneneingang zu stellen. Bei länger bestehenden oder veralteten Luxationen ist eine Vorbereitung mit der Overheadextension zum Aufdehnen der verkürzten Adduktoren, oder eine physiotherapeutische Vorbehandlung notwendig. Bei Diagnose vor der 4. Lebenswoche gelingt selbst bei Typ IV so gut wie immer eine manuelle Reposition, anderenfalls ist eine Overheadextension über 3–4 Tage meist ausreichend. Auch speziell konstruierte Orthesen, wie die Pavlikbandage, lassen sich zur Reposition einsetzen, wenn sie vom Arzt derart angelegt werden, dass durch Strampelbewegungen die Kräfte zur Reposition genützt werden und somit den Hüftkopf vor die Urpfanne einstellen können.

■ **Instabile Gelenke (Typ IIc instabil)** oder ehemals reponierte Gelenke die den Hüftkopf vor oder in der Urpfanne eingestellt haben, zeichnen sich dadurch aus, dass eine Sekundärpfanne mit ausgeweiteten Kapselsack besteht. Der Hüftkopf droht in die Sekundärpfanne zu luxieren. Wird dies zugelassen, so wird der Pfannendachknorpel ständig weiter deformiert und die Gelenkkapsel hat keine Möglichkeit zu schrumpfen, sodass keine Stabilität des Gelenkes erzielt werden kann. Der Hüftkopf muss in oder zumindest vor der Urpfanne fixiert (Retention) werden. Strampelbewegungen, die eine Extension ermöglichen, würden den Hüftkopf wieder aus der Pfanne drängen. Eine alleinige, bzw. zunehmende Abduktion drückt zwar den Hüftkopf verstärkt in die Pfanne, aber auch gegen den deformierten Pfannendachknorpel, sodass bei einer Abduktion von 50° und mehr die Sinusoide sowohl im Pfannen-, als auch im Hüftkopfknorpel kollapieren und die Kopfnekrose provoziert wird. Ein Kraftfluss von cranial nach caudal (Flexion von ca. 100°) reduziert den direkten Druck auf den Knorpel. Damit ist die biomechanisch beste Position die so genannte *Sitzhockstellung* („human position" nach Salter). Sie besteht in einer Abduktion von 45°–50° bei gleichzeitiger Flexion von 100°. In dieser Stellung ist das Hüftgelenk zu *fixieren* (*Retention*). Bestenfalls sind Mikrobewegungen zugelassen, sodass der Hüftkopf sich in der Urpfanne „setzen" kann. Es braucht ca. 4 Wochen Zeit bis der deformierte Knorpel sich wieder über dem Hüftkopf entfaltet und die lockere und ausgeweitete Gelenkkapsel schrumpft und das Gelenk stabil wird.

Die Kriterien der Retentionsphase sind somit:
1) Sitzhockstellung
2) sichere Fixierung (nur Mikrobewegungen als „Setzbewegungen" erlaubt)
3) Zeit (Richtzeit 4 Wochen)

Tabelle 1. Heutiges Behandlungsschema. Auf eine phasenbezogene Wahl des Behandlungsmittels ist zu achten

Phase	Typ	Empfohlene Behandlung	Alternative Behandlung
■ Reposition	III, IV, D ↓	Manuelle Reposition, Overheadextension	Pavlik ???
■ Retention	Instabile II c ↓	Modifizierter Fettweisgips „Sitz-Hock-Gips"	Pavlik ???
■ Nachreifung	Stabile II c	Mittelmeier-Graf-Spreizhose	
	II b	Tübingerschiene	
	II a (–)	Pavlik, etc. alle Schienen und Spreizhosen	

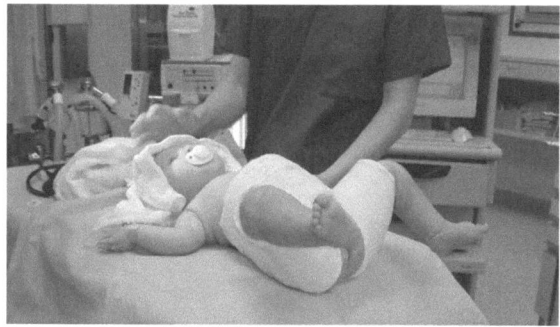

Abb. 1. Sitzhockgips. Die Kniegelenke bleiben frei, um eine Spontanrotation des Hüftkopfes, sowie Mikrobewegungen zur „Setzung" des Hüftkopfes zu ermöglichen.

Das einfachste, individuell am besten anformbare, aber vor allem sicherste weil Elterncompliance-unabhängige Retentionsmittel ist ein Gipsverband in Sitzhockstellung („Beugung vor Abduktion!") (Abb. 1). Durch das weglassen der Unterschenkelfixierung bei freien Kniegelenken sind Mikro- und somit „Setzbewegungen" möglich, die Rotation stellt sich spontan ein, der Tragekomfort ist gegenüber einer kompletten Fixierung wesentlich größer (Abb. 1).

■ **Die Nachreifungsphase.** Dies betrifft alle Hüftgelenke, die zuvor reponiert und/oder retiniert wurden und alle Hüftgelenke, die nicht altersentsprechend entwickelt sind, wie Hüfttyp IIc stabil, IIa (–), IIb. Das Hüftgelenk ist stabil, der Pfannendachknorpel über den Hüftkopf liegend, der Pfannendachknorpel ist allerdings noch nicht ausreichend ossifiziert. Wird ein Kraftfluss auf den Hüftkopf von caudal nach cranial zugelassen (Extension!) so ist mit einer neuerlichen Reluxierung durch Wegdrängen des weichen Pfannendachknorpels zu rechnen. Die Sitzhockstellung zur Entlastung des Pfannendachknorpels ist anzustreben, wobei in dieser Stellung Strampelbewegungen ohne Extensionen zugelassen werden können. Typische Nachreifungsbehelfe sind alle Spreizhosen, Schienen, die Pavlikbandage in entsprechender Stellung, die in Sitzhockstellung mäßige Strampelbewegungen ohne Extension erlauben (Tübingerschiene, Mittelmeier-Graf, Pavlik, HD-Schiene, Frejka-Schiene, etc.). Die Behandlung kann beendet werden, wenn das Hüftgelenk ausgereift und somit sonographisch Typ I erreicht ist.

Langzeitergebnisse

Die Langzeitergebnisse sind beeindruckend. Kopfnekrosen sind aus unserem Krankengut verschwunden, offene Einstellung sind zur Rarität geworden. Von den von uns in den Jahren 1980–1985 behandelten 40 Patienten musste kein einziges Gelenk im jugendlichen Erwachsenenalter mit einer Varusosteotomie, oder einer Pfannendachkorrektur nachoperiert werden (Abb. 2a–d).

Fehleranalyse

Die Fehleranalyse von (auch gerichtsanhängigen) Fällen hat abgesehen von zu spät (nach der 6. Woche) durchgeführten Hüftsonographie folgende Problemkreise ergeben.

■ **Nicht stadiengerechte Behandlung.** Dies betrifft vor allem undifferenzierte Abspreizbehandlungen vor allem mit der Pavlik-Bandage. Der Behelf wurde nicht entsprechend für die Reposition, Retention oder Nachreifung situationsadäquat eingestellt. Der Behandler begnügte sich mit einer indifferenten „Abspreizbehandlung". Die Behandlungsprinzipen in der Repositions-, in der Retentions- und in der Nachreifungsphase wurden nicht entsprechend berücksichtigt:

Spreizhosen sind Nachreifungsbehelfe und können daher bei einer dezentrierten Hüfte nicht verwendet werden. Pavlik-Bandagen müssen in der Retentionsphase anders eingestellt werden als in der Repositions-, oder Retentionsphase. Die heute in allen Teilgebieten der Orthopädie favorisierte „dynamische" Behandlung hat in der Retentionsphase nichts verloren. In dieser Phase ist eine sichere Stabilisierung des Hüftkopfes zumindest vor dem Pfanneneingang erforderlich. Aus diesem Grund haben wir alle Orthesen, die von den Eltern abgenommen oder verstellt werden können zugunsten des sicheren Sitzhockgipses, der elternkompliance -unabhängig ist, aufgegeben.

Zusammenfassende Fehleranalyse:

Nicht stadiengerechte Behandlung und falsche Auswahl des Behandlungsmittel in der jeweiligen Behandlungsphase führt zur Katastrophe.

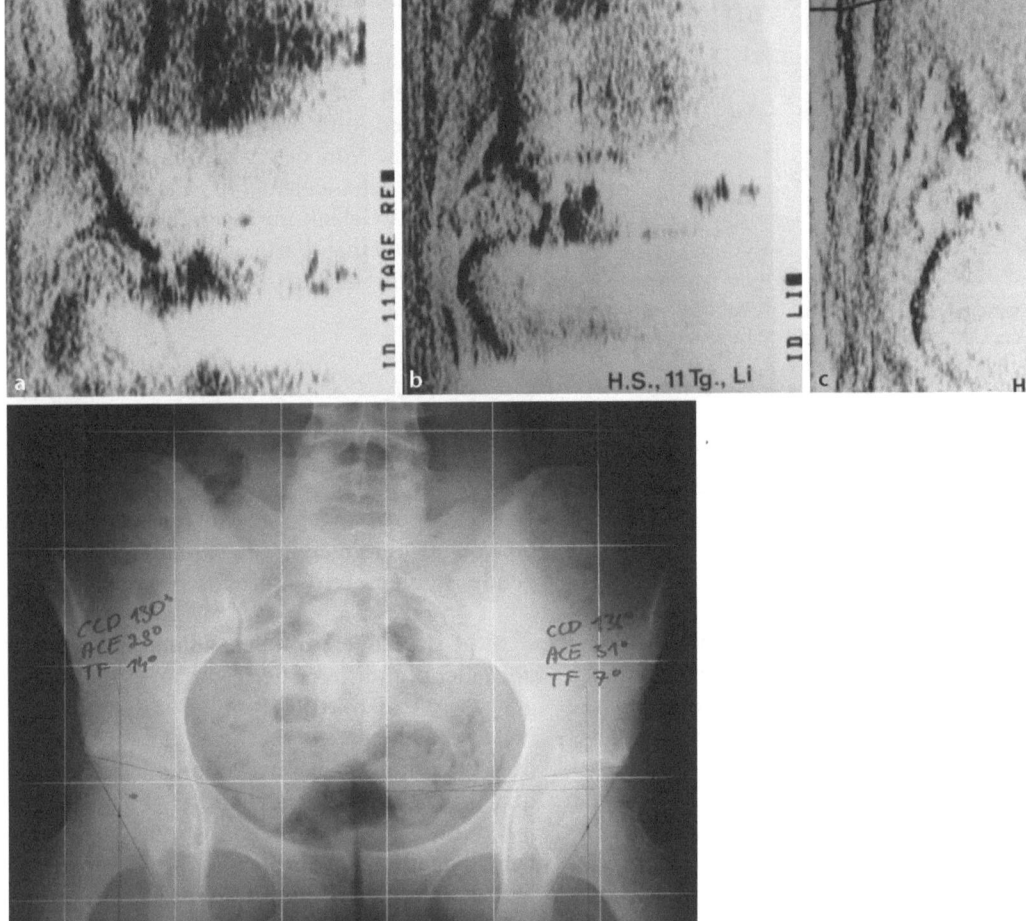

Abb. 2. a Patient H.S. rechtes Hüftgelenk, Typ III a Patient 11 Tage alt. **b** Derselbe Patient wie in Abb. 2 a, linkes Hüftgelenk, Typ II a Sonogrammaufnahmen aus dem Jahre 1980! **c** Derselbe Patient wie in Abb. 2 a, 2 b, rechtes Hüftgelenk. Nach Retentions-phase über 4 Wochen im Sitzhockgips und Nachreifungsphase mit Spreizhose im Alter von 9 Monaten, Typ I. **d** Derselbe Patient, 25 Jahre nach Hüftluxation rechts.

■ **Der Zeitverlust.** Das günstigste Behandlungs-fenster bis zum Beginn der 6. Lebenswoche wird verpasst oder häufiger Wechsel der Be-handlungsmittel ohne Stadienbezug („herum-probieren") führt zur Behandlungsverzögerung.

■ **Mangelnde Elterncompliance bei ab- und ver-stellbaren Orthesen.** Dies ist besonders in der Retentionsphase gefährlich, daher wird drin-gendst in der Retentionsphase der Elternkom-pliance unabhängige Sitzhockgips favorisiert.

Spezielle Probleme

■ **Wie erfolgt die Repositionskontrolle?** Das Mini-mum, das in der Repositionsphase verlangt wer-den muss ist den Hüftkopf zumindest vor den Eingang der deformierten Pfanne zu stellen. Ein sofortiges Einbringen oder eine tiefe Einstellung des Hüftkopfes ist aufgrund der Knorpeldachde-formation, des Fettkörpers des Ligamentum transversum und des manchmal hypertrophier-ten und elongierten Ligamentum capitis femoris nicht immer möglich (Repositionshindernisse). Erst durch die Mikrobewegungen im fixierenden Sitzhockgips kommt es zu einem „Setzen" des

Hüftkopfes in die Pfanne unter vorsichtigem und langsamen Verdrängen der Repositionshindernisse. Es ist daher ausreichend nach der manuellen Reposition vor Anlegen des Gipses eine gehaltene axiale Röntgenaufnahme anzufertigen, wobei diese Stellung mit einer Zweitaufnahme nach Anlegen des Gipsverbandes verglichen wird.

■ **Zum Problem der Arthrographie.** Eine Arthrographie diente in der Vorsonographieära zur Darstellung möglicher Repositionshindernisse, bzw. um die Einstellung des Hüftkopfes in der Pfanne zu kontrollieren. Die Repositionshindernisse sind immer die gleichen! (Mehr oder weniger deformierter Pfannendachknorpel, hoch gezogene Ileopsoassehne und Ligamentum transversum, hypertropher Fettkörper und elongiertes Ligamentum capitis femoris). Aufgrund der Deformierungen kann, wie bereits erwähnt, der Hüftkopf nicht immer „tief" in den Pfannengrund eingestellt werden. Die Einstellung erfolgt viel mehr durch einen langsamen Mikrobewegungen-bedingten Setzungs- und Verdrängungsprozess. Arthrographien haben in dieser Phase lediglich akademisches Interesse ohne jegliche praktische Konsequenz. Dasselbe gilt für das NMR.

■ **Wann offene operative Einstellung?** Wenn nach 4-wöchigen Retentionsversuch im Sitzhockgips eine Stabilisierung nicht erfolgt, kann ein zweiter 4-wöchiger Versuch durchgeführt werden. Ist nach einer Gesamtretentionsphase von maximal 8 Wochen keine Stabilisierung erreichbar, ist dies das Zeichen, dass es dem Hüftkopf nicht gelungen ist die Repositionshindernisse zu verdrängen. Weiteres konservatives Vorgehen würde den Hüftkopf schädigen, daher führen wir in diesen Fällen unabhängig vom Alter die operative Einstellung durch. Dies gilt für alle Kinder, die jünger als 6 Monate sind. Bei Kindern älter als 6 Monate verzichten wir auf weitere konservative Versuche, da die Deformierungen der Pfanne dermaßen rigide sind, dass sie vom Hüftkopf ohne die Gefahr der Hüftkopfnekrose nicht mehr verdrängbar sind. Es erfolgt die sofortige offene Reposition.

■ **Zum Problem der Pavlikbandage.** Die Pavlikbandage kann in allen 3 Phasen eingesetzt werden. Die Einstellung muss in jeder Phase den biomechanischen Gegebenheiten angepasst werden und ist different. Die Stadienübergänge müssen durch engmaschige Kontrollen genau erfasst werden. Sowohl die Einstellung der Pavlikbandage, als auch deren Überwachung ist ein ärztliches und somit auch ein Ausbildungsproblem. Zusätzlich ist die Anwendung Elternkompliance – abhängig. Aus diesen Gründen raten wir zunehmend von der Verwendung der Pavlikbandage ab und empfehlen in der Retentionsphase vor allem die sichere Fixierung im Sitzhockgips. Die Angst vor Kopfnekrosen im Zusammenhang mit der Gipsfixierung ist völlig unbegründet, wenn nur die Sitzhockstellung gewährleistet ist. Nicht der Gips produziert Kopfnekrosen, sondern die falsche Stellung (Lorenz-Stellung), ganz gleich mit welchem Behandlungsmittel sie erzeugt wird!

Conclusio

■ **Resultat = Diagnose + Therapie**

Es muss darauf geachtet werden, dass der Vorteil einer sonographischen Frühestdiagnose nicht durch inadäquate Therapie verspielt wird!

Literatur

1. Graf R (2000) Sonographie der Säuglingshüfte und therapeutische Konsequenz. Ein Kompendium. Thieme, Stuttgart New York
2. Ponesti I (1944) Causes of failure in the treatment of congenital dislocation of the hip. JBJS 24/4
3. Putti V (1929) Early treatment of congenital dislocation of the hip. J Bone and Joint Surg, XI, 798, Oct
4. Ridlon J (1917) Congenital dislocation of the hip. Surg.Clin Chicago, 1, 271

KAPITEL 3

Azetabuloplastik im Kleinkindesalter

B.-D. Katthagen, R. Bonmann, K.-J. Storch

Die Hüftdysplasie soll im Rahmen der gesetzlichen Vorsorgeuntersuchung im frühen Säuglingsalter erkannt und möglichst früh behandelt werden. Bei schweren Dysplasien, verspätetem Behandlungsbeginn oder endogenen Dysplasien zeigen die Verlaufsbeobachtungen mitunter fortbestehende Pfannendysplasien, die einer operativen Therapie bedürfen. Diese soll nach Möglichkeit im Vorschulalter erfolgen.

Die ersten operativen Pfannendacheingriffe zur Behandlung der angeborenen Hüftdysplasie wurden durch den Berliner Chirurgen F. König (1891) eingeführt. Er versuchte, einen Periostknochenlappen der seitlichen Darmbeinkorticalis herabzubiegen, um den Hüftkopf in seiner Stellung abzustützen. Eine Weiterentwicklung dieser pfannendachformenden Methode nahmen Albee und Jones vor. Sie veröffentlichten 1915 eine Methode, bei der sie nach Reposition den oberen Hüftpfannenrand einmeißelten, ihn herunterhebelten und durch Tibiaspäne abstützten. Lance (1925) griff dann erneut auf die Methode König zurück und empfahl, eine Abstützung des zur Seite heruntergeklappten Knochenlappens durch autologe Knochentransplantate zu sichern. Die von Albee und Lance angegebenen Azetabuloplastiken wurden im Laufe der Jahrzehnte von Wiberg (1953), Pemberton (1965) und Dega (1973) modifiziert. Eine neue operative Technik entwickelten Chiari (1956) und Salter (1961). Die von Salter beschriebene einfache Beckenosteotomie gehört heute noch zu den gebräuchlichsten pfannendachkorrigierenden Eingriffen, die zur Pfannendachformung aus hyalinem Knorpel führt. Die Salter-Osteotomie verläuft von der Incisura ischiadica in Richtung Spina iliaca anterior inferior in einem Schnittwinkel von etwa 90° zur Darmbein-Vertikalachse. Das distale Fragment wird nach vorn unten und lateral gekippt, wobei die Rotation in der Symphyse erfolgt. Bei der Azetabuloplastik in der modifizierten Dortmunder Technik handelt es sich um einen extraartikulären und perikapsulären Eingriff zur Verbesserung der Hüftkopfüberdachung bzw. zur Änderung des Neigungswinkels des Azetabulums. Sie wurde im Laufe der Jahre durch viele Feinheiten weiterentwickelt. Häufig wurden Veränderungen der Meißeltechnik und der Drehpunkte beschrieben. Im Folgenden wird die derzeit in der Orthopädischen Klinik des Klinkums Dortmund gGmbH angewandte Azetabuloplastik mit üblicher Nachbehandlung erläutert.

Der Zugang

Nach gründlicher Hautdesinfektion, steriler Abdeckung des auf dem Rücken gelagerten Patienten erfolgt der Hautschnitt in der Leistenfalte, verlängert zum vorderen Beckenkamm und parallel zum Leistenband. Zunächst werden an der Innenseite des Beckenkammes die Bauchmuskeln auf einige Zentimeter abgelöst. Die oberflächliche Faszie über der Spina iliaca anterior superior wird durchtrennt, der N. cutaneus femoris lateralis aufgesucht und zur Schonung zurückgehalten. Beim Umschneiden der Spina wird ein Teil des Leistenbandes durchtrennt, der vorderste Anteil des M. glutaeus medius wird mit einer etwa 2 mm breiten Knorpelansatzleiste vorne am Beckenkamm abgelöst. Die Länge der Knorpelansatzleiste variiert je nach Größe des Kindes bis zu 4 cm. Mit dem scharfen, breiten Raspatorium wird der M. glut. med. subperiostal von der Beckenschaufel nach distal abgeschoben. Der Muskel wird oberhalb des Hüftgelenkkapselansatzes und des breitflächigen 2. Ursprungsteils des M. rectus femoris Richtung Foramen ischiadicum abgeschoben. Ein rundes Raspatorium wird bis in das Foramen ischiadicum vorgeschoben und damit die Muskulatur weiter zurückgedrängt. Wenn möglich sollte mit dem Zeigefinger das Foramen ischiadicum getastet werden. Damit beim Vortreiben des Meißels auch die ventrale Seite der Osteotomie getastet und kontrolliert werden kann, müssen auch die Bauchmuskeln und der M. iliacus von der inneren Beckenschaufel abgeschoben werden.

Die Osteotomie

Das Einmeißeln des Pfannendachs erfolgt mit einem flachen Lexermeißel unter Bildwandlerkontrolle, daher wird auf einem durchleuchtbaren Tisch operiert. Die Osteotomie bei kleinen Kindern erfolgt etwa 5 mm oberhalb des seitlichen Pfannenrandes an der oberen Grenze der Gelenkkapsel und des seitlichen Ansatzes der Rektussehne. Bei älteren Kindern wird der Abstand teilweise vergrößert. Der Meißel wird von lateral unter Sicht im Bildwandler bis zum hintersten Punkt der Y-Fuge vorgetrieben. Unter ständiger Kontrolle des Zeigefingers wird zunächst die ventrale Kortikalis von lateral nach medial-kaudal durchtrennt. Auch die dorsale Kortikalis wird unter ständiger Kontrolle der Meißelkante durchtrennt. Die Osteotomie endet dicht vor und oberhalb der Y-Fuge.

Mit dem Bildwandler wird im hinteren Anteil der Osteotomie kontrolliert, dass der Meißel nicht in die Y-Fuge vorgetrieben wird. Eine kleine Knochenbrücke bleibt unmittelbar über dem hintersten Punkt der Y-Fuge an der Beckenlichtung am Foramen ischiadicum stehen. Die von Tönnis beschriebene „Knickachs" liegt dann parallel zur dorsalen Y-Fuge an der Beckeninnenseite.

Das Pfannendach wird mit einem Lambotmeißel seitlich herabgebogen. Der Lambotmeißel wird in einer für das Pfannendach entsprechenden Breite benutzt, um den Druck über die gesamte Pfannendachfläche zu verteilen. Beim Herunterbiegen wird mit dem Bildwandler kontrolliert, dass ein Pfannendachwinkel nach Hilgenreiner von 5–10° erreicht wird und der Hüftkopf am Pfannenboden gut anliegt. Danach wird die Osteotomie in ihrer Tiefe ausgemessen und ein entsprechender Knochenkeil zugesägt. Als Platzhalter wird ein hitzesterilisierter konservierter Knochenkeil aus einem Hüftkopf der Knochenbank eingesetzt. Beim Vortreiben des Keils über den Meißel wird darauf geachtet, dass der rechte Winkel seines Dreiecks nach distal-lateral zu liegen kommt. Die schräge Verlaufsebene des Keils, der von lateral eingetrie-

ben wird, zeigt nach kranial. Es ist wichtig, dass die Kortikalis des Knochenkeils mit der Kortikalis des Beckenknochens abschließt und der Keil nicht in der Spongiosa versinkt. In dieser Stellung erfolgt die Fixation mit einem Kirschnerdraht, auf die bei völlig sicherer Einklemmung des Keils verzichtet werden kann. Auf eine Fixation mit einem Kirschnerdraht wird bei heutigen Operationen in der letzten Zeit zunehmend verzichtet. Es erfolgt eine erneute Durchleuchtungskontrolle zur Bestimmung der Keillage. Danach werden die Muskeln refixiert, eine Redondrainage unter die Muskulatur des M. glut. med. eingelegt und die Wunde schichtweise verschlossen. Abschließend erfolgt ein steriler Wundverband.

Die Nachbehandlung

Im Anschlus an die Operation wird in Narkose noch im OP ein Beckenbeinfußgips angelegt. Es wird darauf geachtet, die Beine in ca. 20° Abduktion und ca. 30° Hüftbeugung einzugipsen, um eine zentrale Einstellung mit Druckentlastung des Hüftgelenkes zu erreichen.

Der Gips wird 6 Wochen postoperativ entfernt und nach einer erneuten Röntgenkontrolle wird mit der Remobilisation begonnen. Eine Entlastung wird für weitere 4 Wochen mit dem Münsterpferdchen oder dem Schederädchen erreicht. Nach einer erneuten Röntgenkontrolle weitere 4 Wochen später wird mit der Vollbelastung begonnen. Sind Kirschnerdrähte zur Fixation des Knochenkeiles benutzt worden, so werden diese 10 Wochen postoperativ mit Beginn der Vollbelastung entfernt.

In diesem Beitrag soll neben der Beschreibung der OP-Technik über die Behandlungsergebnisse berichtet werden.

Material und Methode

Im 2-Jahreszeitraum vom 1.1.1991–31.12.1992 wurden in der Orthopädischen Klinik Dortmund bei 158 Kindern Azetabuloplastiken in der modifizierten Dortmunder Technik durchgeführt. Bei 43 der 158 Kinder erfolgten Kombinationsoperationen.

Von den mit einer reinen Azetabuloplastik versorgten 115 Patienten wurden die Kranken-

blätter aus unserem Krankenblattarchiv heraus-
gesucht, bei 18 Patienten lag eine infantile Cereb-
ralparese bzw. spastische Nebenerkrankung vor.

Von 3 Patienten konnte kein Krankenblatt im
Archiv gefunden werden und bei 3 Patienten
wurden noch künstliche Knochenkeile benutzt.

Von den insgesamt 158 Kindern wurden 91
Patienten in die Studie aufgenommen, hier erfolgten keine Zusatzoperationen, lag keine Nebenerkrankung vor und es konnten die Behandlungsergebnisse der reinen Azetabuloplastik ermittelt werden.

Insgesamt konnten von den 91 Patienten 83
zu einer Nachuntersuchung, das sind 91,2%, gewonnen werden. Es handelte sich um 69 Mädchen und 14 Jungen. 42 Kinder wurden beidseitig und 41 einseitig operiert, so dass 125 ope-
rierte Hüftgelenke beurteilt werden können.

Im Rahmen der klinischen Nachuntersuchung
erfolgte zunächst die Anamnese und anschließend die klinische Untersuchung. Lagen Röntgenaufnahmen vor, die nicht älter als 1 Jahr waren, so wurde auf eine erneute Strahlenbelastung verzichtet. Zur radiologischen Nachuntersuchung wurden ein präoperatives Bild, ein unmittelbar postoperatives Bild, wenn vorhanden,
ein Bild bei Materialentfernung ca. 10–12 Wochen postoperativ und ein aktuelles Bild aus-
gewertet.

Ergebnisse

Das durchschnittliche Operationsalter betrug
3,1 Jahre (zwischen 14 Monaten und 9 Jahren
und 10 Monaten). Zum Zeitpunkt der Nachuntersuchung waren die Patienten im Schnitt 12
Jahre alt. Die Nachuntersuchung erfolgte 8 bzw.
9 Jahre nach der Operation.

Die Abbildung 1 zeigt die Art der konservativen Vorbehandlung.

Die Abbildung 2 zeigt das Alter bei der Diagnosestellung.

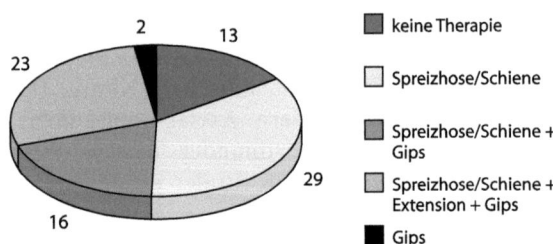

Abb. 1. Art der konservativen Vorbehandlung.

Die Abbildung 3 zeigt das Operationsalter.

Das subjektive Patientenurteil ergibt sich aus
der Abbildung 4.

Klinische Ergebnisse

72 Patienten mit 112 (89,6%) operierten Hüftgelenken waren völlig schmerzfrei. Anlässlich der
Nachuntersuchung gaben auf gezielte Nachfrage
10 Kinder belastungsabhängige Schmerzen an,
welche vornehmlich nach langen sportlichen
Betätigungen auftraten. Bei 2 Patienten war die
Gehstrecke schmerzbedingt eingeschränkt.

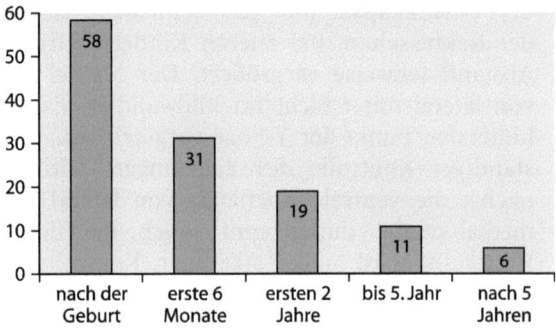

Abb. 2. Alter bei der Diagnosestellung.

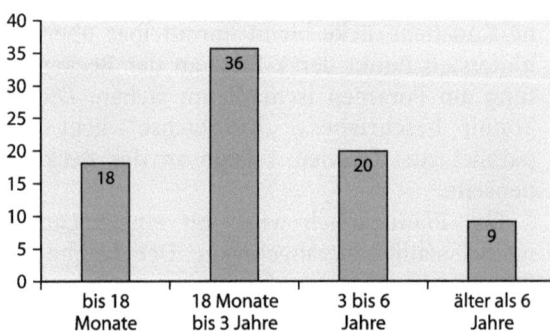

Abb. 3. Operationsalter.

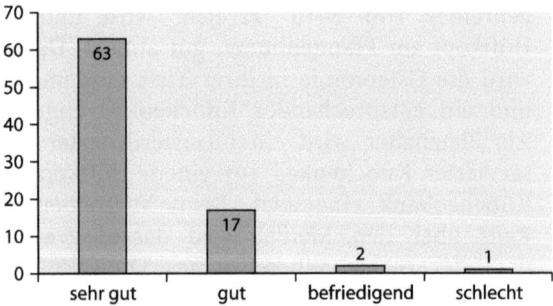

Abb. 4. Subjektives Patientenurteil.

Ein positives Trendelenburg-Zeichen konnte bei 9 Kindern festgestellt werden, hier war bei 7 Patienten ein leichtes Schwanken beim Einbeinstand zu erkennen (Trendelenburg Grad 1), bei zwei Kindern kam es zu einem mäßigen Absinken des Beckens beim Einbeinstand (Trendelenburg Grad 2). Ein starkes Absinken des Beckens mit Schwerpunktverlagerung des Oberkörpers über das Standbein oder Unvermögen des Stehens auf 1 Bein war in keinem Fall aufgetreten (Trendelenburg Grad 3).

Die Beinlängendifferenzen konnten bei einseitig operierten Patienten als Beinverkürzung oder Beinverlängerung festgestellt werden, bei beidseitig operierten wurde für das kürzere Bein eine Beinverkürzung festgelegt. Bei 25 nachuntersuchten Personen (30,1%) wurde eine differente Beinlänge gemessen. Eine Differenz von mehr als 1 cm war nur bei zwei einseitig operierten Mädchen auffällig. Operative Korrektureingriffe waren in keinem Fall notwendig geworden. Beim Gang zu ebener Erde zeigten einige der Patienten mit Beinlängendifferenzen ein dezentes Verkürzungshinken, nur 2 zeigten ein deutlich auffälliges Gangbild.

Tabelle 1 zeigt die Klassifizierung der Beweglichkeit der Hüftgelenke.

Zum Zeitpunkt der Nachuntersuchung entsprachen 109 Hüftgelenke dem Grad 0, 15 Hüftgelenke dem Grad 1 und lediglich 1 Hüftgelenk war Grad 2 zuzuordnen. Eine schlechtere Hüftgelenksbeweglichkeit lag in keinem Hüftgelenk vor.

Bei der Auswertung des Harris-Hip-Scores konnten 75 Patienten als sehr gut, 8 Patienten als gut und kein Kind schlechter als gut beurteilt werden.

Die Eltern von 5 Kindern berichteten über seelische Beschwerden ihrer Kinder, die ihrer Meinung nach durch die langen Behandlungszeiten mit den teilweise vorangegangenen aufwendigen Therapien hervorgerufen worden sein könnten. Diese zeigten sich durch Ängste vor Arztbesuchen und „weißen Kitteln". In zwei weiteren Fällen kamen die Eltern deswegen und wegen der langen Anreise nicht zu der Nachuntersuchung.

Radiologische Ergebnisse

Der Pfannendachwinkel nach Hilgenreiner (AC-Winkel), der präoperativ ein Hauptkriterium zur Operationsindikation war, wird in verschiedenen Altersstufen mit unterschiedlichen Normwerten angegeben. Die präoperativen Werte lagen bei unseren Patienten zwischen 20 und 44°, durchschnittlich bei 30,0°. Bei einem durchschnittlichen Operationsalter von 3,1 Jahren entspricht dies einer schweren Dysplasie. Für die Einzelbeurteilung ist aber die Größe der Standardabweichung von Bedeutung. Winkel außerhalb der doppelten Standardabweichung (2s) werden in der Normwerttabelle als schwere Dysplasie eingeordnet. Bei Werten zwischen einfacher (1s) und zweifacher (2s) Standardabweichung ist von einer mittelgradigen Hüftdysplasie auszugehen. Von den 125 operierten Hüften lag präoperativ bei 102 Hüftgelenken (81,6%) der Pfannendachwinkel oberhalb der 2s-Grenze, die restlichen 23 Hüften (18,4%) lagen im Bereich zwischen einfacher und doppelter Standardabweichung. Bei den Patienten mit Pfannendachwinkeln zwischen einfacher und zweifacher Standardabweichung in der Normwerttabelle lagen die CE-Winkel nach Wiberg ausnahmslos im schwer oder extrem pathologischen Bereich.

Während der Operation wurde angestrebt, den AC-Winkel auf 5–10° zu reduzieren. Eine so weitgehende Korrektur streben wir deswegen an, weil bei der dysplastischen Veranlagung eine unzureichende Pfannenweiterentwicklung möglich ist. Postoperative Pfannendachwinkel nach Hilgenreiner bis 5° wurden bei 19,2% der Operationen erreicht. Zwischen 5 und 10° lag der Winkel in 38,4% und zwischen 10 und 15° lag der Winkel in weiteren 33,6% der Fälle. Bei 8,8% ließ sich der Winkel nicht unter 15° senken, im Durchschnitt konnte ein postoperativer AC-Winkel von 9,6° erreicht werden. In 124 der 125 Hüften wurde der Winkel auf Werte unterhalb der einfachen Standardabweichung und so-

Tabelle 1. Klassifizierung der Beweglichkeit der Hüftgelenke

- Grad 0: keine Bewegungseinschränkung, Flexion über 120°, Ab- und Adduktion, Innen- und Außenrotation 40° und mehr, Extension mindestens 0°
- Grad I: Flexion bis 110°, Extension 0°, übrige Ebenen 20–30°
- Grad II: Flexion bis 90°, Streckdefizit 10–15°, Innenrotation 0°, Abduktion 0–10°
- Grad III: Flexion weniger oder bis 90°, Außenrotationskontraktur 10–20°, Adduktions- oder Abduktionskontraktur 10–20°
- Grad IV: Noch stärkere Kontraktur in Fehlstellung oder lediglich Wackelsteife bzw. Ankylose

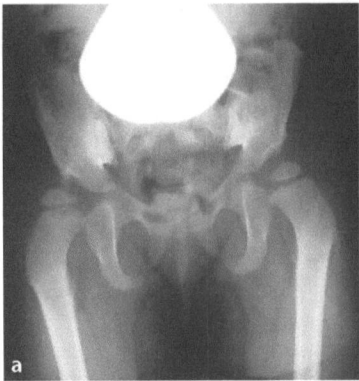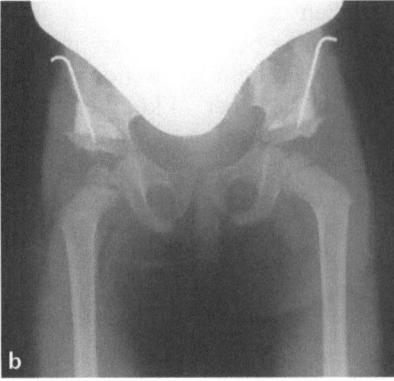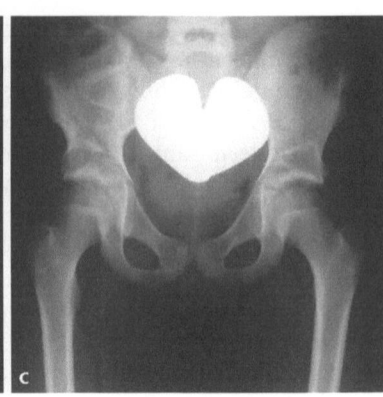

Abb. 5. a Röntgenbild präoperativ mit extrem pathologischem CE-Winkel nach Wiberg und steilstehenden Pfannendächern. **b** Postoperatives Bild mit herabgehebelten Pfannendächern und eingesetzten Knochenkeilen aus der Knochenbank. **c** Bild zum Zeitpunkt der Nachuntersuchung mit normalisierten Hüftgelenken.

mit in den Normbereich gebracht. Bei der Materialentfernung lagen 123 Hüftgelenke im Normbereich. Der durchschnittliche AC-Winkel bei Materialentfernung lag bei 10,6°. Ein Hüftgelenk wies einen Winkel im leicht dysplastischen und ein Gelenk im schwer dysplastischen Bereich auf. Zum Zeitpunkt der Nachuntersuchung konnte bei 23 Hüftgelenken bei nicht verschlossener Y-Fuge eine erneute Messung des AC-Winkels nach Hilgenreiner durchgeführt werden. Hier wurde ein Durchschnittswert von 5,3° gefunden. In der Normwerttabelle für den Pfannendachwinkel werden Einteilungen bis zum 7. Lebensjahr vorgenommen, welches zum Zeitpunkt der Nachuntersuchung von allen Patienten überschritten war. Eine Einteilung ist somit nicht mehr möglich. Bei 52 Hüftgelenken war es zum Zeitpunkt der Nachuntersuchung zu einem Schluss der Y-Fuge gekommen. Nach Schluß der Y-Fuge lässt sich der Pfannendachwinkel nach Hilgenreiner nicht mehr messen, daher wurde bei allen Patienten zur Beurteilung der Neigung der gesamten Pfanne in der Frontalebene der Pfannenöffnungswinkel nach Ullmann und Scharp bestimmt. Da die Köhler-Tränenfigur etwas medialer als der Pfannenrand liegt, wird nicht exakt anatomisch der Pfannenneigungswinkel gemessen. Auch hier bestehen altersabhängige Normwerte. Zum Zeitpunkt der Nachuntersuchung musste bei 9 Hüften ein leicht pathologischer Wert gemessen werden, die restlichen Hüften wiesen Werte mit Winkelgraden kleiner als die oberen altersentsprechenden Grenzwerte auf. Von den 9 Hüftgelenken mit leicht pathologischen Pfannenöffnungswinkeln nach Ullmann und Scharp lag in 6 Fällen der CE-Winkel nach Wiberg im Normbereich. Einmal wurde zusätzlich ein leicht pathologischer und zweimal ein schwer pathologischer CE-Winkel gemessen.

Radiologisch wurde bei allen vorhandenen Röntgenbildern der Zentrumeckenwinkel nach Wiberg beurteilt. Durch die Operation wurde eine durchschnittliche Verbesserung von 26,1° erreicht. Der Wert wurde von einem präoperativen Wert von durchschnittlich 5,3° auf postoperative Werte von durchschnittlich 31,4° gebracht. Hierbei erreichte der Mittelwert deutlich den Normbereich und während des restlichen Beobachtungszeitraumes fast keine Veränderung mehr. Zum Zeitpunkt der Materialentfernung wird ein Durchschnittswert von 32,0° gemessen und bis zum Zeitpunkt der Nachuntersuchung kommt es zu einer weiteren Verbesserung im Beobachtungskollektiv auf 35,3°. Präoperativ konnten CE-Winkel zwischen –16 und +32° ausgemessen werden, normale Werte stellten sich bei 3 Hüftgelenken dar. 6 Hüftgelenke waren nach der Normwerttabelle für den CE-Winkel nach Wiberg leicht pathologisch. Bei diesen Gelenken lag ausnahmslos der AC-Winkel im schwer dysplastischen Bereich. Die restlichen 116 Hüftgelenke lagen mit ihren CE-Winkeln im schwer und extrem pathologischen Bereich. Postoperativ zeigten nur 2 Hüftgelenke grenzwertig leicht pathologische CE-Winkel, die restlichen stellten sich im Normbereich dar. Gravierende Veränderungen zum Zeitpunkt der Materialentfernung traten nicht auf.

Am präoperativen, postoperativen und am Bild der Nachuntersuchung wurde der Reimersindex, der die prozentuale Tiefeneinstellung des Hüftkopfes angibt, bestimmt. Die Tiefeneinstellung ist für die Entwicklung des Hüftgelenkes im Kindes- und Jugendalter von großer Bedeutung. Als normal wird ein Reimersindex bis 4 Jahren von 0% und von 4–16 Jahren weniger als 10% angenommen, als Subluxation Werte zwischen 33–99% gewertet und als Luxation Werte über 100%. (Reimersindex: Es wird ein Quotient aus dem Abstand von der seitlichen Hüftkopfbegrenzung zur Ombredanne-Perkins-Linie (Strecke A) und dem horizontalen Durchmesser des Hüftkopfes (Strecke B) bestimmt). Der Quotient A : B wird mit 100 multipliziert, so dass eine prozentuale Beurteilung der Tiefeneinstellung des Hüftkopfes gemacht werden kann. So lässt sich der nicht überdachte Anteil des Hüftkopfes in Prozent ablesen. Durch seinen klar definierten Messpunkt ist der Wert einfach zu bestimmen und in der Klinik schnell zu ermitteln. Durch den Wert wird der nicht überdachte Anteil des Hüftkopfes in Prozent erfasst. Der Wert konnte von präoperativ 38,7% auf postoperativ 1,9% verbessert werden. Zum Zeitpunkt der Nachuntersuchung lag weiterhin eine deutlich bessere Tiefeneinstellung des Hüftkopfes als präoperativ vor, so dass ein Reimersindex von 9,9% bestimmt werden konnte.

Operationsbedingte Hüftkopfnekrosen konnten nicht beobachtet werden. Hüftkopfkerne, die zum Zeitpunkt der Operation wenig entwickelt waren, hatten diesen Rückstand bis zum Zeitpunkt der Materialentfernung teilweise und bis zur Nachuntersuchung komplett aufgeholt. Eine Inkongruenz konnte auf keinem Röntgenbild der Nachuntersuchung gesehen werden. Bei einem Patienten war präoperativ eine Arthrotomie und Spüldrainage zur Gelenkentlastung bei Hüftkopfosteomyelitis durchgeführt worden. Dieser Patient zeigte am Tag der Nachuntersuchung eine Coxa magna.

In den Bildern der Nachuntersuchung zeigte sich überwiegend am Pfannenerker im Bereich der Osteotomie ein Knochensporn, er war bei 107 (85,6%) der operierten Hüftgelenke ersichtlich und in 2 Fällen zusätzlich im Bereich der Spina iliaca anterior superior auszumachen. Beschwerden verursachte er weder auf Druck von außen noch schien er die Beweglichkeit zu beeinflussen. Die Knochenspornhöhe lag zwischen 0,5 und 3,2 cm, in der Tiefe breitete er sich zwischen 0,2 und 3,1 cm aus. Bei den 107 Hüftgelenken mit Knochensporn lag im Durchschnitt die Knochenspornhöhe bei 1,8 cm und die Knochensporntiefe bei 1,1 cm.

Die Keilgröße konnte der Operateur durch die Benutzung desinfizierter allogener Knochenkeile frei wählen. Im Durchschnitt hatten die Keile eine Höhe von 1,4 cm und Keiltiefe von 2,5 cm. Bei größeren Kindern wurden Keile mit einer Höhe von bis zu 2,1 cm und einer Tiefe bis zu 4 cm benutzt. Bei der Verwendung der entnommenen Keile nach Umstellungsosteotomie oder bei Verwendung von autogenen kortikospongiösen Blöcken aus dem Beckenkamm wären nur begrenzte Mengen und Größen von Knochentransplantaten vorhanden gewesen. Im Röntgenbild der Nachuntersuchung waren noch 11 der 125 Knochentransplantate teilweise ersichtlich, die übrigen 114 waren nicht mehr erkennbar.

Komplikationen

In einigen Fällen waren im postoperativen Verlauf leichte Schwellungen der Labien dokumentiert worden. Erneute Eingriffe wegen tiefer Infektio-

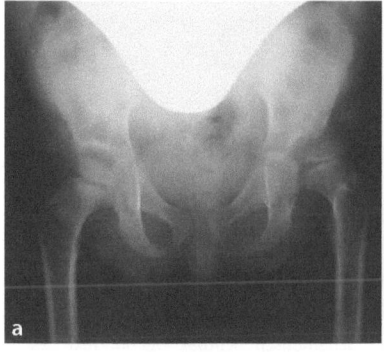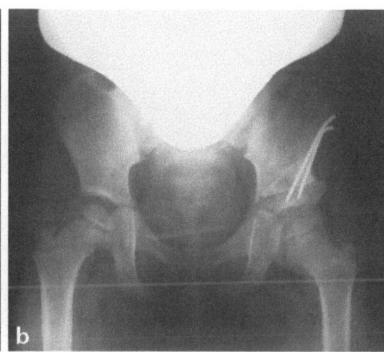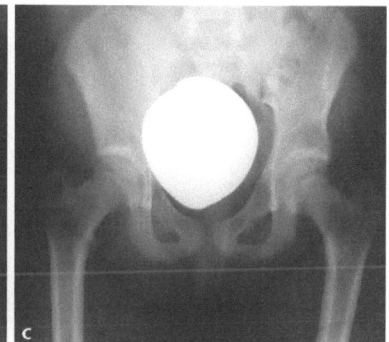

Abb. 6. a Präoperatives Röntgenbild mit Lateralisation des dezentrierten linken Hüftkopfes. **b** Postoperatives Bild mit festeingebolztem Fremdknochenkeil, welcher mit 2 Kirschnerdrähten gesichert ist. **c** Röntgenbild am Tag der Nachuntersuchung mit physiologischer Hüftkopfüberdachung und vollständig eingebautem Knochenkeil.

nen oder revisionspflichtiger Hämatome waren in keinem Fall erforderlich. Nach der ersten Operation musste in 3 Fällen bei einer Sinterung der Knochenkeile ein Reeingriff erfolgen. Weitere Komplikationen wurden nicht beobachtet.

Diskussion

Die Reorientierung mittels Azetabuloplastik ermöglicht eine weitgehend physiologische und anatomische Rekonstruktion der Hüftpfanne bis zum Alter von etwa 8–10 Jahren. In erster Linie sollen daher die radiologischen und in zweiter Linie die klinischen Parameter kontrolliert werden. Anhand der radiologischen Messwerte zeigt sich bei den untersuchten Patienten ein insgesamt sehr gutes Ergebnis. Der CE-Winkel nach Wiberg wird von Engelhardt (1988) 50 Jahre nach seiner Erstbeschreibung als Prognosegröße 1. Ranges angegeben und in seiner Wichtigkeit bestätigt. Nach Engelhardt sind auch weitere Formfaktoren des Hüftgelenkes für die Prognosestellung heranziehbar, in ihrer Wertigkeit jedoch hinter der des CE-Winkels zurückstehend, so dass diesem Winkel für den weiteren Verlauf der Hüftpfannenentwicklung eine große Bedeutung zukommt. Ein weiterer Vorteil des CE-Winkels ist die einfache Möglichkeit der Bestimmung.

Die Betrachtung der CE-Winkel der hier vorgestellten Nachuntersuchung gibt in den 92,8% der operierten Hüftgelenke keinen Hinweis auf ein pathologisches Ergebnis, in weiteren 4,8% konnten nur leicht pathologische Werte gemessen werden. Insgesamt lagen somit 97,6% im normalen oder leicht pathologischen Bereich. Auch unmittelbar postoperativ lagen 98,4% der

Hüften im nicht pathologischen Bereich. Nur 1 Fall (1,6%) lag im leicht pathologischen Bereich. Ein Rückgang der Ergebnisse im Vergleich zu den Röntgenbefunden während der Nachuntersuchung ist nur in sehr geringem Maß zu beobachten, so dass ein Sistieren des Pfannenwachstums nicht eingetreten ist. Dieses wurde in den letzten Jahren von einigen Autoren vermehrt beschrieben. Heine und Felske-Adler (1985) konnten im Verlauf ihrer Beobachtung 10,2 Jahre nach Salter Beckenosteotomie – in der Mehrzahl der Fälle mit einer Derotations-Varisationsosteotomie verbunden – eine erhebliche Verschlechterung der operativ erzeugten CE-Winkelwerte feststellen. In ihrer retrospektiven Studie wiesen 3,6 Jahre postoperativ 41,8% der Hüftgelenke und 10,2 Jahre postoperativ nur noch 19,5% der Hüften normale CE-Winkelwerte auf. Da der mit zunehmendem Alter steigende Wert des CE-Winkels stagniert, nahmen sie eine Schädigung der Pfannendachapophyse praeoperativ oder postoperativ an. Auch Weber und Mitarbeiter berichteten 1998 über ähnliche Beobachtungen; sie beobachteten 71 Hüftgelenke über einen durchschnittlichen Zeitraum von 11 Jahren. Hier lagen 3 Jahre postoperativ 65% der CE-Winkel im Normbereich, 8 Jahre postoperativ konnten nur noch 33% der CE-Winkel im Normbereich festgestellt werden und in 51% der Fälle lagen diese sogar im extrem pathologischen Bereich. In der Arbeit wurden nach Lance modifizierte Azetabuloplastiken, wiederum regelmäßig mit Derotationsvarisationsosteotomie kombiniert, durchgeführt. Sie begründeten dies mit einer intraoperativen Schädigung der für den pubertären Wachstumsschub wesentlichen Ossa acetabuli im Pfannenbereich. In ihrer Arbeit ziehen sie die Schlussfolgerung, dass es

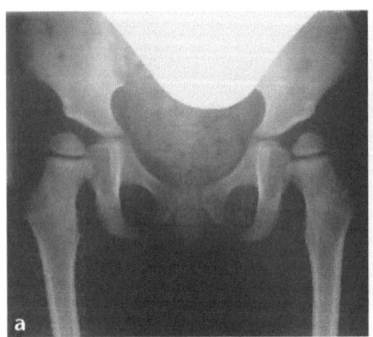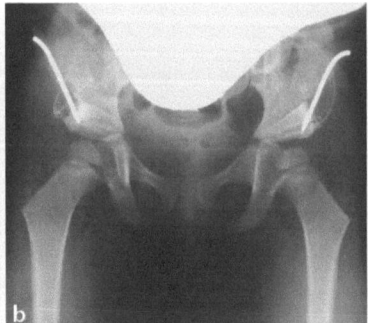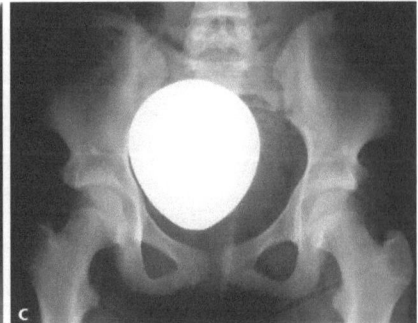

Abb. 7. a Präoperatives Bild mit bds. ausgeprägter Hüftdysplasie. **b** Postoperatives Bild mit bds. heruntergebogenem Pfannendach, eingebautem Fremdknochenkeil und Sicherung mit jeweils 1 Kirschnerdraht. **c** Bild am Tag der Nachuntersuchung, die Knochenkeile sind noch schematisch sichtbar. Der im Text beschriebene Knochensporn stellt sich am lateralen Pfannendach dar. Die Hüftpfannen sind bds. normalisiert.

durch die Azetabuloplastik nach Lance intraoperativ zu einer Schädigung der für den pubertären Wachstumsschub wesentlichen Ossa acetabuli im Pfannendachbereich zu kommen scheint. Der postoperative Korrektureffekt war in den beiden o.g. Studien geringer als der im hier nachuntersuchten Patientenkollektiv. Bei Weber und Mitarbeitern wurde 6 Monate nach Operation ein CE-Winkel von 24° beschrieben, Heine und Felske-Adler erreichten einen Korrektureffekt auf lediglich 16,6° postoperativ. In dem eigenen Patientenkollektiv zeigte sich sogar ohne zusätzliche Umstellungsosteotomie eine umfangreichere Verbesserung des CE-Winkels mit einem durchschnittlichen CE-Winkel von 31,4° postoperativ.

In unserer Studie wird gezeigt, dass durch adäquate Osteotomietechnik mit Benutzen von allogenen hitzebehandelten Knochenkeilen eine gute Zentrierung der Hüftköpfe ohne Derotationsvarisierungsosteotomie möglich ist. Die Ergebnisse machen deutlich, dass bei fast allen behandelten Hüftgelenken das zu erwartende Pfannendachwachstum in lateraler Richtung stattgefunden hat.

Neben der lateralen Überdachung des Hüftkopfes stellt sich in der Orthopädischen Klinik am Klinikum Dortmund immer wieder die Wichtigkeit der vorderen Überdachung dar. Die Überdachung des Hüftgelenkes nach ventral ist bei der Hüftdysplasie meist ebenso mangelhaft wie nach lateral. Hier fand Suzuki 1995 kernspintomographisch bei Kindern mit einseitiger Hüftdysplasie nicht nur eine Malrotation des Azetabulums, sondern auch eine vermehrte Drehung des gesamten Beckenflügels nach medial, entsprechend einer vermehrten Rotation des gesamten Azetabulums und eine vermehrte Drehachse nach vorne innen mit nachlassender Überdachung des Hüftkopfes im ventralen Abschnitt.

Nur anhand des Gesamtbildes der radiologischen und klinischen Ergebnisse ist es möglich, eine einigermaßen zuverlässige Aussage über die Langzeitprognose zu machen. Die klinische Nachuntersuchung zeigte, dass die Patienten die Schmerzfreiheit als den primär wichtigsten Heilungsgewinn einstufen. Bei einem Beobachtungszeitraum von 8 und 9 Jahren nach der Operation und einem Durchschnittsalter von 12,0 Jahren war davon auszugehen, dass den klinischen Parametern eine geringe Relevanz zuzuordnen war. Massive Bewegungseinschränkungen stellen sich erst mit einer Arthrose ein. Diese war bei dem untersuchten Patientengut weder vorhanden noch zu erwarten.

Bei der klinischen Nachuntersuchung waren 8,8% der Hüftgelenke schmerzhaft. Von den 10 Patienten (11 Hüftgelenke) mit belastungsabhängigen Schmerzen war die Hälfte der Patienten voroperiert. Die nicht voroperierten Patienten beklagten nur sehr vereinzelt nach langen Belastungen Schmerzen. Das erstmalige Schmerzereignis lag maximal 1 Jahr zurück und es war maximal ein Schmerzereignis in 2 Monaten aufgetreten. Die beiden Patienten mit durch die Schmerzen eingeschränkter Gehstrecke waren in beiden Fällen mehrmalig in den Hüftgelenken voroperiert und waren wegen zuvor fehlgeschlagener Therapie an unsere Klinik überwiesen worden.

Hervorzuheben ist die Tatsache, dass der Anteil an positiven Trendelenburgschen Zeichen mit 8,8% im Vergleich zu anderen Studien relativ niedrig lag. Maximal war ein positives Trendelenburg-Phänomen Grad II ersichtlich, was bei 2 Patienten vorkam. Diese beiden Fälle entsprechen den beiden Patienten mit schmerzbedingt eingeschränkter Gehstrecke, sie waren

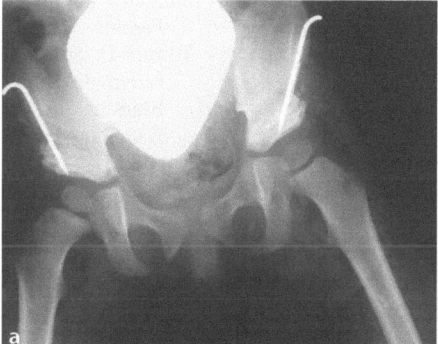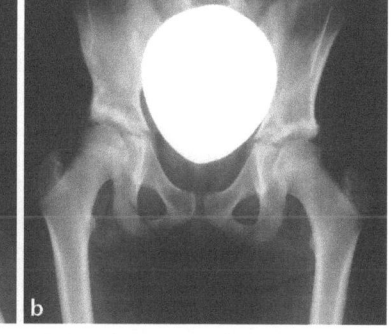

Abb. 8. a 6 Wochen postoperativ hat sich eine Sinterung der Knochenkeile mit Korrekturverlust gezeigt. **b** Auf beiden Seiten unbefriedigendes Ausheilungsergebnis mit CE-Winkel im leicht pathologischen Bereich. Die Patientin ist beschwerdefrei.

mehrmals voroperiert. In anderen Studien wird über ein positives Trendelenburgsches Zeichen in 20–42% der Fälle berichtet, wobei hier größtenteils neben den pfannenverbessernden Eingriffen gleichzeitig intertrochantäre Umstellungsosteotomien mit durchgeführt wurden. Anders berichtet über Nachuntersuchungsergebnisse nach Variations-Derotationsosteotomien bei Hüftdysplasie, die in 63% ein auffälliges Gangbild zeigten, worunter die Patienten und Patientinnen erheblich litten. Aus dieser Arbeit und unserer eigenen ergibt sich die Schlussfolgerung, dass ein Eingriff am Pfannendach selbst besser und gefahrloser ist, als das dysplastische Pfannendach mit einer intertrochantären Umstellungsosteotomie beeinflussen zu wollen. Eine weitere Möglichkeit der Ursache für ein Trendelenburgsches Hinken ist die Schädigung der Glutealmuskulatur bei der Salterosteotomie. Bei dieser Operation muss zur Gewinnung des kindlichen Beckenkammes (autogene Knochentransplantate vom Kind selbst) als Interponat für den Knochendefekt, der durch das Herunterbiegen der Pfanne in der Osteotomie entsteht, der Ursprung der Glutealmuskulatur abgelöst werden. Diese Muskelursprünge können auch nach Entnahme des Beckenkammes nicht wieder am anatomischen Ort zuverlässig refixiert werden. Zudem sind bei der Knochenentnahme Schädigungen an der Wachstumsapophyse möglich. Einen weiteren Nachteil der Salter-Beckenosteotomie sehen Loder und Mitarbeiter durch die Verdrehung im Symphysenbereich darin, dass es zu einer Veränderung des Geburtskanales kommen kann. Abschließend bleibt die Bedeutung der allogenen Knochentransplantate zu besprechen. Als gesichert gilt, dass eine Beeinflussung der mechanischen Festigkeit durch die Tiefkühlung nicht zu befürchten ist. Aufgrund tierexperimenteller Untersuchungen wurde eine starke Abnahme der Stabilität durch Autoklavierung nachgewiesen. So stellten sich in Kompressionsversuchen Stabilitätsverluste von 50–90% dar. Bei den wärmeinkubierten Knochen, die lediglich bis 80° Hitze im Marburger Knochenbanksystem behandelt werden, liegen diese Stabilitätsverluste deutlich niedriger. In der klinischen Anwendung, bei kindlichen Azetabuloplastiken in der modifizierten Dortmunder Technik zeigt sich kein negativer Einfluss der biomechanischen Minderwertigkeit des hitzebehandelten Knochentransplantates. Hier scheint die mechanische Festigkeit den Erfordernissen zu entsprechen. Die Fremdknochentransplantate haben durch die Hitzebehandlung, welche zusätzlich zu den üblichen klinischen und Labor-Auswahlverfahren durchgeführt wird, ein hohes Maß an Sicherheit. Sie stehen in der notwendigen Menge zur Verfügung, lassen sich beliebig zurichten, heilen problemlos ein und werden im kindlichen Beckenknochen gut ein- und durch schleichenden Ersatz in körpereigenen Knochen umgebaut. Insgesamt ist die Komplikationsrate sehr gering, so dass das beschriebene Operationsverfahren als ein sehr zuverlässiges, wirksames Verfahren in geübten Händen empfohlen werden kann.

Literatur

Albee FH (1915) The bone graft wedge. NY Med 52:433–441. Am J Med Sci 149:313–325

Chiari K (1955) Ergebnisse mit der Beckenosteotomie als Pfannendachplastik. Z Orthop 87:14–26

Dega W (1973) Entwicklung und klinische Bedeutung der dysplastischen Hüftgelenkpfanne. Orthop 2:202–218

Engelhardt P (1988) Die Bedeutung des Zentrumbeckenwinkels zur Prognose der Dysplasiehüfte 50 Jahre nach Erstbeschreibung durch G Wiberg. Orthopädie 17:463–467

Heine J, Felske-Adler C (1985) Ergebnisse der Behandlung der kongenitalen Hüftluxation durch offene Reposition und Beckenosteotomie nach Salter. Z Orthop 123:273–277

König F (1891) Bildung einer knöchernen Hemmung für den Gelenkkopf bei der kongenitalen Luxation. Zentralblatt Chir 17:146–147

Lance PM (1925) Constitution d'une butee osteoplastique dans les luxation et subluxation congenitales de la hanche. Press Med 33:945–948

Pemberton P (1965) Pericapsular osteotomy of the ilium for treatment of congenital subluxation and dislocation of the hip. J Bone Joint Surg 47-A:65–86

Salter R (1961) Innominate osteotomy in the treatment of congenital dislocation and subluxation of the hip. J Bone Joint Surg 43-B:518–539

Suzuki S (1995) Tomography in dysplasie of the hip. J Pediatr Orthop 15:812–816

Tönnis D, Sprafke K (1977) Neue Ergebnisse der weiterentwickelten Azetabuloplastik nach Lance in Verbindung mit der Derotationsvarisierungsosteotomie. Z Orthop 115:743–752

Tönnis D (1984) Die angeborene Hüftdysplasie und Hüftluxation im Kindes- und Erwachsenenalter. Springer Verlag, Heidelberg

Weber M, Wirtz D, Jaeschke C, Niethard FU (1998) Wachstumsstörungen des Hüftpfannendaches nach Acetabuloplastik bei angeborener Hüftdysplasie. Z Orthop 136:525–533

Wiberg G (1953) Shelf operation in congenital dysplasie of the acetabulum and in subluxation and dislocation of the hip

Femurkopfnekrose

KAPITEL 4

Femurkopfnekrose – Ätiologie, Diagnostik und Therapie

M. Tingart, H. Bäthis, C. Lüring, L. Perlick, J. Grifka

Einleitung

Die atraumatische Nekrose des Femurkopfes (FKN) ist eine lokal destruierende Erkrankung, die vorrangig Patienten zwischen dem 30. und 50. Lebensjahr betrifft. Insbesondere für Patienten dieser Altersgruppe bedeuten die klinischen Beschwerden und therapeutischen Konsequenzen der FKN eine entscheidende Reduktion ihrer Lebensqualität mit einschneidenden Veränderungen für ihre weitere berufliche und private Lebensführung [27]. In bis zu 70% der Fälle tritt die FKN hierbei beidseits auf [21]. Unbehandelt führt sie in über 85% der Fälle innerhalb von 2 bis 3 Jahren zum Einbruch des Femurkopfes mit schweren sekundären Gelenkveränderungen, die oft einen frühzeitigen endoprothetischen Gelenkersatz erforderlich machen [9].

Ätiologie und Pathophysiologie der atraumatischen Femurkopfnekrose

Die Ätiologie der FKN ist multifaktoriell, allerdings scheint den meisten epidemiologischen Risikofaktoren gemeinsam, dass sie eine lokale Minderperfusion des Femurkopfes induzieren, die für die Ausbildung der Nekrose verantwortlich zeichnet.

Zur Ausbildung einer *traumatischen* FKN kann es nach Hüftluxation bzw. dislozierten Schenkelhalsfrakturen kommen. Das Risiko für die Ausbildung einer traumatischen FKN ist abhängig vom Frakturtyp bzw. der Zeit bis zur Reposition. Es wird mit 15 bis 50% angegeben [21, 48].

Im Gegensatz zur traumatischen FKN ist die Ätiopathogenese der *atraumatischen* FKN noch weitgehend ungeklärt.

In Epidemiologischen Studien konnte eine erhöhte Inzidenz der atraumatischen FKN bei Patienten mit renalen Erkrankungen, Alkoholabusus und Kortikosteroideinnahme nachgewiesen werden. Nach heutigem Wissensstand ist die atraumatische FKN in über 90% mit diesen Faktoren assoziiert [8, 18, 30]. Die zugrundeliegenden Pathomechanismen sind allerdings bisher nur in Ansätzen bekannt [29, 31]. Als weitere Ursachen der atraumatischen FKN werden arterielle Gefäßdefekte [7, 39], Mikrothrombosen [22], Fettembolien [22], venöse Verschlüsse [36] und Koagulopathien diskutiert [12, 13].

Verschiedene Studien analysieren die reparativen Prozesse, die nach dem initialen ischämischen Ereignis induziert werden. Erste histologische Zeichen im Ischämiebereich sind fibrotisch-nekrotische Foci mit Einblutungen. In der Folge wird ein verstärkter Untergang von hämatopoetischen Zellen und Adipozyten beobachtet mit einer begleitenden histiozytären Phagozytose.

In seltenen Fällen (unter 1% aller FKN) kann es bei kleinen Nekroseerealen (unter 15% des Kopfvolumens) zu einer spontanen Ausheilung kommen [37].

Bei ausgedehnten Osteonekrosen des Femurkopfes bildet sich typischerweise eine konisch geformte avaskuläre Zone mit atypisch angeordneten Trabekulae und begleitender Fettzellenfiltration aus. Der Randbereich dieser zentralen Sequester ist durch eine erhöhte Gefäßdichte und reaktive Hyperämie gekennzeichnet. Begleitend wird in dieser Übergangszone ein erhöhter Knochenstoffwechsel mit Ausbildung neuer Trabekulae beobachtet. Im Röntgenbild imponieren diese neuformierten trabekulären Knochen durch eine erhöhte Knochendichte. Ausgehend von vitalem Knochengewebe in der Randzone wachsen neue Gefäße in den avaskulären zentralen Bereich ein. Es wird vermutet, dass diese Gefäßneubildung durch die Entzündungsreaktion im Nekrosebereich induziert wird, wobei die zugrundeliegenden Regulationsmechanismen bisher nicht identifiziert werden konnten [45].

In der nächsten Phase wird oft eine unkontrollierte und überschießende Ausbildung vom fibrotischen Narbengewebe gesehen, die die weitere Revaskularisierung und adäquate Neubildung von trabekulärem Knochen in der Nekrosezone verhindert. Letztlich wird durch die verminderte mechanische Stabilität des nekrotischen Knochens das Risiko trabekulärer Mikrofrakturen unter zyklischer Stresseinwirkung erhöht. Die Folge ist ein Kollaps des subchondralen Knochens mit kartilaginärer Desintegration und einem Konturverlust des Femurkopfes. Bedingt durch den Konturverlust des Femurkopfes wird eine rasch progrediente Zerstörung des Hüftgelenkes mit Ausbildung einer sekundären Arthrose beobachtet [19, 44].

Abbildung 1 zeigt eine vereinheitlichte schematische Darstellung der Ätiologie und Pathophysiologie der Osteonekrose des Femurkopfes.

Eine bundesweite Umfrage mittels standardisierten Fragebogens, die von unserer Abteilung an insgesamt 219 orthopädischen Kliniken in Deutschland durchgeführt wurde, ergab bzgl. der Häufigkeit und Ätiologie der atraumatischen FKN folgendes Ergebnis:

In 17% der Fälle wurde die FKN auf eine Steroideinnahme zurückgeführt. Bei 28% der FKN lag ein chronischer Alkoholabusus zugrunde und in 5% wurde eine Hyperlipoproteinämie bzw. eine Chemo-/Immunsuppressive Therapie als ursächlich angesehen. Dem weitaus größten Teil der atraumatischen FKN (43%) konnte kein eindeutiges ätiologisches Korrelat zugeordnet werden. Sie wurden als „idiopathische" FKN eingestuft [47].

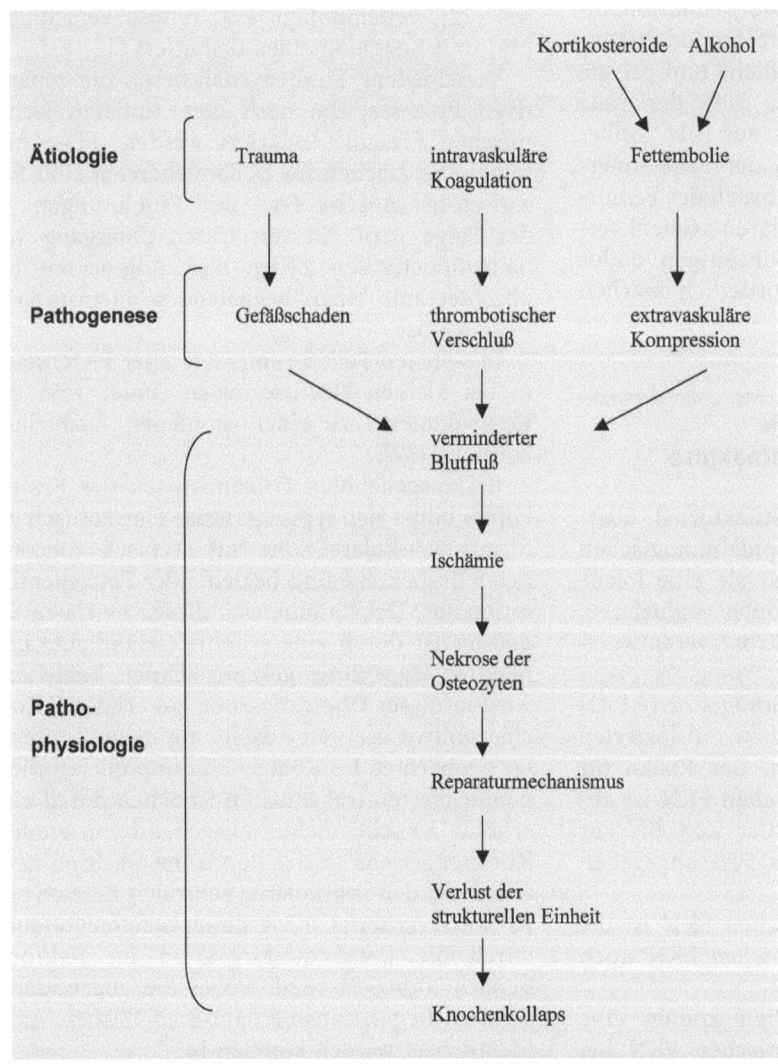

Abb. 1. Schematische Darstellung der verschiedenen Hypothesen zur Ätiologie und Pathophysiologie der Osteonekrose des Femurkopfes. Modifiziert nach Lieberman et al. 2002 [27].

Diagnostik
der atraumatischen Femurkopfnekrose

Die Röntgendiagnostik stellt nach wie vor die Standarduntersuchung zur bilddiagnostischen Abklärung einer FKN dar [24]. Es werden hierzu Bilder in anterior-posteriorem Strahlengang sowie in einer zweiten Ebene (z.B. Lauenstein) empfohlen (Abb. 2).

Durch die Röntgenuntersuchung können bereits eine Vielzahl von Differenzialdiagnosen der atraumatischen FKN ausgeschlossen werden. Allerdings führt die FKN selbst erst im Stadium III zu spezifischen Veränderungen im Röntgenbild in Form des so genannten Sichelzeichens (Crescent sign). Es imponiert als subchondrale Aufhellungslinie, die auf eine subchondrale Fraktur und eine hieraus resultierende Knochenresorption zurückzuführen ist [10].

Hingegen sind im Stadium II der FKN auf dem Nativröntgenbild allenfalls unspezifische Veränderungen erkennbar [10, 24].

Die Kernspintomographie hat sich in den letzten Jahren zunehmend zur Frühdiagnostik der FKN etabliert. Kernspintomographisch lässt sich bereits im Stadium I / II der FKN eine subchondrale nekrotische Läsion mit den typischen Veränderungen eines Knochenmarködems nachweisen [40] (Abb. 3).

Die Bedeutung des Nativröntgens in Verbindung mit der Kernspintomographie spiegelt sich auch in den Ergebnissen der bereits oben zitierten bundesweiten Umfrage wider. 100% der Kliniken führen bei Verdacht auf eine FKN eine Standardröntgenuntersuchung in zwei Ebenen durch und 78% der orthopädischen Abteilungen ergänzen das Nativröntgen durch eine weiter-

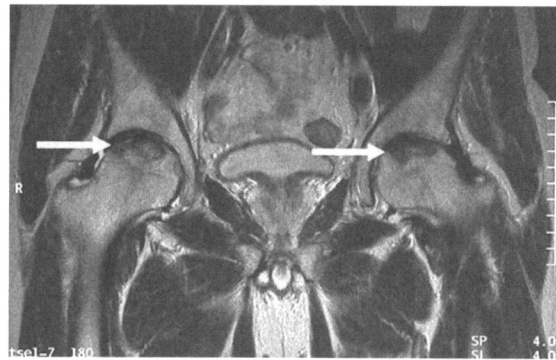

Abb. 3. Die Kernspintomographie desselben Patienten zeigt ausgeprägte scharf begrenzte nekrotische Areale in beiden Femurköpfen.

führende bildgebende Diagnostik mittels Kernspintomographie. In 7% der Abteilungen wird darüber hinaus eine Skelettszintigraphie durchgeführt, 8% der orthopädischen Abteilungen führen darüber hinaus eine Computertomographie durch.

Klassifikation der Femurkopfnekrose

Die Klassifikation der atraumatischen FKN kann sowohl nach der Einteilung von Ficat und Arlet [10] als auch nach der ARCO-Klassifikation erfolgen (Tabelle 1). Unter den befragten orthopädischen Abteilungen verwenden 73% die Klassifikation nach Ficat und Arlet, wohingegen 20% vorwiegend die ARCO-Einstufung benutzen. Hierbei sind eine Vielzahl der atraumatischen FKN zum Zeitpunkt der Erstdiagnose als deutlich fortgeschritten zu bewerten. Insgesamt werden 62% der atraumatischen FKN vergleichsweise spät im Stadium III und IV erstdiagnostiziert. Wohingegen nur 38% bereits im Stadium I oder II erkannt werden.

Tabelle 1. Klassifikation nach Ficat und Arlet (Ficat 1985)

I	Leistenschmerz, geringe Bewegungseinschränkung, Röntgen o. B., ggf. Erguss im Ultraschall
II	Unspezifische Röntgenveränderungen: Sklerosierung, Zystenbildung im Femurkopf
III	Crescent Zeichen, Sequestrierung des Knorpels
IV	Subchondrale Fraktur, Zusammenbruch des Femurkopfes

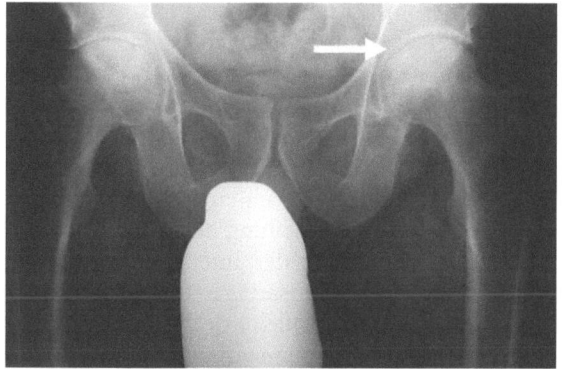

Abb. 2. Röntgen, Hüftübersicht eines 51-jährigen männlichen Patienten mit beginnendem Konturverlust des linken Femurkopfes.

Konservative und operative Therapie der atraumatischen Femurkopfnekrose

Die konservative Therapie der FKN wird in der Literatur kontrovers diskutiert [17]. Ein therapeutischer Nutzen konnte bisher in prospektiv randomisierten Studien nicht nachgewiesen werden. Hingegen wurde in verschiedenen Arbeiten über negative Ergebnisse nach konservativer Therapie berichtet, gekennzeichnet durch eine Progredienz der FKN, die sich vom natürlichen Verlauf nicht signifikant unterscheidet [34].

Mont et al. verglichen in einer Metaanalyse die Ergebnisse nach Femurkopfanbohrung (n = 1206) mit denen nach konservativer Therapie mittels Entlastung (n = 819) [32]. In dieser Arbeit zeigten 78% der konservativ therapierten Hüften nach durchschnittlich 34 Monaten eine Zunahme der klinischen Beschwerdesymptomatik. Bei 74% bestand zusätzlich eine radiologische Progression der FKN. Koo et al. kamen in einer prospektiv randomisierten Studie zu einem vergleichbaren Ergebnis [23]. 78% der konservativ therapierten Patienten erlitten innerhalb von 24 Monaten einen Kollaps des Femurkopfes.

Der therapeutische Nutzen der Magnetfeldtherapie in der Behandlung der FKN ist bis heute nicht bewiesen [17]. In zwei Arbeiten mit prospektivem bzw. retrospektivem Studiendesign wird über vielversprechende Ergebnisse nach Einsatz der Magnetfeldtherapie bei der FKN berichtet [1, 5]. Die Autoren beschreiben eine Besserung der klinischen Beschwerdesymptomatik in 64% der Fälle und einen Stillstand der FKN-Progression im Röntgenbild bei 84% der Patienten (Follow-up 3 bzw. 4 Jahre). Kritisch anzumerken ist, dass in beiden Studien keine entsprechenden MRT-Verlaufsuntersuchungen durchgeführt wurden, sondern als einziges bildgebendes Verfahren ein Nativröntgen in 2 Ebenen erfolgte.

Zu den Ergebnissen nach Stoßwellenbehandlung bei der FKN findet sich in der Literatur nur eine Studie mit prospektivem Design [28]. Die Autoren berichten über positive Ergebnisse nach Stoßwellentherapie von FKNs im Stadium I bis III (Follow-up 12 Monate). 66% der Patienten erfuhren eine Besserung der Schmerzsymptomatik unter der Stoßwellentherapie. In der MRT-Verlaufsuntersuchung wurde bei 72% der Patienten ein Stillstand bzw. eine Rückbildung

der pathologischen Veränderungen beobachtet. Leider erfolgte in dieser Studie keine Zuordnung zwischen dem Therapieergebnis und dem initialen Stadium der FKN.

Die Anwendung der hyperbaren Oxygenation sowie medikamentöse Therapieansätze mittels peripherer Vasodilatatoren oder Kalziumantagonisten stellen weitere konservative Therapieversuche der FKN dar. Zu ihrem potentiellen therapeutischen Nutzen existieren unseres Wissens jedoch bisher keine wissenschaftlichen Arbeiten, vielmehr beschränkt sich die Literatur auf klinische Erfahrungsberichte [2–4, 17]. Um die Revaskularisierung zu beeinflussen stehen neuerdings Prostaglandinanaloga wie Ilomedin® (Schering) zur Verfügung. Der Wirkstoff von Ilomedin (Iloprost) ist ein Prostaglandinanalogon, welches in der Vergangenheit bereits in der Behandlung der peripheren arteriellen Verschlusskrankheit, des Raynaud-Syndroms und der pulmonalen Hypertonie Anwendung fand. Aigner et al. [4] berichten über ihre Ergebnisse nach Ilomedin-Therapie des Knochenmarködems des Talus bei 6 Patienten. Diese Patienten erhielten jeweils 50 µg Iloprost über 6 Stunden an 5 aufeinander folgenden Tagen. Alle Patienten waren 3 und 6 Monate nach der Iloprost-Behandlung klinisch beschwerdefrei und zeigten darüber hinaus in der Kontroll-Kernspintomographie nach 3 Monaten eine komplette Remission des Knochenmarködems. Aigner et al. berichten in dieser Arbeit weiter, dass sie mittlerweile 350 Patienten mit einem Knochenmarködem bzw. einer Osteonekrose an verschiedenen Stellen u.a. auch am Femurkopf mit Iloprost erfolgreich behandelt hätten; eine entsprechende Veröffentlichung der Ergebnisse steht jedoch bis zum gegenwärtigen Zeitpunkt noch aus [4].

In diesem Zusammenhang muss allerdings diskutiert werden, ob es sich bei diesem so genannten Knochenmarködem des Femurkopfes ggf. um eine transiente Osteoporose gehandelt haben könnte. Diese wird von verschiedenen Autoren als reversible Sonderform der FKN angesehen, die meistens einen selbstlimitierenden Verlauf mit Spontanheilung zeigt [15–17].

Die Ergebnisse in der internationalen Literatur stehen im Gegensatz zu unseren Umfrageergebnissen hinsichtlich der in Deutschland praktizierten Therapiemaßnahmen. Laut unserer Umfrage betrachten 33% der Kliniken die konservative Therapie mittels Entlastung, Magnetfeld oder Stoßwelle bei der FKN im Stadium I oder II als adäquate Therapiemaßnahmen. Für diese Behandlungsstrategien besteht insbesondere auch unter den Gesichtspunkten einer Evidenz-basierten Medizin keine entsprechend fundierte wissenschaftliche Grundlage.

In zahlreichen prospektiven und retrospektiven Arbeiten wird über die Ergebnisse nach Femurkopfanbohrung zur Dekompression berichtet [10, 33, 38, 42, 43]. In Studien mit mittleren bzw. hohen Fallzahlen von 62 bis 300 Patienten und einer mittleren Nachuntersuchungszeit von 3,3 bis 15 Jahren wird – in Abhängigkeit des FKN-Stadiums zum Zeitpunkt der Anbohrung – für das Stadium I eine Erfolgsrate von 84 bis 100%, für das Stadium II von 47 bis 84% und für das Stadium III von 0 bis 23% beschrieben. Diese Ergebnisse sind in Übereinstimmung mit weiteren Originalarbeiten mit kleinen bis mittleren Fallzahlen [6, 25, 26] sowie mit Übersichtsarbeiten [41].

Bei der von uns durchgeführten Umfrage sahen 79% der Kliniken, die eine operative Therapie favorisieren, die Dekompressionsbohrung als Verfahren der Wahl bei der FKN im Stadium I und II an (Abb. 4). Diese Einschätzung steht in Übereinstimmung mit der Literatur. In den zuvor aufgeführten Arbeiten wird für das Stadium I und II über gute Ergebnisse nach Anbohrung berichtet, wohingegen die Ergebnisse im Stadium III allenfalls befriedigend und oft sogar schlecht waren. Hierbei favorisieren einige Autoren die Anbohrung mit nachfolgender Spongiosaplastik im Stadium I und II. Steinberg et al. berichten über eine Erfolgsrate von 72% (Stadium I) bzw. 66% (Stadium II) [46]. Grifka et al. erzielten nach Anbohrung einschließlich Spongiosaumkehrplastik in 73% der Fälle (Stadium I/II) ein sehr gutes oder gutes Ergebnis [14].

Im Stadium III schein darüber hinaus in ausgewählten Fällen die Umstellungsosteotomie eine Alternative zur frühzeitigen endoprothetischen Versorgung darzustellen [9, 20, 32]. Mont et al. berichten in einer retrospektiven Studie über 76% sehr guter und guter Ergebnisse im Harris Hip Score nach Umstellungsosteotomie [32]. Diese Ergebnisse werden in einer weiteren retrospektiven Arbeit von Ito et al. bestätigt. In dieser Studie erzielten 73% der Patienten ein sehr gutes oder gutes Ergebnis im Harris Hip Score nach intertrochantärer Umstellung [20]. Dienst et al. kommen in ihrer Arbeit, in der sie eine systematische Literaturanalyse bezüglich der Ergebnisse der Umstellungsosteotomie bei FKN durchführen, zu einer vergleichbaren Schlussfolgerung. Sie empfehlen die Umstellungsosteotomie für Patienten jünger als 45 Jahre mit kleinen Nekrosearealen im Stadium III und IV [9]. Hierbei gilt es allerdings zu berücksichtigen, dass eine vorausgehende Umstellungsosteotomie eine nachfolgende prothetische Versorgung erschweren kann, bei Standzeiten, die denen der Revisionsendoprothetik entsprechen. Darüber hinaus wird die Umstellungsosteotomie von den Patienten zunehmend nicht mehr als Therapieoption akzeptiert.

Bei Patienten mit einer fortgeschrittenen FKN (Stadium III und IV) und einer ausgeprägten Nekrose bzw. einem Kollaps des Femurkopfes stellt der endoprothetische Ersatz des Hüftgelenks weiterhin den „Goldstandard" dar [11]. Dieses in der Literatur empfohlene Vorgehen steht in Übereinstimmung mit den Ergebnissen unserer Umfrage. 79% der Kliniken bevorzugen bei fortgeschrittener FKN die endoprothetische Versorgung, vorzugsweise mit einer zementfreien Prothese (Abb. 4). Bei einer FKN, die nicht bis in den Schenkelhals reicht, stellen darüber hinaus neuere knochensparende zementlose Prothesenmodelle mit proximaler Fixierung (z. B. Druckscheibenprothese) eine Alternative dar [11].

Hofmann et al. betonen, dass sich die verschiedenen chirurgischen Therapiekonzepte in den letzten 10 Jahren wesentlich geändert haben [17]. Die klassische Anbohrung hat hiernach an klinischer Bedeutung verloren und wird mit unterschiedlichen zusätzlichen Maßnahmen zur Stimulierung der Reparaturkapazität kombiniert (Knochentransplantaten, Zytokinen, Knochenwachstumsproteinen) [17, 35]. Im Gegensatz zu dieser Weiterentwicklung der Anbohrung mit Spongiosaplastik wurden die Indikationen für

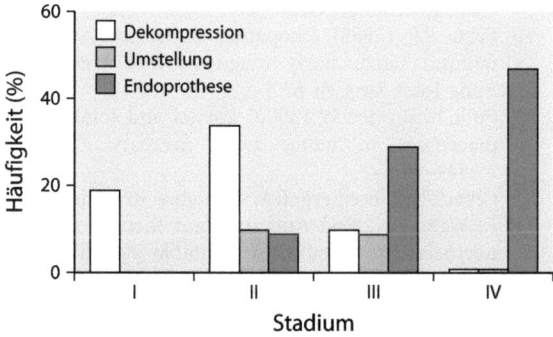

Abb. 4. Prozentuale Häufigkeit der einzelnen operativen Therapieverfahren in Abhängigkeit des Stadiums der FKN.

verschiedene Umstellungsosteotomien deutlich eingeschränkt. Sie müssen einerseits mit den neuen, weniger invasiven gelenkerhaltenden Eingriffen und andererseits mit den ausgezeichneten, mittelfristigen Ergebnissen des Gelenkersatzes konkurrieren. Gerade bei den jungen Patienten mit FKN werden vermehrt verschiedene Oberflächen- und Teilgelenkersatztechniken sowie Totalendoprothesen mit neuen Gleitpaarungen eingesetzt [17].

Die Bedeutung von Wachstums- und Differenzierungsfaktoren als Regulatoren des Knochenstoffwechsels und -Remodellings konnte in den letzten Jahren in zahlreichen Arbeiten gezeigt werden [18, 36]. Bisher gibt es jedoch nur sehr wenige Daten über die Bedeutung dieser Faktoren für die Pathogenese und Therapie der FKN.

Wir konnten in ersten experimentellen Arbeiten bei Patienten mit FKN eine signifikant erhöhte Genexpression von Bone Morphogenetic Protein 2 (BMP 2) und Vascular Endothelial Growth Factor (VEGF) im Femurkopf und Hals sowie im Bereich des proximalen Femurschaftes nachweisen. Diese Ergebnisse zeigen, dass der Knochenstoffwechsel und die Expression von Wachstumsfaktoren nicht nur im Bereich des Femurkopfes verändert ist, sondern dass auch der proximale Femurschaft entsprechende Alterationen der Genexpression aufweist, die u. a. für die Verankerung eines Prothesenschaftes relevant sein könnten.

Eine detailliertere Kenntnis der Steuermechanismen, die den zellulären Veränderungen bei der FKN zugrunde liegen, könnte helfen, bei Patienten mit FKN die pathophysiologischen Vorgänge im Bereich des proximalen Femurs besser zu verstehen und ihre Auswirkungen auf die Knochenqualität und trabekuläre Mikroarchitektur besser abzuschätzen. Basierend auf diesen neuen Erkenntnissen könnten in Zukunft ggf. erweiterte Therapieansätze entwickelt werden und die Ergebnisse nach endoprothetischem Gelenkersatz bei Patienten mit FKN verbessert werden.

Schlussfolgerung

Die atraumatische FKN stellt eine destruierende Erkrankung des Femurkopfes dar, die vorrangig männliche Patienten im mittleren Lebensalter betrifft. Der therapeutische Nutzen konservativer Behandlungsmaßnahmen ist nicht bewiesen. In frühen Stadien wird über gute Ergebnisse nach Anbohrung und Spongiosaplastik des Femurkopfes berichtet. Im Stadium III kann die Umstellungsosteotomie eine Femurkopf-erhaltende Alternative darstellen. Im Stadium IV bleibt der endoprothetische Gelenkersatz weiterhin die Methode der Wahl.

Literatur

1. Aaron RK, Lennox D, Bunce GE, Ebert T (1989) The conservative treatment of osteonecrosis of the femoral head. A comparison of core decompression and pulsing electromagnetic fields. Clin Orthop 249:209–218
2. Aigner N, Meizer R, Stolz G, Petje G, Krasny C, Landsiedl F, Steinboeck G (2003) Iloprost for the treatment of bone marrow edema in the hindfoot. Foot Ankle Clin 8:683–693
3. Aigner N, Petje G, Schneider W, Krasny C, Grill F, Landsiedl F (2002) Juvenile bone-marrow oedema of the acetabulum treated by iloprost. J Bone Joint Surg Br 84:1050–1052
4. Aigner N, Petje G, Steinboeck G, Schneider W, Krasny C, Landsiedl F (2001) Treatment of bone-marrow oedema of the talus with the prostacyclin analogue iloprost. An MRI-controlled investigation of a new method. J Bone Joint Surg Br 83:855–858
5. Bassett CA, Schink-Ascani M, Lewis SM (1989) Effects of pulsed electromagnetic fields on Steinberg ratings of femoral head osteonecrosis. Clin Orthop 246:172–185
6. Bozic KJ, Zurakowski D, Thornhill TS (1999) Survivorship analysis of hips treated with core decompression for nontraumatic osteonecrosis of the femoral head. J Bone Joint Surg Am 81:200–209
7. Chung SM (1976) The arterial supply of the developing proximal end of the human femur. J Bone Joint Surg Am 58:961–970
8. Cruess RL (1981) Steroid-induced osteonecrosis: a review. Can J Surg 24:567–571
9. Dienst M, Kohn D (2000) Osteonecrosis of the hip joint in adulthood. Significance of various corrective osteotomies. Orthopäde 29:430–441
10. Ficat RP (1985) Idiopathic bone necrosis of the femoral head. Early diagnosis and treatment. J Bone Joint Surg Br 67:3–9
11. Fink B, Ruther W (2000) Partial and total joint replacement in femur head necrosis. Orthopäde 29:449–456
12. Glueck CJ, Freiberg RA, Fontaine RN, Sieve-Smith L, Wang P (2001) Anticoagulant therapy for osteonecrosis associated with heritable hypofibrinolysis and thrombophilia. Expert Opin Investig Drugs 10:1309–1316
13. Glueck CJ, Freiberg RA, Fontaine RN, Tracy T, Wang P (2001) Hypofibrinolysis, thrombophilia, osteonecrosis. Clin Orthop S 19–33

14. Grifka J (2000) Spongiosa-Umkehrplastik bei Femurkopfnekrose. Operative Orthopädie und Traumatologie 12:40–49
15. Grimm J, Higer HP, Heine J (1990) Diagnosis of transitory osteoporosis of the hip and its imaging in magnetic resonance tomography. Z Orthop Ihre Grenzgeb 128:6–15
16. Guerra JJ, Steinberg ME (1995) Distinguishing transient osteoporosis from avascular necrosis of the hip. J Bone Joint Surg Am 77:616–624
17. Hofmann S, Graf R (2000) Osteonecrosis – an unsolved problem. Orthopade 29:369
18. Hungerford MW, Mont MA (2000) Potential uses of cytokines and growth factors in treatment of osteonecrosis. Orthopäde 29:442–448
19. Inoue A, Ono K (1979) A histological study of idiopathic avascular necrosis of the head of the femur. J Bone Joint Surg Br 61-B:138–143
20. Ito H, Kaneda K, Matsuno T (1999) Osteonecrosis of the femoral head. Simple varus intertrochanteric osteotomy. J Bone Joint Surg Br 81:969–974
21. Jacobs B (1978) Epidemiology of traumatic and nontraumatic osteonecrosis. Clin Orthop 130:51–67
22. Jones JP Jr (1992) Intravascular coagulation and osteonecrosis. Clin Orthop 277:41–53
23. Koo KH, Kim R, Ko GH, Song HR, Jeong ST, Cho SH (1995) Preventing collapse in early osteonecrosis of the femoral head. A randomised clinical trial of core decompression. J Bone Joint Surg Br 77: 870–874
24. Kramer J, Breitenseher M, Imhoff H, Urban M, Plenk H Jr, Hofmann S (2000) Diagnostic imaging in femur head necrosis. Orthopäde 29:380–388
25. Lausten GS, Mathiesen B (1990) Core decompression for femoral head necrosis. Prospective study of 28 patients. Acta Orthop Scand 61:507–511
26. Leder K, Knahr K (1993) Results of medullary space decompression in the early stage of so-called idiopathic femur head necrosis. Z Orthop Ihre Grenzgeb 131:113–119
27. Lieberman JR, Berry DJ, Mont MA, Aaron RK, Callaghan JJ, Rayadhyaksha A, Urbaniak JR (2002) Osteonecrosis of the Hip: Management in the Twenty-First Century. J Bone Joint Surg 84-A:834–853
28. Ludwig J, Lauber S, Lauber HJ, Dreisilker U, Raedel R, Hotzinger H (2001) High-energy shock wave treatment of femoral head necrosis in adults. Clin Orthop 387:119–126
29. Mankin HJ (1992) Nontraumatic necrosis of bone (osteonecrosis). N Engl J Med 326:1473–1479
30. Matsuo K, Hirohata T, Sugioka Y, Ikeda M, Fukuda A (1988) Influence of alcohol intake, cigarette smoking, and occupational status on idiopathic osteonecrosis of the femoral head. Clin Orthop 234: 115–123
31. Meyers MH (1978) The treatment of osteonecrosis of the hip with fresh osteochondral allografts and with the muscle pedicle graft technique. Clin Orthop 130:202–209
32. Mont MA, Carbone JJ, Fairbank AC (1996) Core decompression versus nonoperative management for osteonecrosis of the hip. Clin Orthop 324:169–178
33. Mont MA, Fairbank AC, Petri M, Hungerford DS (1997) Core decompression for osteonecrosis of the femoral head in systemic lupus erythematosus. Clin Orthop 334:91–97
34. Mont MA, Hungerford DS (1995) Non-traumatic avascular necrosis of the femoral head. J Bone Joint Surg Am 77:459–474
35. Mont MA, Hungerford MW (2000) Therapy of osteonecrosis. Basic principles and decision aids. Orthopäde 29:457–462
36. Mont MA, Jones LC, Einhorn TA, Hungerford DS, Reddi AH (1998) Osteonecrosis of the femoral head. Potential treatment with growth and differentiation factors. Clin Orthop 355:S314–335
37. Plenk H Jr, Hofmann S, Breitenseher M, Urban M (2000) Pathomorphological aspects and repair mechanisms of femur head necrosis. Orthopäde 29:389–402
38. Rader CP, Gomille T, Eggert-Durst M, Hendrich C, Eulert J (1997) Results of hip joint boring in femur head necrosis in the adult – 4 to 18 years follow-up. Z Orthop Ihre Grenzgeb 135:494–498
39. Saito S, Inoue A, Ono K (1987) Intramedullary haemorrhage as a possible cause of avascular necrosis of the femoral head. The histology of 16 femoral heads at the silent stage. J Bone Joint Surg Br 69:346–351
40. Sakai T, Sugano N, Nishii T, Haraguchi K, Ochi T, Ohzono K (2000) MR findings of necrotic lesions and the extralesional area of osteonecrosis of the femoral head. Skeletal Radiol 29:133–141
41. Schneider W, Knahr K (2004) Total hip replacement in younger patients: survival rate after avascular necrosis of the femoral head. Acta Orthop Scand 75:142–146
42. Scully SP, Aaron RK, Urbaniak JR (1998) Survival analysis of hips treated with core decompression or vascularized fibular grafting because of avascular necrosis. J Bone Joint Surg Am 80:1270–1275
43. Simank HG, Brocai DR, Brill C, Lukoschek M (2001) Comparison of results of core decompression and intertrochanteric osteotomy for nontraumatic osteonecrosis of the femoral head using Cox regression and survivorship analysis. J Arthroplasty 16:790–794
44. Spencer JD, Brookes M (1988) Avascular necrosis and the blood supply of the femoral head. Clin Orthop pp 127–140
45. Springfield DS, Enneking WJ (1978) Surgery for aseptic necrosis of the femoral head. Clin Orthop 130:175–185
46. Steinberg ME (1995) Core decompression of the femoral head for avascular necrosis: indications and results. Can J Surg 38:S18–24
47. Tingart M, Bathis H, Perlick L, Lerch K, Luring C, Grifka J (2004) Therapy of femoral head osteonecrosis: results of a national survey. Z Orthop Ihre Grenzgeb 142:553–558
48. Upadhyay SS, Moulton A, Srikrishnamurthy K (1983) An analysis of the late effects of traumatic posterior dislocation of the hip without fractures. J Bone Joint Surg Br 65:150–152

Trauma

KAPITEL 5

Beckenfrakturen und ihre Behandlung

A. Thannheimer, V. Bühren

Einleitung

Die meisten Beckenfrakturen sind unkompliziert und damit „einfach" zu behandeln. Zumeist handelt es sich um stabile Beckenverletzungen, welche konservativ therapiert werden können.

Die instabilen Verletzungen stellen allerdings häufig lebensbedrohliche Verletzungen dar, welche der zielgerichteten und konsequenten Therapie bedürfen.

Das Becken stellt als knöcherne Ringstruktur die Verbindung zwischen den unteren Extremitäten und dem Stamm her und hat dabei wichtige statische und dynamische Aufgaben zu erfüllen. Entsprechend der Funktion einer Hängebrücke erfolgt die Lastverteilung vom Stamm auf die beiden unteren Extremitäten.

Zudem befindet sich im Schutz des Beckens eine Vielzahl von pelvinen Organen, welche bei Beckenverletzungen beteiligt sein können. Den knöchernen Ring bilden die beiden Darmbeine und das Kreuzbein, welche durch die beiden Iliosakralgelenke und die Symphyse elastisch miteinander verbunden sind. Zusätzlich ist die Wirbelsäule zum Becken mit vor allem dorsalseitig kräftig ausgebildeten Bandstrukturen verspannt.

Kommt es nun zur Verletzung des knöchernen und vor allem des ligamentären Ringes, können erhebliche Funktionsbeeinträchtigungen durch die gestörte Lastübertragung resultieren. Nur die anatomische Rekonstruktion ermöglicht auch eine vollständige Funktionswiederkehr. Verletzungen der viszeralen Strukturen wie Gefäße, Nerven, Blase, Vagina oder Rektum können Beckenverletzungen erheblich erschweren und rasch lebensbedrohliche Situationen hervorrufen. Komplexverletzungen zeigen eine Mortalität von etwa 20%, während „unkomplizierte" Beckenfrakturen mit einer Mortalität von etwa 7% vergesellschaftet sind. Beim Komplextrauma tritt vor die Frakturversorgung die Blut-

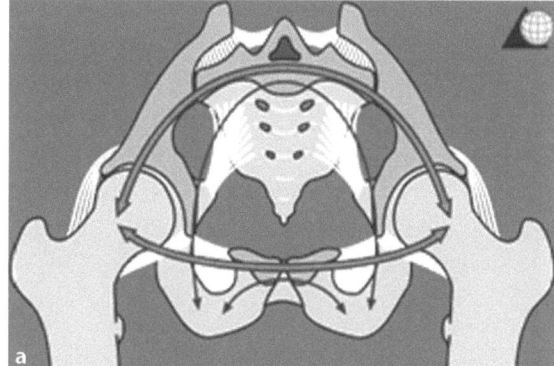
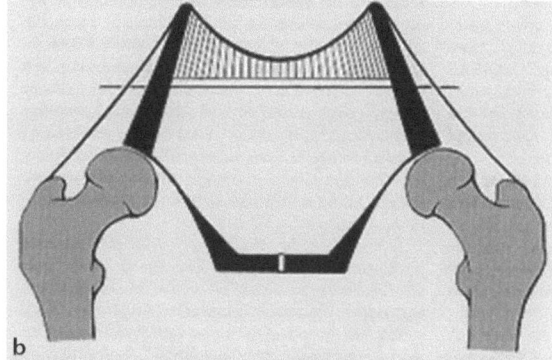

Abb. 1 a, b. Schematische Darstellungen der Lastübertragung am Becken (Abb. 1 a nach [18], Abb. 1 b nach F. Pauwels (1965) Gesammelte Abhandlungen zur funktionellen Anatomie des Bewegungsapparates, Springer).

stillung und die Organversorgung, welche von einer meist temporären externen Beckenstabilisierung begleitet werden [18].

Klassifikation

Beckenfrakturen werden meist nach der AO-Klassifikation eingeteilt. Diese wurde aus den Klassifikationen von Pennal/Tile und Isler/Ganz entwickelt [10, 14].

A-Verletzungen betreffen Beckenschaufel oder Beckenrandfrakturen, ohne vollständige Unter-

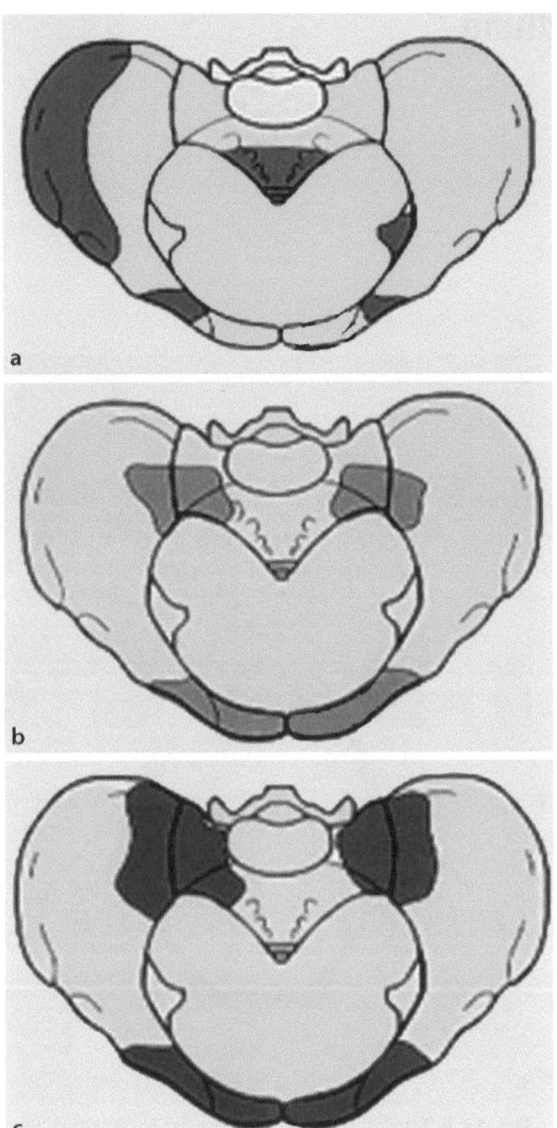

brechung der Ringstruktur, Sitz- und Schambeinfraktur sowie isolierte Sacrumfrakturen.

B-Verletzungen entstehen durch laterale oder AP-Kompressionskräfte, wodurch es zu einer rotatorischen Instabilität kommt. Es sind die vorderen Anteile des Sacrums, die Iliosakralgelenke, die Symphyse und die knöchernen Strukturen des vorderen Beckenringes beteiligt. Insbesondere die dorsalen Bandstrukturen am hinteren Beckenring sind erhalten.

Die C-Verletzung bedeutet eine vertikale Instabilität einer oder beider Beckenhälften durch vollständige Zerstörung der osteoligamentären Ringstruktur.

A-Verletzungen werden grundsätzlich als stabil angesehen und werden nur bei grober Dislokation oder neurologischen Störungen operativ angegangen.

B-Verletzungen sind als Übergang von stabil zu instabil anzusehen. Bei der lateralen Kompressionsverletzung (AO-Typ B2) handelt es sich im Regelfall um eine stabile Stauchungsverletzung, welche konservativ therapiert werden kann.

Bei der AP-Kompressionsverletzung (open book, AO-Typ B1) handelt es sich dagegen um eine instabile Verletzung, welche in der Regel operativer Stabilisierung bedarf. Ausreichend ist meist die Stabilisierung des vorderen Beckenringes.

Bei der Vertical-shear-Verletzung mit vollständiger Lösung einer Beckenhälfte vom Stammskelett handelt es sich um eine hochinstabile Verletzung, welche immer der operativen Therapie bedarf. Zu stabilisieren sind sowohl der hintere als auch der vordere Beckenring.

Abb. 2 a–c. AO-Klassifikation A–C. (nach M. E. Müller, S. Nazarian, P. Koch et al. (1990). The Comprehensive Classifcation. (Fractures of Long Bones, Springer).

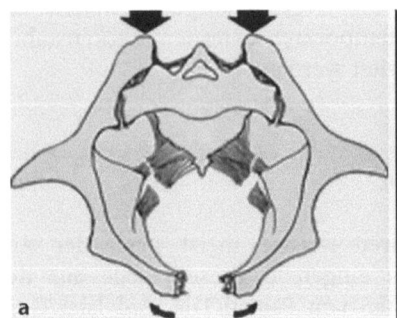
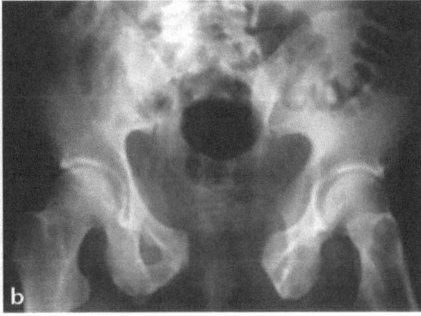

Abb. 3 a, b. Schemazeichnung und Röntgenübersicht einer Open-book-Verletzung. Beachte: Die dorsalen Strukturen sind intakt. (Abb. 3 a nach M. Tile (1988) 7 B7S. Br 70B:1–12).

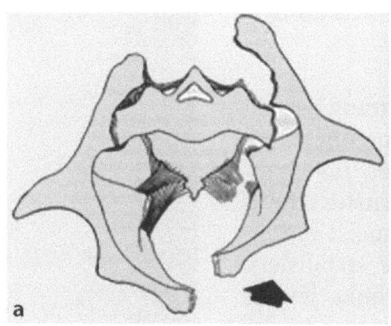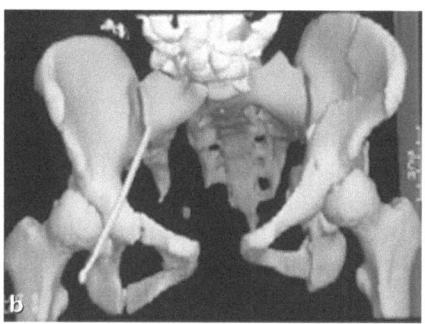

Abb. 4 a, b. Schemazeichnung und 3D-CT einer vertical-shear-Verletzung (Abb. 4a nach M. Tile (1988) 7 B 7 S. Br. 70B:1–12).

Klinik

Bei der klinischen Untersuchung eines Beckenverletzten folgt der Anamneseerhebung zunächst die Inspektion, wobei insbesondere auf Gurt- oder Prellmarken, aber auch fast pathognomonische Hämatombildungen perianal zu achten ist. Durch bimanuellen Druck von a. p. auf die Beckenschaufeln können eventuell Instabilitäten ertastet werden. Bei frischer Blutung aus der Harnröhre ist eine Harnröhrenverletzung zu vermuten, so dass sich die transurethrale Katheterisierung verbietet. In allen anderen Fällen wird ein Blasenkatheter eingeführt und bei blutigem Urin dann eine retrograde Blasenfüllung zum Ausschluß einer Harnblasenruptur durchgeführt [12]. Zudem sollte eine rektale Untersuchung zum Ausschluss einer Rektumverletzung durchgeführt werden [19].

Apparative Diagnostik

Die apparative Diagnostik beginnt mit der Abdomensonographie zum Ausschluß freier Flüssigkeit.

Anschließend wird in der Regel eine Beckenübersichtsaufnahme und bei weiterbestehendem Verdacht oder Nachweis einer Beckenfraktur eine Computertomographie durchgeführt. Im angloamerikanischen Raum werden der Computertomographie derzeit noch die Inlet- und Outletprojektion vorgezogen. Die fast immer notwendige Computertomographie erlaubt auch die dreidimensionale Darstellung, welche im Einzelfall zur operativen Planung sehr hilfreich sein kann [8].

Operative Zugänge

Als Zugang zur Symphyse und zu den Schambeinen wird üblicherweise ein Pfannenstielschnitt verwendet. Nach querer Hautinzision wird bis auf die Muskelfascie präpariert und diese dann in Mittellinie längs gespalten, die Rektusbäuche auseinandergedrängt und dann nach Spaltung der hinteren Rektusscheide die Symphyse unter Schonung der Harnblase dargestellt. Gegebenenfalls muss zur Plattenpositionierung der Rektus von der Mittellinie her vom Schambein abgekerbt werden. Auf der verletzten Seite liegt meist bereits ein Abriss des Rektus vor. Über diesen Zugang können auch begleitende extraperitoneale Blasenrupturen versorgt werden. Die Resektion des Discus der Symphyse sollte zumindest bei jüngeren Patienten vermieden werden.

Der ilioinguinale Zugang nach Letournell lässt eine übersichtliche Darstellung der Beckenschaufel bis zu den Iliosakralgelenken und des vorderen Beckenringes bis zur Symphyse zu. Besonders gefährdet sind bei diesem Zugang der N. cutaneus femoris lateralis, der N. femoralis und die großen Gefäße. Diese Strukturen sollten jeweils angeschlungen werden. Der Hautschnitt läuft vom Beckenkamm bis etwa zwei Querfinger kranial der Symphyse. Einsehbar sind die Beckenschaufelinnenseite bis zur Iliosakralgelenksfuge und das Schambein mit Symphyse.

Der dorsale Zugang zum Sakrum erfolgt meist paramedian und erlaubt eine relativ übersichtliche Darstellung der Sakrumrückfläche [11, 17].

Indikation und Technik

Die Indikation zur Symphysenverplattung besteht bei einer Dehiszenz der Symphyse von über 2 cm und bei vertikal instabilen Frakturen mit Symphysenruptur. Über einen Pfannenstielschnitt wird die Symphyse dargestellt und meist mit einer 4-Loch-Großfragment-DC-Platte stabilisiert. Die Schrauben sollten rechts und links jeweils leicht konvergierend eingebracht werden. In der Revisionssituation oder bei schlechten Knochenverhältnissen kann auch eine Doppelverplattung mit einer zusätzlich von ventral aufgebrachten 2-Loch-Platte (Stoßstangentechnik), oder eine zusätzlich ventrale Drahtcerclierung über zwei von ventral eingebrachten Schrauben erfolgen.

Ebenfalls über einen Pfannenstielschnitt oder minimal invasiv über Stichinzision lassen sich dislozierte Schambeinfrakturen durch eine Schambeinkriechschraube versorgen.

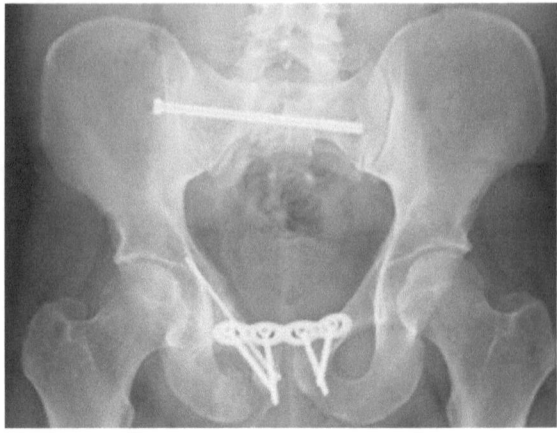

Abb. 6. Einliegende Kriechschraube im rechten Schambein bei instabiler Beckenringfraktur.

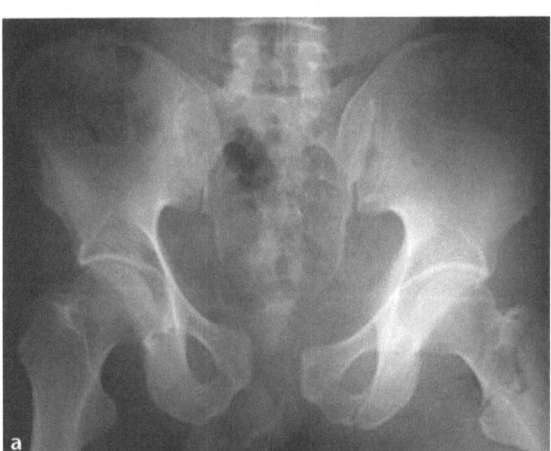

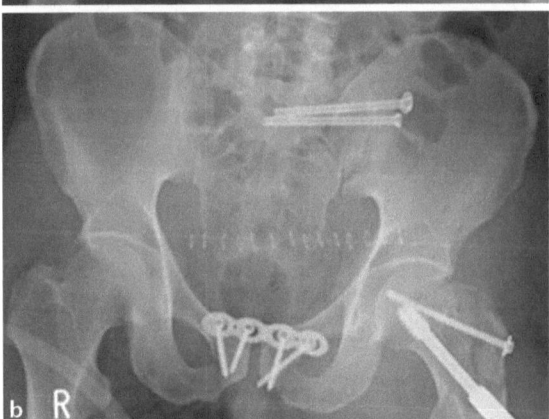

Abb. 5 a, b. Unfallbild und Versorgungsbild einer C-Verletzung: Neben ausgeprägter Symphysensprengung und ISG-Sprengung links Abriss des Querfortsatzes L 5 links als Ausdruck der vertikalen Instabilität.

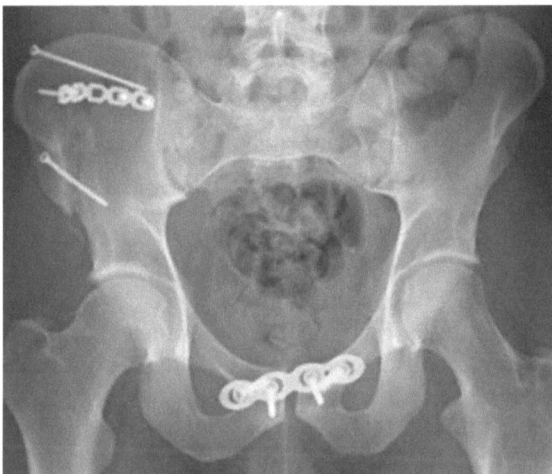

Abb. 7. Kombinationsverletzung von Beckenschaufelfraktur und Symphysen- sowie ISG-Sprengung rechts.

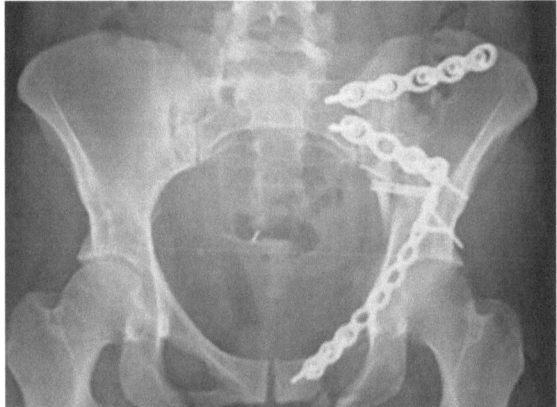

Abb. 8. Versorgung einer vertikal instabilen Beckenringfraktur über ilioinguinalen Zugang mit zwei das ISG überbrückenden Platten und zusätzlicher Plattenosteosynthese am vorderen Beckenring.

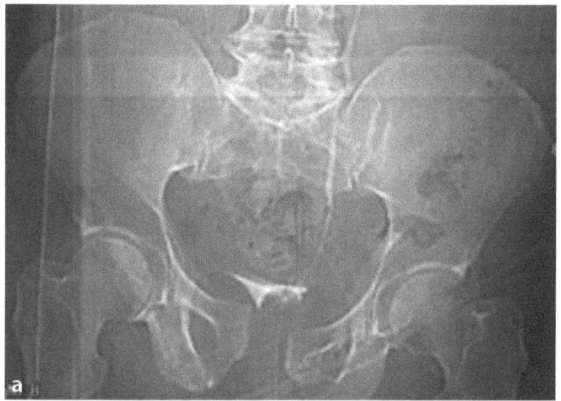

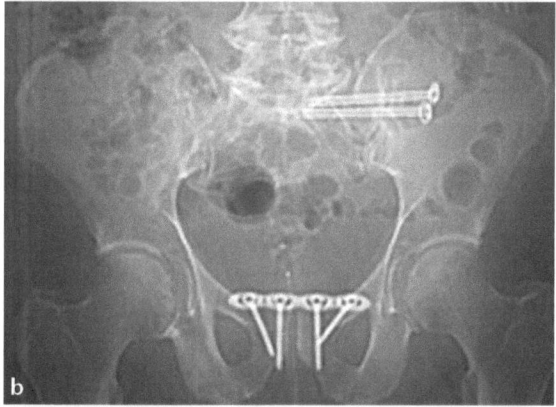

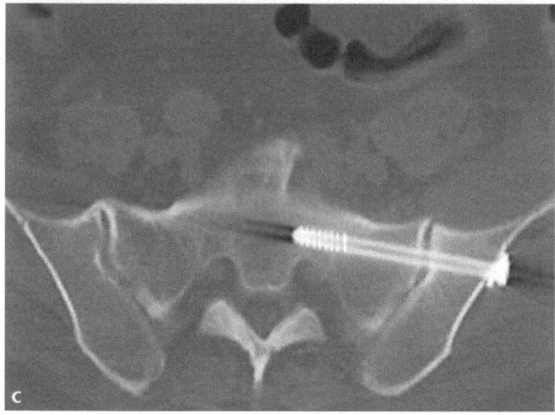

Abb. 9 a–c. Korrekt einliegende Schrauben und Platte nach Iliosakralgelenkssprengung und Symphysensprengung (AO-Typ B 1).

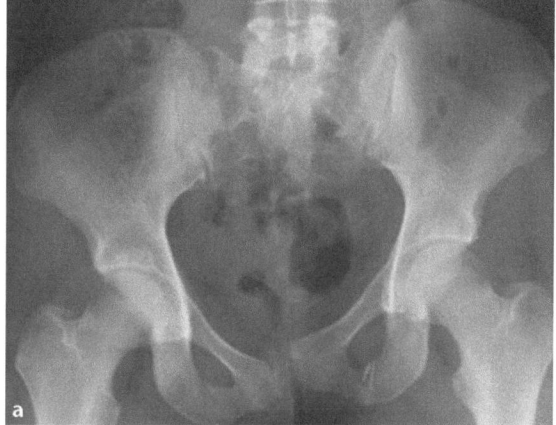

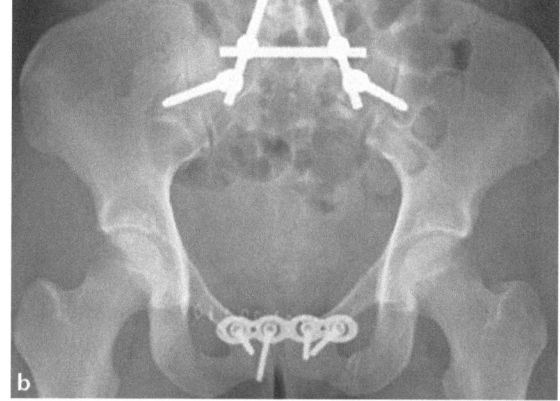

Abb. 10 a, b. Iliolumbale Transfixation und Plattenosteosynthese nach vertikal instabiler Beckenringfraktur (transforaminaler Frakturverlauf).

Hier besteht die Gefahr der intraartikulären Schraubenplatzierung, welche durch intraoperative Bildwandlerkontrollen ausgeschlossen werden muss.

Zur Versorgung von Beckenschaufelfrakturen bieten sich ventrale Kurzplatten oder lange Einzelschrauben an. Gerade bei langen Einzelschrauben bieten Stahlschrauben gegenüber Titanschrauben Vorzüge bezüglich der Bruchfestigkeit.

Im Zuge einer Versorgung des vorderen Beckenringes können auf Iliosakralfugensprengungen ventrale, fugenkreuzende Platten aufgebracht werden. Am Sakrum steht hier ein Korridor von etwa 1 cm zwischen Iliosakralgelenk und Plexus lumbosacralis zur Verfügung, so dass hier nur jeweils eine Plattenschraube verankert werden kann. Es sollten immer zwei Platten in einem Winkel von etwa 60-90 Grad zueinander montiert werden.

Gerade bei Iliosakralgelenkssprengungen oder lateralen Sakrumfrakturen bietet sich die Iliosakralgelenksverschraubung, meist in percutaner Technik, unter Bildwandlerkontrolle an. Vor Hautschnitt sollte in der Durchleuchtung geklärt werden, ob der Pedikel des 1. Sakralwirbels darstellbar ist. Von der Besetzung des 2. Sakralwirbels wird aufgrund der erhöhten Verletzungsgefahr der Nervenwurzeln abgeraten. Meist werden zwei kanülierte Schrauben bei auf dem Bauch liegenden Patienten in S1 eingebracht. Bei exakt anatomischer Reposition kann auch eine Schraube ausreichend sein [15]. Das rechnergestützte Operieren findet gerade bei der ISG-Verschraubung zunehmende Verbreitung [9].

Bei hoch instabilen Verletzungen oder bei erheblichen Dislokationen mit der Notwendigkeit der Reposition bietet sich zur Versorgung des dorsalen Beckenringes auch der dorsale Fixateur interne an, welcher von L4 beidseits auf beide Darmbeinschaufeln geführt wird. Zusätzlich wird hier ein Querträger zwischen den Längsträgern eingebracht. Dieses Verfahren bietet sich insbesondere auch bei transforaminalen Sakrumfrakturen oder Sakrumtrümmerfrakturen mit der Gefahr einer zusätzlichen Nervenschädigung durch eine Fragmentkompression an [20].

Ergebnisse

Die Letalität nach Beckenverletzungen liegt entsprechend einer epidemiologischen Erhebung der AG Becken der DGU bei insgesamt knapp 8%. A-Verletzungen weisen eine Letalität von 4%, B-Verletzungen von 13% und C-Verletzungen von 19% auf. Komplexverletzungen haben eine Letalität von 21%.

Bei einem Hb unter 8 g/dl steigt die Letalität auf 55% und bei der Hemipelvektomie liegt sie bei über 60%, wobei hier nur Einzelfälle eingeschlossen wurden [16].

Akut gefährdet ist der Patient also zunächst durch den Blutverlust, im weiteren Verlauf aber auch bei entsprechenden Begleitverletzungen durch die frühe und späte Sepsis.

Notfallversorgung

Das Beckentrauma sollte systematisch angegangen werden. Während das Monotrauma des Beckens mit mechanisch instabiler Beckenringfraktur elektiv versorgt werden kann, muss das Beckentrauma mit begleitender Organverletzung oder Blutung akut therapiert werden [4].

Bei polytraumatisierten Patienten mit Beckenverletzung hat sich eine integrierte Versorgung unter Zusammenarbeit der verschiedenen Disziplinen durchgesetzt.

Prinzipiell erfolgt zunächst gerade beim mehrfachverletzten Patienten die Schocktherapie nach Protokoll (z. B. ATLS-Konzept), wobei ins-

besondere die indirekte oder direkte Blutstillung angestrebt wird. Essentieller Bestandteil der Blutungskontrolle ist die frühzeitige mechanische Stabilisierung des Beckenringes.

Daran schließt sich die Gefäß-, Organ- und Weichteilversorgung an.

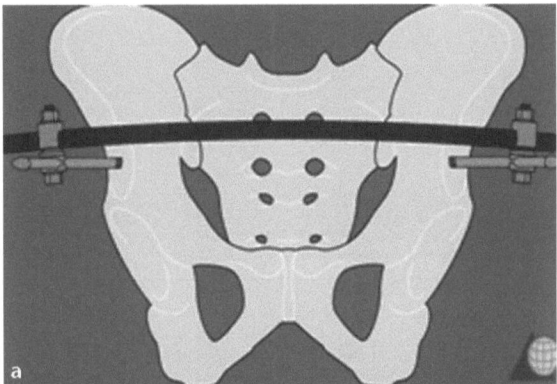
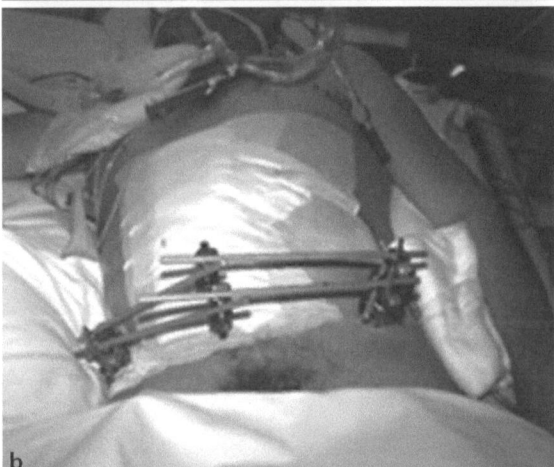
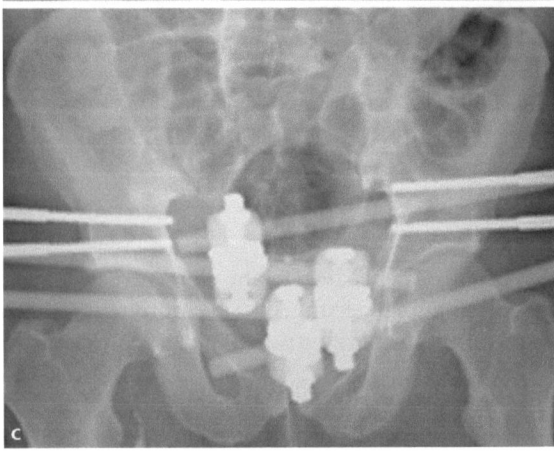

Abb. 11 a–c. Supraacetabulär eingebrachter Fixateur externe zur temporären Stabilisierung (Abb. 11 a nach T. Pohlemann (2002) AO-Prinicples of fracture management, Thieme, S. 402).

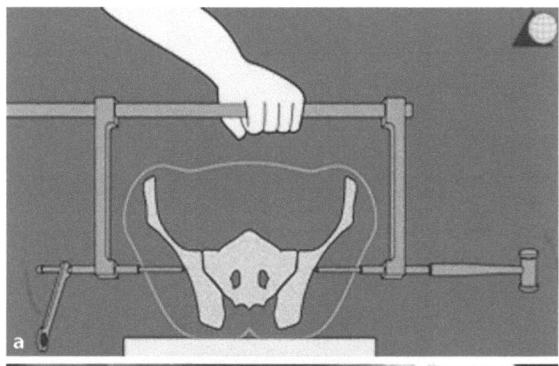

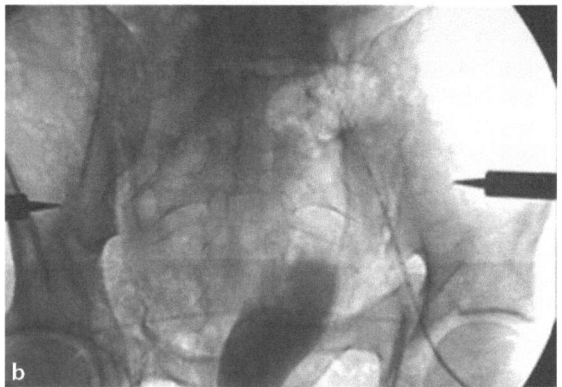

Abb. 12 a, b. Korrekte Platzierung einer Beckenzwinge. (Abb. 12a nach P.F. Herni, J. Witt, R. Ganz (1996) Injury, Vol. 27: Suppl. 1).

Externe Beckenstabilisierung

Zur provisorischen Stabilisierung auf dem Transport vom Notfallort und in der ersten Schockraumphase sind zirkuläre Tuchschlingen oder vorgefertigte Bandagen wie die Sam-Sling™ in Gebrauch [3].

Am weitesten verbreitet ist der Fixateur externe, welcher jeweils mit 2 Pins am Beckenkamm oder supraacetabulär unter Bildwandlerkontrolle eingebracht werden kann. Insbesondere die Open book-Verletzung kann durch eine derartige Montage reponiert und retiniert werden. Nachteilig sind die nur bedingte Stabilisierung des hinteren Beckenringes und die feststehende Montage, welche bei einer eventuell notwendigen Laparotomie behindern kann [2, 13].

In akut lebensbedrohlichen Situationen bietet sich die so genannte Beckenzwinge nach Ganz an, welche im Schockraum ohne Bildwandlerunterstützung eingebracht werden kann und eine hohe Stabilität am hinteren Beckenring be-

wirkt. Allerdings sind intakte knöcherne Widerlager notwendig. Es kann bei transforaminalen Sakrumfrakturen zu sekundären Nervenschäden oder gar zu einer Überkompression des Beckens mit entsprechenden Sekundärschäden kommen [6, 7].

Interventionelle Techniken

Bei nicht beherrschbaren Blutungen kommen interventionelle Techniken wie die Embolisation und die Aortenblockade in Frage [1].

Die Embolisation ist jedoch eher kritisch zu sehen. Zum einen hat sie einen hohen Zeitbedarf, zum anderen liegt der Anteil arterieller Blutungen bei nur etwa 10–20 %. Die Aortenblockade bleibt Extremsituationen vorbehalten.

Chirurgische Blutstillung

Bei anhaltender Blutung nach externer Stabilisierung kommt die chirurgische Blutstillung zum Zuge. Einmal kann bei Blutung im kleinen Becken der extraperitoneale Zugang mit Bauchtuchtamponade beidseits paravesikal gewählt werden. Ist eine Laparotomie notwendig, wird das kleine Becken von cranial mit Bauchtüchern ausgestopft. Bei Anzeichen eines abdominellen Kompartiments unterbleibt dann der Bauchdeckenverschluss. Im Rahmen einer Laparotomie kann aber eventuell auch die direkte chirurgische Blutstillung durch Ausklemmen bzw. direkte Ligatur erfolgen.

Sondersituationen

Das ausgedehnte Decollement im Beckenbereich, die so genannte Morell-Lavalle-Verletzung, stellt ein hohes Risiko für die Entwicklung einer Sepsis dar. Im eigenen Vorgehen werden derartige Decollements frühzeitig gespült und drainiert, um einer Sekundärinfektion vorzubeugen.

Die Hemipelvektomie stellt immer eine vitale Bedrohung des Patienten dar. Zeigt sich ein Ausriss des Plexus lumbosacralis, so ist die Amputation des betreffenden Beines anzustreben.

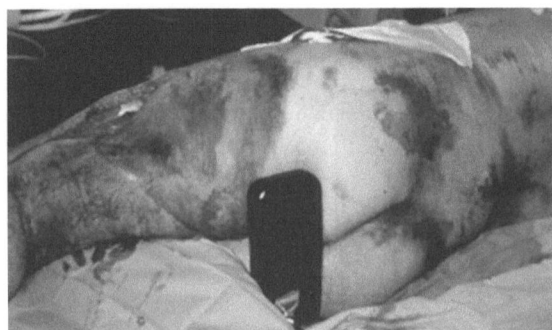

Abb. 13. Ausgeprägtes Decollement nach Hochrasanztrauma.

Kindliche Beckenverletzungen

Das kindliche Becken bietet verschiedene Besonderheiten. Bis zum Alter von etwa 12 Jahren sind durch die hohe Elastizität des Knochens und der Wachstumsfugen hohe Rückstellkräfte zu erwarten. Das ermöglicht im Gegensatz zum Erwachsenen auch singuläre Ringverletzungen. Beckenringverletzungen beim Kind bedeuten aufgrund der bestehenden hohen Elastizität auch immer ein Hochrasanztrauma, so dass immer begleitende Organverletzungen vermutet werden müssen. Erst ab einem Alter von etwa 14 Jahren sind Beckenringverletzungen des Heranwachsenden wie bei Erwachsenen zu behandeln. Kindliche Beckenverletzungen sind zudem sehr selten. In europäischen Traumazentren werden etwa 1–2 schwere kindliche Beckenverletzungen pro Jahr behandelt, davon betreffen wiederum nur 1–10% das Acetabulum.

Häufiger sind Apophysenabrisse beim Heranwachsenden, welche insbesondere bei sportlicher Aktivität auftreten können und zunächst durch Schmerzen und Schwellung symptomatisch werden. Differentialdiagnostisch kommen hier auch Knochentumore in Frage [5].

Bei undislozierten oder mäßig dislozierten Apophysenabrissen wird meist die symptomatisch konservative Therapie durchgeführt. Nur deutlich dislozierte und funktionell behindernde Abrisse werden im Einzelfall refixiert. Die Therapie kindlicher Beckenverletzungen richtet sich wiederum nach der Stabilität der Verletzung. Stabile Ringverletzungen werden konservativ mit Bettruhe behandelt. Instabile Ringverletzungen werden vorzugsweise mit dem Fixateur externe und ggf. durch altersadaptiert durchzuführende Osteosynthesen, meist Einzelschraubenosteosynthesen oder Kirschnerdrahtosteosynthesen versorgt.

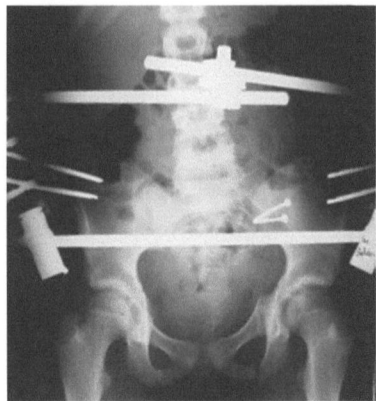

Abb. 14. Versorgungsbild einer kindlichen Komplexverletzung mit instabiler Beckenringfraktur und Blasenruptur. Der Fixateur externe wird 4 Wochen belassen, die ISG-Schrauben werden nach 12 Wochen entfernt.

Bei dislozierten Acetabulumfrakturen kommen in Einzelfällen auch Kleinfragmentplatten oder Zuggurtungen zum Einsatz.

Fazit

Stabile Beckenverletzungen können in der Regel konservativ behandelt werden.

Instabile Verletzungen werden in der Regel operativ therapiert.

Komplextraumen bedürfen einer organorientierten Therapie, welche von einer zunächst externen Stabilisierung begleitet wird.

Crushverletzungen werden nach Polytraumaschema behandelt.

Literatur

1. Agolini SF, Shah K, Jaffe J, Newcomb J, Rhodes M, Reed JF (1997) Arterial embolization is a effective technique for controlling pelvic fracture hemorrhage. J Trauma 43:395–399
2. Bircher MD (1996) Indications and techniques of external fixation of the injured pelvis. Injury 27:S-B 3–19
3. Bottlang M, Simpson T, Sigg J, Krieg JC, Madey SM, Long WB (2002) Noninvasive reduction of open-book pelvic fractures by circumferential compression. J Orthop Trauma 16:367–373
4. Burgess AR, Eastridge BJ, Young JWR, Ellison TS, Ellison PS, Poka A, Bathon GH, Brumback RJ (1990) Pelvic ring disruptions: Effective classification system and treatment protocols. J Trauma 30: 848–856

5. Canale S, King R (1991) Pelvic and hip fractures. In: Rockwood C Jr, Walkings K, King R (eds) Fractures in children. Lippincott, Philadelphia, pp 991–1046
6. Gänsslen A, Krettek C, Pohlemann T (2004) Die temporäre Stabilisierung des Beckenrings mit der sog. Notfallbeckenzwinge. Orthop Traumatol 2: 192–204
7. Ganz B, Krushell R, Jakob RP, Kuffer J (1991) The antishock pelvic clamp. Clin Orthop 267:71–78
8. Gercek E, Hessmann MH, Rommens PM (2002) Bildgebende Diagnostik bei Beckenverletzungen. Akt Traumatol 32:163–170
9. Hüfner T, Geerling J, Gänsslen A, Kendorff D, Citak C, Grützner P, Krettek C (2004) Rechnergestütztes Operieren bei Beckenverletzungen. Der Chirurg
10. Isler B, Ganz B (1990) Klassifikation der Beckenringverletzung. Unfallchirurg 93:289–302
11. Matta J, Saucedo T (1989) Internal fixation of pelvic ring fractures. Clin Orthop 242:83–97
12. Morey AF, Iverson AJ, Swan A, Harmon WJ, Spore SS, Bhayani S, Brandes SB (2001) Bladder rupture after blunt trauma: guidelines for diagnostic imaging. J Trauma 51:683–686
13. Müller KH, Müller-Färber J (1978) Die Osteosynthese mit dem Fixateur externe am Becken. Arch Orthop Traumat Surg 92:273–283
14. Pennal G, Tile M, Waddell J, Garside H (1980) Pelvic disruption: assessment and classification. Clin Orthop 151:12–21
15. Pohlemann T, Gänsslen A, Kiesling B, Bosch U, Haas N, Tscherne H (1992) Indikationsstellung und Osteosynthesetechniken am Beckenring. Unfallchirurg 95:197–209
16. Pohlemann T, Tscherne H, Baumgärtel F, Egbers H, Euler E, Maurer F (1996) Beckenverletzungen: Epidemiologie, Therapie und Langzeitverlauf. Übersicht über die multizentrische Studie der AG Becken. Unfallchirurg 232:160–167
17. Pohlemann T, Lobenhoffer P, Tscherne H (1998) Therapie. In: Tscherne H (Hrsg) Unfallchirurgie: Becken und Acetabulum. Springer, Berlin, S 135–188
18. Tile M (1995) Fractures of the pelvis and acetabulum, 2nd ed. Williams and Wilkins, Baltimore
19. Trentz O, Bühren V, Friedl HP (1989) Beckenverletzungen. Chirurg 60:639–648
20. Woltmann A, Thannheimer A, Beisse R, Bühren V (2003) Stabilisation of unstable sacrum fractures. Osteo Trauma Care 11:212–220

KAPITEL 6

Osteosynthesetechniken bei hüftgelenksnahen Oberschenkelfrakturen

J. Heisel

Inzidenz und sozioökonomische Bedeutung

Im Kalenderjahr 1996 ereigneten sich in der Bundesrepublik Deutschland (3 Millionen Bürger > 80 Jahre) insgesamt 135 800 Schenkelhals-bzw. proximale Femurschaftfrakturen; 89% der Patienten waren älter als 65 Jahre mit meist deutlicher Osteoporose (Pfeifer et al., 2001). Auch bei frühzeitiger osteosynthetischer Versorgung lag die Letalität innerhalb des ersten Unfallfolgejahres zwischen 10 und 15%, in weiteren 20–30% wurde von einer bleibenden Pflegebedürftigkeit gesprochen. Die durchschnittlichen Kosten errechneten sich auf etwa 20 000 Euro pro Patient (s. Tabelle 1).

Primäres Behandlungsziel im Falle hüftgelenksnaher Oberschenkelfrakturen ist aufgrund der häufigen internistischen Begleiterkrankungen des meist betagten Patientengutes eine schnellst mögliche postoperative Mobilisierung bei früher axialer Belastbarkeit des betroffenen Beines. Unter diesem Aspekt kommt einer stabilen osteosynthetischen Versorgung (abhängig von der Lokalisation und auch der Art der knöchernen Verletzung) grundlegende Bedeutung zu.

Schenkelhalsfrakturen

Der hüftnahe Schenkelhals stellt die typische Lokalisation der osteoporotischen Fraktur dar.

■ **Klassifikation.** Die Klassifikation der Schenkelhalsfrakturen der AO (Typen B1–B3; Müller et al. 1977) sowie nach Pauwels (Typen I–III; Tabelle 2; 1976) orientiert sich am röntgenologischen Neigungswinkel der Frakturlinie. Die z. Z. gebräuchlichste Einteilung nach Garden (Typen I–IV; 1991) erfasst den röntgenologischen Grad der Frakturdislokation im a.p.-Röntgenbild, wo-

Tabelle 1. Hüftgelenknahe Frakturen (Statistik Bundesrepublik Deutschland 1996; Pfeifer et al. 2001)

■ Gesamtfallzahl:	135 800
■ Geschlechtsverteilung:	74% Frauen
■ Ätiologie:	Osteoporose 89% (> 65 Jahre)
■ Letalität innerhalb des 1. Jahres:	10–15%
■ Bleibende Pflegebedürftigkeit:	20–30%
■ Kosten pro Patient:	etwa 20 000 Euro

Tabelle 2. Klassifikation der Schenkelhalsfrakturen nach Pauwels (1976)

■ Typ I:	Frakturlinie < 30° zur Horizontalen, Abduktionsbruch
■ Typ II:	Frakturlinie 30–50° zur Horizontalen
■ Typ III:	Frakturlinie > 70° zur Horizontalen, Adduktionsbruch

Tabelle 3. Klassifikation der Schenkelhalsfrakturen nach Garden (1991)

■ Typ I:	eingestauchte, valgisiert stehende Abduktionsfraktur mit nahezu horizontalem Verlauf (vgl. Typ Pauwels I)
■ Typ II:	keine wesentliche Dislokation
■ Typ III:	Varusknick ohne wesentliche Fragmentdislokation
■ Typ IV:	komplette Fragmentdislokation; Gefahr der Gefäßläsion

bei hier prognostische Aussagen zur Gefahr einer sekundären avaskulären Hüftkopfnekrose möglich sind (Tabelle 3). Der Typ I entspricht im Wesentlichen einer Pauwels I-Fraktur im Sinne eines valgisch eingestauchten Abduktionsbruches mit nahezu horizontalem Frakturlinienverlauf ohne kortikale Verschiebung im Bereich des Adamschen Bogens. Trotz optimalen Alignments wird in diesen Fällen bei konser-

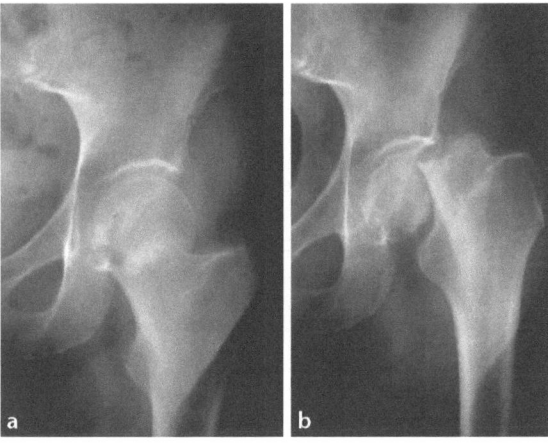

Abb. 1a, b. Röntgenfallbeispiel 1. **a** Mediale Schenkelhalsfraktur links Typ Garden I mit primär durchaus befriedigender Fragmentstellung; **b** bei konservativer frühfunktioneller Behandlung varische Abkippung der Fraktur nach 2 Wochen.

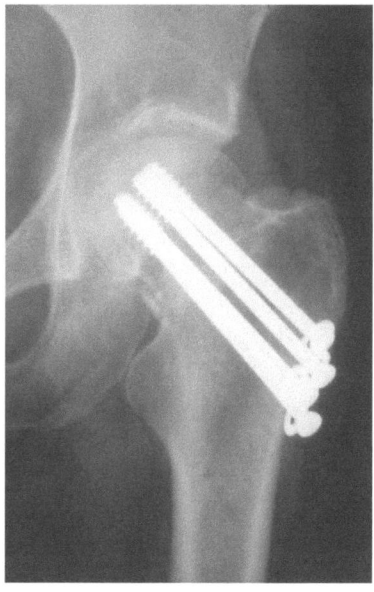

Abb. 2. Röntgenfallbeispiel 2. Postoperative Situation nach Osteosynthese einer medialen Schenkelhalsfraktur links mit 4 kanülierten hinterdrehten Zugschrauben mit Unterlagscheiben.

vativer Behandlung eine sekundäre Dislokation in 10–30% angegeben (da nicht selten eine in der a.p.-Röntgenansicht verdeckte dorsale kortikale Trümmerzone vorliegt), weswegen dann gleichfalls eine primäre osteosynthetische Versorgung nahegelegt wird (Mutschler u. Haas 1999; Abb. 1a,b).

■ **Aktuelle Osteosyntheseverfahren.** Die Indikation zu einer *kopferhaltenden Osteosynthese* ist im Allgemeinen bei Patienten mit einer Lebenserwartung von noch mehr als 15 Jahren gegeben, vor allem in Fällen mit nur geringem Pseudarthrose- bzw. Femurkopfnekroserisiko (Frakturen vom Typ Garden I und II mit axialer Abkippung von $< 20°$). Ein Standardverfahren ist die statische Versorgung durch *Dreifachverschraubung mit kanülierten hinterdrehten Schrauben* (Abb. 2), bei der die Gewindeanteile der Implantate vollständig im medialen Fragment liegen müssen, ohne dass der Bruchspalt tangiert wird. Hauptindikation für dieses statische Osteosyntheseverfahren sind knöcherne Verletzungen v. a. jüngerer Patienten, die in den ersten postoperativen Wochen zu einer (Teil-) Entlastung der betroffenen Extremität fähig sind.

Die Versorgung mit einer *dynamischen Hüftschraube (DHS)* stellt die stabilere Alternative dar mit guter interfragmentärer Kompression sowie der Möglichkeit des Teleskoping im Zuge der nicht seltenen Knochenresorption im Frakturspalt (Abb. 3). Zur optimalen Rotationssiche-

rung wird in Einzelfällen eine hinterdrehte kraniale Kompressionsschraube empfohlen.

Operationstechnisch wird der Patient nach Einleitung der Narkose auf dem Extensionstisch gelagert mit zunächst Versuch einer geschlossenen Reposition, was dann die tatsächliche Operationszeit oft deutlich reduzieren hilft. Im Falle einer DHS wird die Kompressionsschraube im Schenkelhals platziert; erst dann wird die Fixation der lateral liegenden Neutralisationsplatte durchgeführt. Postoperativ erfolgt die Frühmobilisation unter Teilentlastung an zwei Unterarmgehstützen bis zur Wundheilung, wobei dann in aller Regel schmerzadaptiert eine zügige Aufbelastung möglich ist.

Bei Frakturen vom Typ Garden I und II mit starker axialer Abkippung, prinzipiell beim Typ III und IV (bzw. Pauwels II und III) mit jeweils hohem Risiko einer Pseudarthrosentwicklung bzw. Ausbildung einer Femurkopfnekrose wird vor allem beim älteren Menschen die Indikation zur sofortigen Implantation einer *zementierten Duokopf-* bzw. *Vollendoprothese* gestellt.

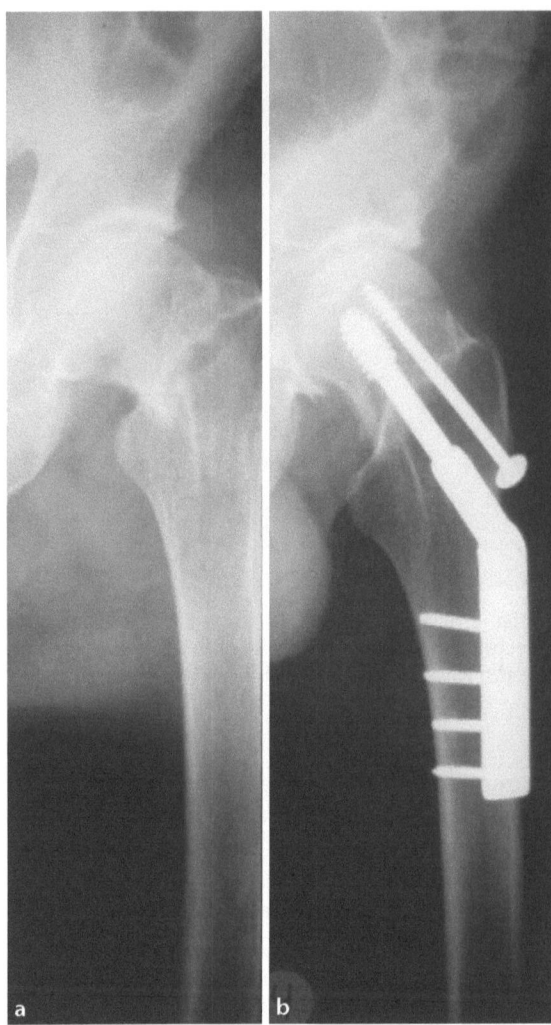

Tabelle 4. Klassifikation der trochantären Frakturen nach Evans (1951)

■ Typ I:	nicht dislozierte 2-Teile-Fraktur
■ Typ II:	dislozierte 2-Teile-Fraktur
■ Typ III:	dislozierte 3-Teile-Fraktur mit dorsolateraler Trümmerzone
■ Typ IV:	dislozierte 3-Teile-Fraktur mit dorsomedialer Trümmerzone
■ Typ V:	dislozierte 4-Teile-Fraktur mit Separation der Trochantären

Abb. 3 a, b. Röntgenfallbeispiel 3. **a** Schenkelhalsfraktur links Typ Garden IV mit varischem Abkippen und Dislokation; **b** postoperative Situation nach Osteosynthese mit einer DHS sowie kranial einliegender Antirotationsschraube.

Per- und subtrochantäre Femurfrakturen

Trochantäre Frakturen stellen ebenfalls eine typische knöcherne Verletzung im hohen Lebensalter dar, auch hier ist in den letzten Jahren eine steigende Frequenz zu verzeichnen.

■ **Klassifikation.** Die Einteilung der trochantären Brüche erfolgt unter Berücksichtigung des radiologischen Frakturlinienverlaufes sowie der Dislokation der einzelnen knöchernen Fragmente im a.p.-Röntgenbild nach der AO (Typen A1–A3; Müller et al. 1987). Beim Typ A1 handelt es sich um einen lateralen, beim Typ A2 um einen pertrochantären, beim Typ A3 um ei-

nen subtrochantären Bruch. Zusätzlich erfolgt eine Untergliederung im Hinblick auf die Stabilität/Instabilität bezüglich der medialen knöchernen Abstützung. Aussagekräftiger und auch heutzutage in der Traumatologie gebräuchlicher ist die Klassifikation nach Evans (Typen I–V; 1951), bei der ganz überwiegend das Ausmaß der knöchernen Instabilität maßgeblich ist (Tabelle 4).

Hauptproblem der instabilen Frakturen ist die fehlende mediale Abstützung. In diesen Fällen muss das Implantat alle Kompressions- und Biegungskräfte auffangen, die auf das proximale Femur einwirken; nur dann ist eine schnelle Mobilisierung mit Aufbelastung der betroffenen Extremität möglich. Die Qualität des Knochen-Implantat-Verbundes ist hier abhängig von nicht beeinflussbaren Faktoren wie Knochenqualität und Frakturtypus; die Qualität der Frakturreposition, die korrekte Implantatwahl sowie auch die optimale Lokalisation des Osteosynthesemateriales liegen im Verantwortungsbereich des Operateurs. Der Knochen-Implantat-Verbund sollte so konzipiert sein, dass eine Implantatauslockerung (sog. ‚pulling out') sowie eine Migration im Knochen (sog. ‚cutting out') weitgehend vermieden werden, ebenso wie ein mechanisches Implantatversagen.

■ **Veraltete Osteosyntheseverfahren.** Die Versorgung pertrochantärer Frakturen mit *elastischen Rundnägeln nach Ender* (1974) ist aufgrund der hohen Komplikationsrate (Instabilität, Migration, Perforation, sekundäre Coxa vara) heutzutage weitgehend verlassen. Die Verwendung einer *120°-Winkelplatte* zeigte eine hohe Versagerquote des Implantates selbst (z.B. Ermüdungsbruch), auch Perforationen in das Hüftgelenk waren nicht selten. Die *Pohlsche Laschenschraube* sowie der *Leziusnagel* sind als weitere antiquierte Verfahren zu nennen.

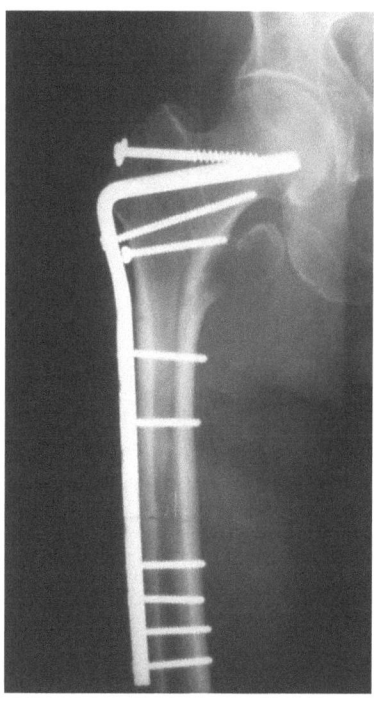

Abb. 4. Röntgenfallbeispiel 4. Osteosynthetische Versorgung einer subtrochantären Femurfraktur rechts mit einer langen 95°-Winkelplatte.

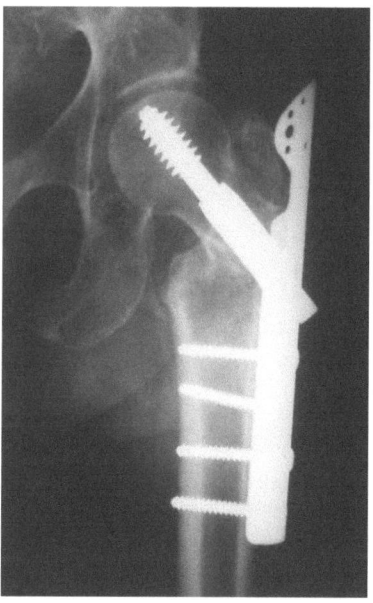

Abb. 5. Röntgenfallbeispiel 5. Osteosynthese einer pertrochantären Femurfraktur rechts mit einer DHS und Trochanterabstützplatte.

Im Falle einer subtrochantären Fraktur kommt einer Osteosynthese mit einer *95°-Winkelplatte* (Abb. 4) bzw. einer *dynamischen Kondylenplatte (DCS)* nur noch in Einzelfällen eine Bedeutung zu.

■ **Aktuelle Osteosyntheseverfahren.** Die *dynamische Hüftschraube (DHS)* ist auch bei trochantären Frakturen das aktuell am häufigsten verwendete Implantat, vor allem bei gegebener medialer knöcherner Stabilität. Biomechanisch steht ein günstiges Kraftprinzip durch die Kombination einer inneren Schienung mit einer äußeren Zuggurtung im Vordergrund. Die Vorteile liegen in der Möglichkeit einer idealen Frakturreposition, einer dynamischen Versorgung (mögliches Teleskoping des Kopf-Halsfragmentes) sowie einer Kontrolle des großen Rollhügels. Als nachteilig empfunden werden die Notwendigkeit eines offenen Vorgehens und auch die biomechanisch ungünstige laterale Plattenlage mit konsekutiv hohem Biegungsmoment. Unter Berücksichtigung des Frakturverlaufes wird in Einzelfällen einer fehlenden medialen Abstützung eine Cerclageosteosynthese des Trochanter minor empfohlen, eventuell eine zusätzliche Zuggurtungs-Osteosynthese bzw. eine late-

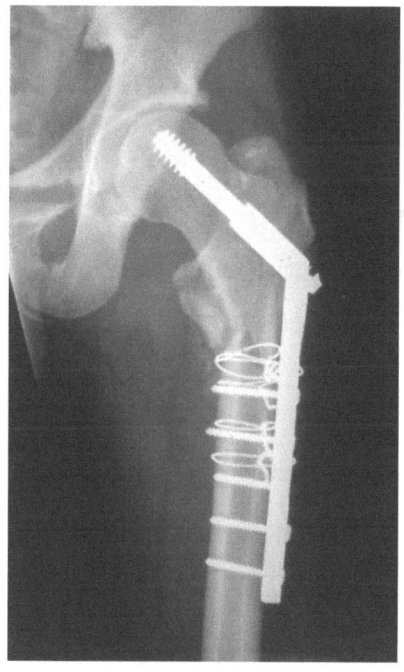

Abb. 6. Röntgenfallbeispiel 6. Osteosynthese einer per- und subtrochanteren Femurfraktur links mit DHS (lange Platte) und Schaftzerklagen.

rale Abstützplatte im Bereich des Trochanter major, des Weiteren auch eine zusätzliche Antirotationsschraube (Abb. 5 und 6).

Die Lagerung des Patienten auf einem Extensionstisch mit dem Versuch einer präoperativen

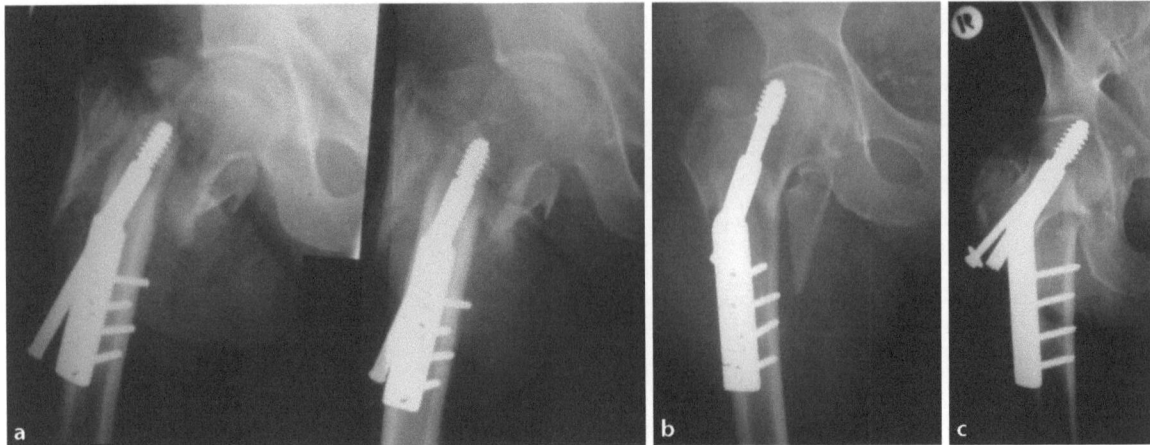

Abb. 7 a–c. Röntgenfallbeispiele 7, 8 und 9. Fehlschlagen einer Osteosynthese mit einer DHS rechts. **a** Ausbruch des Implantates; **b** Schraubenmigration im Schenkelhals nach kranial; **c** zentrale Perforation der Schraube in das Azetabulum.

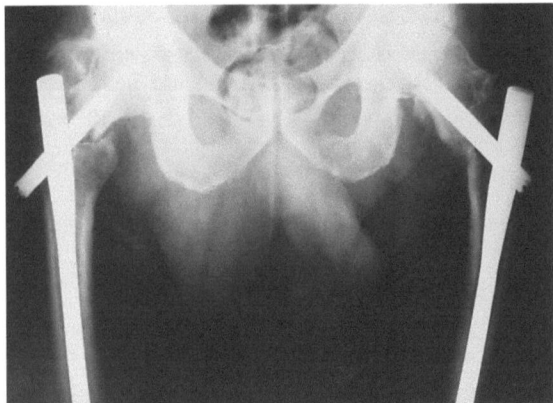

Abb. 8. Röntgenfallbeispiel 10. Bilaterale pertrochantäre Femurfrakturen; zweizeitige osteosynthetische Versorgung mit Gamma-Nägeln (rechts mit nachweisbarem Teleskoping).

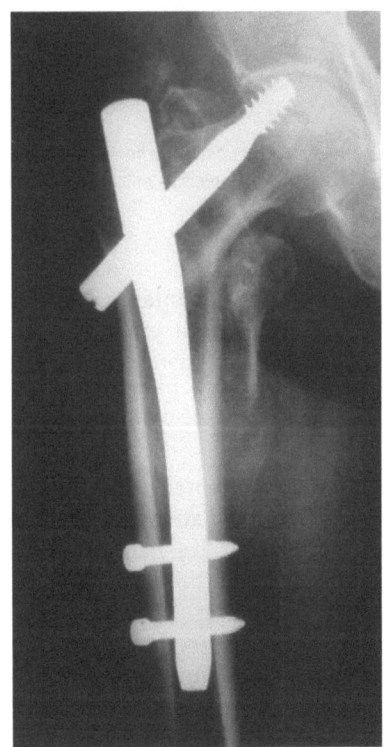

Abb. 9. Röntgenfallbeispiel 11. Pertrochantäre Femurfraktur rechts, osteosynthetisch versorgt mit Gamma-Nagel (gute Stellung der Fraktur, der Nagel liegt allerdings zu weit kranial im Schenkelhals).

geschlossenen Reposition erleichtert und verkürzt das operative Vorgehen; die endgültige Reposition erfolgt letztendlich offen unter Abzielung auf eine leichte Valgusstellung des Schenkelhalses; die Hüftschraube sollte möglichst kalkarnah (unterer Anteil des Schenkelhalses) zu liegen kommen.

Eindeutige Nachteile der dynamischen Hüftschraube sind die Gefahr eines ‚Cutting out' bei zu kranial gewählter Schraubenlage, auch das Risiko einer proximalen Perforation in das Hüftgelenk (Abb. 7 a–c). Aufgrund der Dimensionierung der Spongiosaschraube hat der Operateur im Falle einer osteoporotischen Knochensituation im Allgemeinen ‚keinen zweiten Versuch'. Kontraindikationen zu einer DHS sind eine reversed fracture sowie eine subtrochantäre Fraktur.

Der *Gamma-Nagel* gewinnt in der Versorgung trochantärer Brüche in den letzten Jahren zunehmend an Bedeutung; er stellt eine Kombination aus einer Hüftschraube mit einem Femurmarknagel dar mit sehr hoher primärer Stabilität (Abb. 8 u. 9). Hauptindikation sind in erster Linie instabile pertrochantäre Frakturen mit

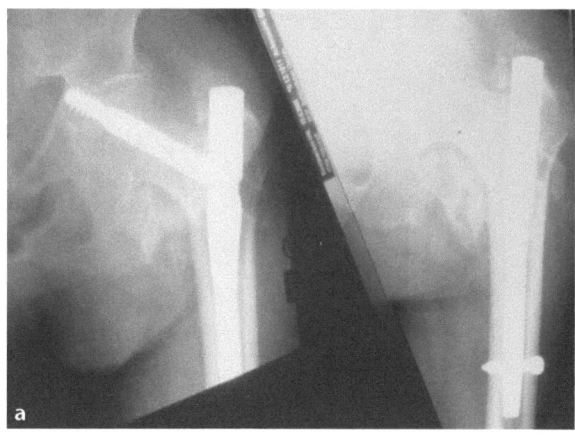
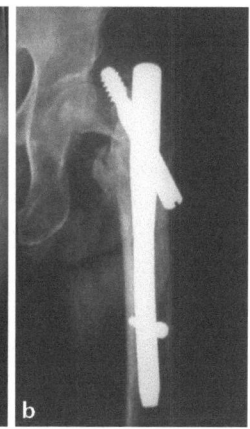

Abb. 10 a, b. Röntgenfallbeispiel 12. Fehlschläge nach Gamma-Nagel-Osteosynthese. **a** Pertrochantäre Femurfraktur mit zentraler Perforation der Schraube in das Azetabulum (links), mit anschließender isolierter Entfernung der Schraube (rechts). **b** pertrochantäre Femurfraktur links mit kranialem Ausbruch der Schraube.

fehlender medialer Abstützung sowie hohe subtrochantäre Frakturen. Nachteile des technisch anspruchsvollen Verfahrens sind ein Versagen der Osteosynthese in etwa 10% einer zu kranialen Positionierung der Schraube (Abb. 10a u. b). Des Weiteren kommt es zu einer zusätzlichen Zerstörung der Trochanterregion; postoperative Femurfrakturen im Bereich der Nagelspitze (mechanische Druckspitzen) – früher in 10–12% beschrieben – werden nach biomechanischer Verbesserung des Implantates kaum mehr beobachtet.

Der *proximale Femurnagel (PFN)* hat in den letzten Jahren aufgrund seiner primären Belastungsstabilität im Rahmen der osteosynthetischen Versorgung trochantärer Frakturen ebenfalls an Bedeutung gewonnen. Das technische Vorgehen ist weniger anspruchsvoll als beim Gamma-Nagel; die im Bereich des Nagelendes auftretenden Kraftspitzen sind eher gering. Die Indikation erstreckt sich in erster Linie auf instabile pertrochantäre Frakturen mit fehlender medialer Abstützung sowie auch auf subtrochantäre Frakturen.

Im Operationssaal erfolgt präoperativ die Lagerung auf dem Extensionstisch mit bestmöglicher geschlossener Reposition der Fraktur. In einem ersten Schritt wird, wie beim Gamma-Nagel, die intramedulläre Führung eingebracht, dann erst die Hüftschraube, die gleichartig im unteren Anteil des Schenkelhalses zu liegen kommen muss. Standardisiert wird zusätzlich eine kraniale Antirotationsschraube zur optimalen Stabilisierung des Kopf-Halsfragmentes eingebracht; diese sollte stets kürzer dimensioniert sein als die dickere Schenkelhalsschraube, die ja

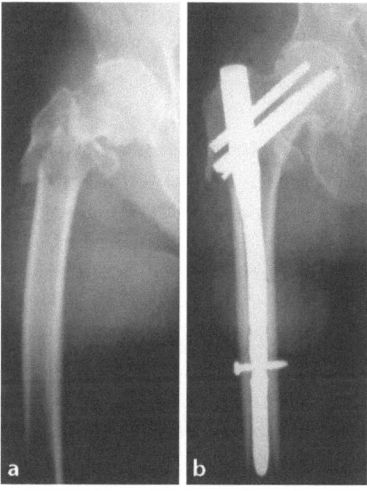

Abb. 11 a, b. Röntgenfallbeispiel 13. **a** Per- und subtrochantäre Femurfraktur links; **b** postoperative Situation nach osteosynthetischer Versorgung mit einem PNF-Nagel (distale Verriegelung).

die Hauptlast der Osteosynthese übernehmen muss. Bei deutlicher Instabilität ist eine statische Verriegelung im Schaftbereich sinnvoll (Abb. 11a, b). Die Vorteile des PNF-Nagels liegen im geschlossenen Verfahren, der biomechanisch idealen Positionierbarkeit des Implantates sowie der dynamischen Versorgung des proximalen Fragmentes. Nachteile sind nicht selten die nur ungenügende anatomische Repositionsmöglichkeit vor allem der subtrochantären Knochenfragmente sowie die fehlende Trochanterstabilisierung.

Im Falle einer instabilen subtrochantären Fraktur besteht die Möglichkeit des Einsatzes eines *langen PNF*-Nagels (Sarvary/Barath 2000; Abb. 12 a, b).

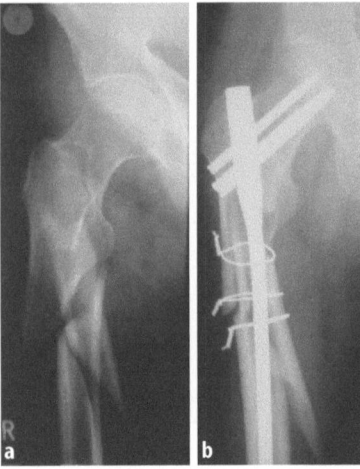

Abb. 12 a, b. Röntgenfallbeispiel 14. **a** Weit nach kaudal reichende subtrochantäre Femurtorsionsfraktur rechts; **b** postoperative Situation nach osteosynthetischer Versorgung mit einem PNF-Nagel sowie 3 Zerklagen.

■ **Seltene alternative Osteosyntheseverfahren.** An weiteren, jedoch weniger verbreiteten Osteosynthesetechniken zu nennen sind die *Doppelträger-T-Platte* mit hoher Biegefestigkeit, die den Schenkelhalsbereich nur minimal invasiv beansprucht, weiterhin der *Gleitnagel nach Friedl* mit intramedullärer Versorgung und Doppelträgerosteosynthese im Falle einer instabilen Fraktur, außerdem die *Martinsplatte*, die eine individuelle, stufenlos wählbare Winkelstellung der Schenkelhalsschraube zur Optimierung der Kompression der Frakturflächen ermöglicht.

Schlussfolgerungen

Bezüglich der osteosynthetischen Versorgung der *Schenkelhalsfrakturen* hat sich im Laufe der letzten Jahrzehnte keine wesentliche Änderung des Indikationsspektrums sowie auch der Art der Versorgung ergeben. Bei jüngeren Patienten wird eher eine kopferhaltende Versorgung angestrebt, bei älteren Patienten im Hinblick auf deren nicht unerhebliche Komplikationsquoten meist der Weg zur primären endoprothetischen Versorgung beschritten.

Sofortige Belastungsstabilität bei möglichst dynamischer Biomechanik sowie einfache Implantationstechnik sind wesentliche Anforderungen an eine Osteosynthese im Falle einer *per-* oder *subtrochantären Fraktur.* Je instabiler die Fraktur bei fehlender medialer Abstützung, desto mehr wird das Implantat beansprucht, wobei der Prüfstein einer adäquaten Versorgung der Bruchtyp A3 bzw. die reversed fracture ist. Bei jeder Fraktur sollte eine optimale anatomische Reposition angestrebt werden, jede knöcherne Komponente soll im Hinblick auf ihren möglichen Beitrag zur Stabilität überprüft werden. Unter diesem Gesichtspunkt sollte auch jede Frakturkomponente reponiert und stabilisiert werden.

Literatur

Broos PLO, Janzing HMJ, Reynders P, Vandershot P, Degreef I, Founeau I (2000) Unstable pertrochanteric fractures. Osteos Intern 8:177

Ender HG, Schneider H (1974) Subtrochantere Brüche des Oberschenkels: Behandlung mit Federnägeln. Akt Chir 9:359

Ender HG, Schneider H (1974) Fixierung trochanterer Frakturen mit elastischen Kondylennägeln. Chir Prax 18:81

Epstein HC (1980) Traumatic dislocation of the Hip. Williams & Williams, Baltimore

Evans EM (1951) Trochanteric fractures. J Bone Jt Surg 33-B:338

Friedl W (1995) Pathologische Frakturen des proximalen Femurendes. Zbl Chir 120:873

Garden RS (1991) The structure and function of the proximal end of the femur. J Bone Jt Surg 43-B:576

Müller ME, Nazarian S, Koch P (1987) Classification AO of the fractures. Springer, Berlin

Mutschler W, Haas NP (Hrsg) (1999) Praxis der Unfallchirurgie. Thieme, Stuttgart New York

Pauwels F (1976) Biomechanics of the Normal and Deseased Hip. Springer, New York

Pfeifer M, Wittenberg R, Würtz R, Minne HW (2001) Schenkelhalsfrakturen in Deutschland. Prävention, Therapie, Inzidenz und sozioökonomische Bedeutung. Dt Ärztebl 98-A:1751

Pipkin G (1957) Treatment of grade IV fracture dislocation of the hip. J Bone Jt Surg 39-A:1027

Raunert J, Engelmann R, Jonas M, Derra E (2001) Morbidität und Letalität bei hüftgelenknahen Femurfrakturen im höheren Lebensalter. Unfallchirurg 104:325

Rosenblum SF, Zuckerman JD, Kummer FJ, Tam BS (1992) A biomechanical evaluation of the gamma nail. J Bone Jt Surg 74-B:352

Rudig L, Schäfer AF, Rommens PM (2000) Die DHS bei instabiler pertrochantärer Femurfraktur. Osteos Intern 8:186

Sarvary A, Barath I (2000) The long intertrochanteric nail. Osteos Intern 8:190

Konservative Therapie der Koxarthrose

KAPITEL 7

Therapie der initialen Koxarthrose mit Hyaluronsäure

A. Schulz, J. Jerosch

Das Hüftgelenk ist nach dem Kniegelenk die zweithäufigste Gelenkmanifestation der Arthrose. Neben den über 70-jährigen Patienten, die mit einer Prävalenz von 10–15% erkranken, leiden häufig auch jüngere, häufig noch berufstätige Patienten unter Belastungsschmerzen und Anlaufschmerzen bei Koxarthrose [1]. Gerade die zunehmende Einschränkung der Lebensqualität und die negative Beeinflussung der Leistungsfähigkeit im Berufsleben stellt für den Patienten und den behandelnden Arzt eine besondere Herausforderung dar:

In den Leitlinien der Deutschen Gesellschaft für Orthopädie und orthopädische Chirurgie (2002) werden 3 Stufen des therapeutischen Vorgehens unterschieden:

- **Stufe I: ambulant**
  Beratung, Physiotherapie, analgetische und/oder antiphlogistische Medikamente, orthopädietechnische Maßnahmen
- **Stufe II: ambulant/ggf. stationär**
  Maßnahmen der Stufe I und lokale Injektionsbehandlungen
- **Stufe III: stationär**
  Operative Therapie

Hierbei wird die medikamentöse Therapie der Stufen I und II wie folgt aufgegliedert:
- Antiphlogistika (NSAR)
- Steroide (lokal)
- SYSADOA (symptomatic slow acting drugs for osteoarthritis)
  – Hyaluronsäure, Glukosamine, Chondroitin
  …

Gerade bei der konservativen Therapie der Stufen I und II, die zusammen etwa 26% der Coxarthrosetherapie ausmachen, sollte ein individuelles Management der Koxarthrose greifen, so die Empfehlungen der von der European League against Rheumatism (EULAR) eingesetzten Expertenkommission (2005) [2]: Hierbei sollte die medikamentöse Therapie mit der nicht medikamentösen Therapie (Gewichtsabnahme, Krankheitsschulung, Bewegung, Physiotherapie, Ernährung, Orthopädietechnik) individuell kombiniert werden. Neben der nicht medikamentösen Therapie ist Paracetamol aufgrund der exzellenten Verträglichkeit und Sicherheit das Medikament der Wahl. Bei persistierenden Beschwerden sollte quasi in zweiter Instanz unter Berücksichtigung individueller Risikofaktoren der Einsatz von NSAR erfolgen. Bestehen bei Patienten Risikofaktoren wie zum Beispiel gastrointestinale Beschwerden oder Einschränkungen der renalen Clearance so können Opioidanalgetika eingesetzt werden. In Einzelfällen ist auch die kontrollierte Injektion eines Kortikoids in Kombination mit einem Lokalanästhetikum beispielsweise bei Patienten mit Therapie Nonrespondern, akuter Exazerbation der Beschwerden, oder persistierendem Gelenkerguss trotz NSAR indiziert.

Parallel zu dieser medikamentösen Therapie können ergänzend Chondroprotektiva wie zum Beispiel Glukosamine und/oder Chondroitin empfohlen werden.

Auch die intraartikuläre Injektion von Hyaluronsäure scheint, vergleichbar mit den Ergebnissen bei der Therapie der Gonarthrose, eine weitere Therapieoption der initialen Koxarthrose zu sein. Erste Studien zeigen eine deutliche Beschwerdereduktion bei der Mehrzahl der untersuchten Patienten [4–7].

Im Folgenden werden mögliche Effekte der Hyaluronsäure, empfohlene Injektionstechniken und die Ergebnisse der vorliegenden Studien dargestellt, um eine Übersicht über die Indikation und zu erwartende Therapieergebnisse zu geben.

Mögliche Effekte der Hyaluronsäure

Hyaluronsäure ist ein physiologischer Bestandteil der Synovialflüssigkeit, der von Chondrozyten, Synoviozyten und Fibroblasten produziert wird. Der Hyaluronsäure werden folgende Effekte zugeschrieben [8–10]:

- gleitende Eigenschaften zur Lastverteilung unter Bewegung
- Hemmung von Entzündungsmediatoren
- Stimulation der Matrixsynthese des hyalinen Knorpels
- Inhibierung der Knorpeldegeneration
- Abschirmung von Nozizeptoren/Reduktion nozizeptiver Afferenzen

Mit fortschreitender Arthrose nimmt die Konzentration und das Molekulargewicht der Hyaluronsäure (HA) in der Synovialflüssigkeit jedoch ab, so dass diese Effekte abgeschwächt sind oder sogar verlorengehen können. Ziel der intraartikulären Hyaluronsäureinjektion ist es also, die Konzentration der Hyaluronsäure in der Gelenkflüssigkeit passager zu erhöhen. Tierexperimentelle Untersuchungen an Kaninchenkniegelenken zeigten nach intraartikulärer Injektion eine Verteilung der injizierten Hyaluronsäure (Hyaln G-F 20) in den Knorpelzellen, der Synovialflüssigkeit und dem Synovialgewebe im Verhältnis 2:1:1 am 1. Tag nach Injektion. Schon am dritten Tag verschiebt sich dieses Verteilungsmuster mit Konzentrationsabnahme der HA im Synovialgewebe. Ab dem 7. Tag nach Injektion findet sich weniger als ¼ der Hyaluronsäure im Vergleich zu den Ausgangsbefunden am ersten Tag nach Injektion. Vergleicht man die Halbwertzeit endogener HA (≈ 13 h) mit der synthetischer Hyaluronsäure (je nach Präparat 17–672 h), so ist die Halbwertzeit der synthetischen HA zwar zum Teil um ein Vielfaches länger, eine Erklärung für die bis zu einem Jahr andauernde Wirkung ergibt sich hieraus jedoch nicht. Das bedeutet, dass die „schmierenden und gleitenden" Eigenschaften der applizierten Hyaluronsäure nicht allein für die Beschwerdereduktion bei den Patienten verantwortlich sind, sondern andere Effekte vermutlich eine wesentliche Rolle spielen. Untersuchungen der letzten Jahre zeigten unter anderem den Einfluss des Molekulargewichtes verschiedener Präparate auf humane Chondrozyten in einer Zellkultur und die Fortleitung nozizeptiver Afferenzen im Tierexperiment.

Werden im Rahmen einer Gelenkersatzoperation gewonnene Chondrozyten in einer Zellkultur gezüchtet, so führt eine Stimulation der Chondrozyten mit Interleukin 1 (IL-1) zu einer vermehrten Synthese von Prostaglandin E2 (PGE2) und Stickstoff (NO). Wird der Zellkultur nun Hyaluronsäure zugegeben, so zeigt sich unter Zugabe einer Hyaluronsäure geringeren Molekulargewichtes (500–730 kDa), dass die durch IL-1 induzierte Synthese von PGE2 und NO deutlich gemindert wird (70% und 45%), während durch die Zugabe einer hochmolekularen, quervernetzten Hyaluronsäure (6000 kDa) eine Reduktion der NO- bzw. PGE2-Synthese ausbleibt. Beide HA zeigen ohne IL-1-Stimulation keinen Einfluss auf die PGE2- und NO-Synthese. Der durch Zusatz von Stickstoff induzierte Zelltod der Chondrozyten wird jedoch von beiden Hyaluronsäuren dosisabhängig in vergleichbarem Maß reduziert [11].

Bedingt durch die fortschreitende Arthrose eines Gelenkes kommt es zu entzündlichen Veränderungen der Synovia und des angrenzenden Gewebes. Entzündungsmediatoren wie zum Beispiel Tumor Nekrose Faktor-α (TNF-α), Interleukin-1β (IL-1β), IL-6 und IL-8, freigesetzt aus den Chondrozyten, scheinen hierbei eine wesentliche Rolle zu spielen [12–14]. Ferner sind Leukozyten aufgrund ihrer antimikrobiellen, sekretorischen und phagozytierenden Aktivität maßgeblich an der Inflammation des Gewebes beteiligt [15]. Hierzu ist die Migration der Leukozyten in das Gewebe nötig. Diese Migration erfolgt unter Expression interzellulärer und vaskulärer-Zell-Adhäsionsmoleküle ICAM-1 und VCAM-1. Untersucht man die Synovialflüssigkeit bei Gonarthrosepatienten vor und nach Hyaluronsäureinjektion, so zeigt sich unabhängig von dem Molekulargewicht der HA eine geringere Konzentration an ICAM-1 und VCAM-1 nach der Hyaluronsäureinjektion. Somit scheint die Injektion von Hyaluronsäure auch anti-inflammatorische Effekte im Rahmen der Behandlung der Gonarthrose zu besitzen [16]. Ergebnisse über etwaige Effekte bei der Koxarthrose liegen derzeit zwar nicht vor, sind jedoch unter Berücksichtigung der Pathogenese der Coxarthrose ebenfalls denkbar.

Auch die Weiterleitung nozizeptiver Afferenzen wird im Tierexperiment durch die intraartikuläre Injektion von Hyaluronsäure beeinflusst. Versuche an Rattenkniegelenken zeigten in Abhängigkeit vom Molekulargewicht der injizierten Hyaluronsäure am normalen und entzündlichen Kniegelenk eine Reduktion nozizeptiver Afferenzen im Stressmodell, bei dem das Kniegelenk standardisiert belastet wird. Es zeigt sich, dass die HA mit dem geringsten Molekulargewicht (700 kDa) weder am normalen noch am entzündlichen Kniegelenk Einfluss auf die nozizeptiven Impulse hat. Bei Injektion einer HA mit einem Molekulargewicht von etwa 1300 kDA zeigten sich signifikant (p ≤ 0,05) verminderte afferente Impulse 15 Minuten nach Injektion am entzündlich veränderten Kniegelenk. Die Injektion der HA mit dem höchsten Molekulargewicht (6000 kDA, quervernetzt) hingegen führt sowohl am normalen als auch am entzündlich veränderten Kniegelenk zu einer signifikanten (p ≤ 0,05) Reduktion nozizeptiver Afferenzen 60 und 100 Minuten nach Injektion. Die Autoren schlussfolgern aufgrund ihrer Ergebnisse, dass die elastoviskösen Eigenschaften der HA die bestimmenden Faktoren im Hinblick auf die Reduktion nozizeptiver Afferenzen im normalen und entzündlichen Gelenk sind [17].

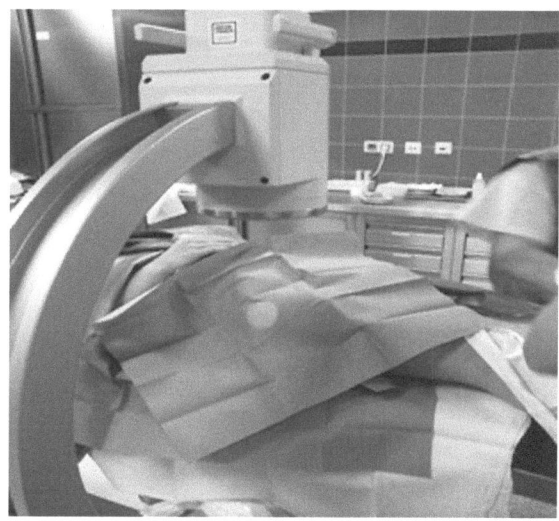

Abb. 1. Vorbereitungen zur bildwandlergestützten intraartikulären Injektion des Hüftgelenkes.

Injektion von Hyaluronsäure in das Hüftgelenk

Die Injektion von Hyaluronsäure sollte unter sterilen Kautelen, entweder sonographisch oder radiologisch kontrolliert, mit einer langen Nadel (z. B.: 0,90 × 70 mm; 20–21 G) erfolgen. Hierzu kann entweder der laterale oder anterior-superiore Zugang gewählt werden (Abb. 1). Dabei kann der „Lost-of-resistance"-Test nach Penetration der dicken Gelenkkapsel des Hüftgelenkes mit einem Lokalanästhetikum (z. B. 1–2 ml Carbostesin 0,5%) hilfreich sein, um die korrekte intraartikuläre Lage der Injektionsnadel zu überprüfen. Ein eventuell existenter Gelenkerguss sollte abpunktiert werden bevor die Hyaluronsäure injiziert wird. Die fluoroskopische Kontrolle unter Verwendung von Kontrastmittel (Abb. 2) ist bei korrekter intraartikulärer Position der Injektionsnadel nicht erforderlich.

Gerade in der Praxis hat sich die sonographisch kontrollierte Injektion des Hüftgelenkes mit einem 3,5 MHz oder 7 MHz Schallkopf bewährt [18].

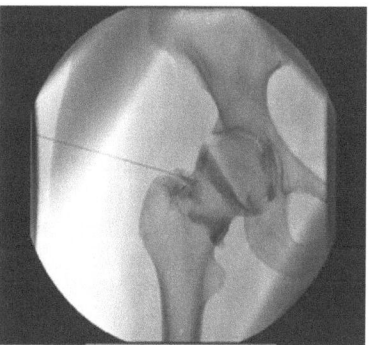

Abb. 2. Bildwandlerkontrollierte Injektion des Hüftgelenkes mit Kontrastmittel.

Je nach Präparat variiert die Anzahl der Injektionen zwischen einer und fünf Injektionen, bei mehrfachen Injektionen werden die Injektionen entweder in wöchentlichem Abstand oder einer möglichen Folgeinjektion nach 4–12 Wochen bei ausbleibendem oder schwachem Therapieerfolg durchgeführt [4–7, 19, 20].

Nebenwirkungen nach intraartikulärer Injektion in Form von lokalen Schmerzen oder einem Reizerguss werden je nach Untersuchung in 10–15% [4, 5, 7] bzw. 29% beobachtet [6]. Dabei klangen die moderaten Beschwerden überwiegend in den ersten Tagen nach Injektion ab. Aseptische Reizergüsse wurden dabei in einigen Fällen punktiert.

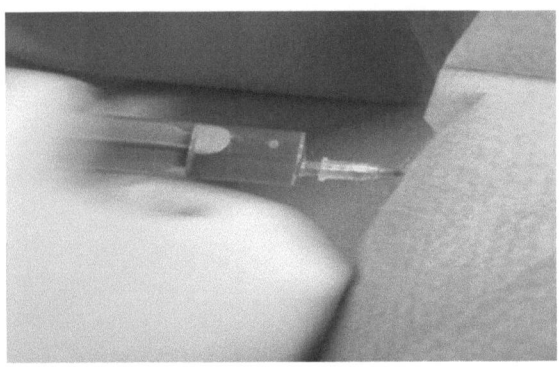

Abb. 3. Punktion eines intraartikulären Ergusses des Hüftgelenkes.

Patientenmanagement nach intraartikulärer Hyaluronsäureinjektion

Vergleichbar mit der Therapie der Gonarthrose sollten Patienten nach der Injektion des Hüftgelenkes vermehrte körperliche Belastungen zunächst vermeiden. In den Pilotstudien verschiedener HA-Produkte wurden die Patienten sogar angehalten Unterarmgehstützen zu benutzen, was jedoch in einer erweiterten Studie des gleichen Produktes keine Fortführung fand. In den ersten 24 h nach der Injektion sollten die Patienten das betroffene Hüftgelenk kühlen, etwaige lokale Schmerzen sollten mit Paracetamol oder bei fehlender Kontraindikation mit einem NSAR behandelt werden. Bei auftretendem Fieber, einer Erhöhung der Leukozyten oder des C-reaktiven Proteins sollte bei vorliegendem Reizerguss eine Punktion (Abb. 3) und im Zweifelsfalle eine Lavage erfolgen. Bei Verdacht auf einen vorliegenden Infekt kann neben der visuellen Kontrolle die Bestimmung der Zellzahl im Punktat hilfreich sein. Nach Punktion sollte, sofern der Verdacht auf einen Infekt besteht, mit einer unspezifischen antibiotischen Therapie (z.B. einem Cephalosporin) begonnen werden, die ggf. bei Vorliegen mikrobiologischer Befunde noch an diese angepasst werden muss [21].

Studienergebnisse nach intraartikulärer Hyaluronsäureinjektion bei Koxarthrose

Studienergebnisse über die Effektivität und die Sicherheit einer intraartikulären Therapie der Koxarthrose mit Hyaluronsäure liegen, verglichen mit den zahlreichen Studien, die im Rahmen der Behandlung der Gonarthrose durchgeführt wurden, nur in geringer Zahl vor.

In den Studien wurden insbesondere Patienten mit einer Koxarthrose I.–II. (III.) Grades nach Kellgren eingeschlossen. Entsprechend der Herstellerempfehlungen wurden dabei 1 bis 2 Injektionen durchgeführt. Das Follow up der meisten Studien betrug 3 Monate, bei verlängertem Follow up bis zu 6 und mehr Monaten. Dabei konnte bei den Patienten, die auf die Behandlung ansprachen, eine Beschwerdereduktion von über 6 Monaten beobachtet werden. Die Wahrscheinlichkeit einer positiven therapeutischen Reaktion lag bei den Patienten mit geringer ausgeprägter Koxarthrose über der von Patienten mit ausgeprägter Koxarthrose [4]. Eine Übersicht über die Ergebnisse aktueller, medlinegelisteter Studien gibt Tabelle 1.

Tabelle 1. Literaturübersicht Medline gelisteter englischsprachiger Studien über die Therapie der Koxarthrose mit Hyaluronsäure. Eine italienische Studie (Migliore et al. 2005) wurde aufgrund der mangelnden Aussagekraft des Abstracts und dem nicht erhältlichen italienischen Originalartikel nicht berücksichtigt; die Ergebnisse stimmen aber mit den „Synvisc Studien" soweit ersichtlich überein, bei einem Therapieerfolg von 50% der Patienten nach 12 Monaten.

Autor	Produkt	Molekulargewicht (kDa)	Anzahl Injektionen	Anzahl der Patienten	therapiebezogene unerwünschte Ereignisse	Studiendauer	Therapieerfolg
Brocq et al. (2002)	Synvisc	6000	1 (2)	22 (30 Injektionen)	14%	3 Monate	50% (59%)
Conrozier et al. (2003)	Synvisc	6000	1 (2)	57 (89 Injektionen)	10,11% (9 Injektionen)	3 Monate	51,7%
Vad et al. (2003)	Synvisc	6000	3	22 (25 Injektionen)	keine	12 Monate	84%
Berg et al. (2004)	Durolane	10000	1	31	29%	3 Monate	54%

Bemerkenswert ist die von Vad et al. 2003 publizierte Studie mit einem Therapieerfolg bei 84% der Patienten. Jedoch wurde hier verglichen mit den übrigen Studien neben der dreimaligen Injektion von Hylan G-F 20 ein aufwendiges Studienprotokoll durchgeführt: Eine Woche vor der ersten Injektion der Hyaluronsäure erfolgte unter radiologischer Kontrolle eine Gelenklavage mit 100 ml Kochsalzlösung. In der Folge erfolgte in wöchentlichem Abstand, ebenfalls unter fluoroskopischer Kontrolle, die dreimalige Injektion der Hyaluronsäure (je 2 ml). Anschließend nahmen die Patienten an einem 4–6 wöchigen Physiotherapieprogramm mit 3 Einheiten/Woche teil. Die Autoren selbst sehen den Grund für den guten Therapieerfolg in einer guten Patientenselektion, der kontrollierten Injektion und dem Zusammenwirken der Injektion der Hyaluronsäure und dem Physiotherapieprogramm begründet.

Zusammenfassung

Die Injektion von Hyaluronsäure scheint bei entsprechender Selektion aktiver Patienten mit symptomatischer Koxarthrose I. und II. Grades eine weitere, alternative Therapieoption zu sein (Abb. 4). Jedoch sind die bisherigen Studien lediglich deskriptiv und nicht placebokontrolliert. Im Vergleich zur Injektion von Hyaluronsäure bei Gonarthrose ist das Risiko für lokale Schmerzen und Reizerscheinungen erhöht. Neben der kontrollierten streng intraartikulären Injektion gilt es die Patienten über das Verhalten nach der Injektion entsprechend zu informieren und ggf. engmaschig zu untersuchen bzw. die rechtzeitige Diagnostik/Therapie einzuleiten. Derzeit scheint das von den Herstellern vorgegebene Therapieregime mit einer, ggf. einer zweiten Injektion für einen bis zu 6 Monaten und länger vorherrschenden Therapieerfolg ausreichend zu sein, zumindest solange, bis brauchbare Daten über andere Therapieregime vorliegen. In Zukunft sind Placebo und ggf. Kortikoid-kontrollierte, randomisierte Studien durchzuführen, um die positiven Ergebnisse der bisherigen Untersuchungen validieren zu können.

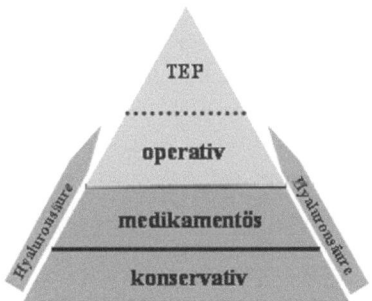

Abb. 4. Therapieschema der Koxarthrose.

Literatur

1. Lawrence RC, Helmick CG, Arnett PC (1998) Estimates of the prevalence of arthritis and selected musculoskeletal disorders in the US. Arthritis Rheum 41:778–799
2. Zhang W, Doherty M, Arden N, Bannwarth, Bijlsma et al (2005) EULAR evidence based recommendations for the management of osteoarthritis: report of a task force of the EULAR Standing Committee for International Clinical Studies including therapeutics (ESCIST). Ann Rheum Diseases 64:669–681
3. Dt. Ges. f. Orthopädie und orthop. Chirurgie + BV d. Ärzte f. Orthopädie (Hrsg.) Leitlinien der Orthopädie, 2. Auflage. Dt. Ärzte-Verlag, Köln 2002
4. Brocq O, Tran G, Breuil, V, Grisot C, Flory P, Euller-Ziegler L (2002) Hip osteoarthritis: short-term efficacy and safety of viscosupplementation by hylan G-G 20. An open label study in 22 patients. Joint Bone Spine 69:388–391
5. Conrozier T, Bertin P, Mathiea P, Charlot J, Bailleul F, Treves R et al (2003) Intraarticular injections of hylan G-F 20 in patients with symptomatic hip osteoarthritis: an open label, multicentre, pilot study. Clin Exp Rheumatol 21:605–610
6. Berg P, Olsson U (2004) Intra-articular injection of non-animal stabilised hyaluronic acid (NASHA) for osteoarthritis. Clin Exp Rheum 22:300–306
7. Vad VB, Sakalkale D, Sculco TP, Wickiewicz TL (2003) Role of Hylan G-F20 in treatment of osteoarthritis of the hip joint. Arch Phys Med Rehabil 84: 1224–1226
8. Kirwan K (2001) Is there a place for intra-articular hyaluronate in osteoarthritis of the knee? Knee 8: 93–101
9. Recommendations for the medical management of Osteoarthritis of the hip and knee 2000 update. Arthritis Rheum 2000 43:1905–1915
10. Simon LS (1999) Viscosupplementation therapy with intraarticular hyaluronic acid: fact or fantasy? Rheum Dis Clin North Am 25:345–357
11. Maneiro E, de Andres MC, Fernandez-Sueiro JL, Galdo F, Blanco FJ (2004) The biological action of hyaluronan on human osteoarthritic articular chondrocytes: The importance of molecular weight. Clin Exp Rheum 22:307–312
12. Pelletier JP, Martel-Pelletier J, Abramson SB (2001) Osteoarthritis and inflammatory disease: potential

implication for the selection of new therapeutical agents. Arthritis Rheum 44:1237–1247

13. Haywood L, McWilliams DF, Pearson CI, Gill SE, Ganesan A, Wilson D, Walsh DA (2003) Inflammation and angiogenesis in osteoarthritis. Arthritis Rheum 48:2173–2177

14. Smith MD, Triantafillou S, Parker A, Youssef PP, Coleman M (1997) Synovial membrane inflammation and Cytokine production in patients with early osteoarthritis. J Rheumatol 24:365–371

15. Ulbrich H, Eriksson EE, Lindbom L (2003) Leukocyte and endothelial cell adhesion molecules as targets for therapeutic interventions in inflammatory disease. Trends Pharmacol Sci 24:2068–2101

16. Karatay S, Kiziltunc A, Yildirim K, Karanfil RC, Senel K (2004) Effects of different hyaluronic acid products on synovial fluid levels of intercellular adhesion molecule-1 and vascular cell adhesion molecule-1 in knee osteoarthritis. Ann Clin Lab Science 34:330–335

17. Gomis A, Pawlak M, Balazs EA, Schmidt RF, Belmonte C (2004) Effects of different molecular weight elastoviscous hyaluronan solutions on articular nociceptive afferents. Arthritis Rheumatism 50:314–326

18. Magliore A, Tormenta S, Martin LS, Valente C, Massafra U, Latini A, Alimonti A (2002) Safety profile of 185 ultrasound-guided intra-articular injections for treatment of rheumatic diseases of the hip. Clin Exp Rheumatol 20:445–454

19. Bragantini A, Molinaroli F (1994) A pilot clinical evaluation of the treatment of hip osteoarthritis with hyaluronic acid. Curr Ther Res 55:319–330

20. Lanzotti SB, Machado MB, Nascimento RA (2000) Intra sodium hyaluronate in unilateral coxofemural osteoarthritis treatment. Arthritis Rheum 43:346

21. Jerosch J (2004) Akuter Gelenkinfekt. Orthopäde 33:1309–1318

KAPITEL 8

Konservative Behandlungsmöglichkeiten bei der Koxarthrose

J. Heisel

Vorbemerkungen

Die Hüfte als axial belastetes zentrales großes Körpergelenk neigt im Laufe des menschlichen Lebens, ebenso wie das Knie, zur Ausbildung degenerativer Veränderungen, deren Ausmaß von unterschiedlichen Faktoren abhängig ist: Bezüglich der *Ätiologie* steht im jüngeren Lebensalter bei Frauen die Hüftpfannendysplasie, bei jüngeren Männern die Folgen einer Hüftkopfnekrose, eines M. Perthes oder einer Epiphyseolyse im Vordergrund. Im mittleren und höheren Alter spielen in erster Linie dispositionelle Faktoren die wesentliche Rolle; rheumatische Gelenkdestruktionen sind in aller Regel altersunabhängig.

Die arthrotisch bedingten *Beschwerdebilder* des Hüftgelenkes sind meist pathognomonisch mit belastungsabhängigem Leistenschmerz, nicht selten mit distaler Ausstrahlung, eine zunehmende Bewegungseinschränkung der Gelenkverbindung aufgrund einer Kapselschrumpfung und muskulären Verkürzung mit Beeinträchtigung der Gehfähigkeit. Die *Diagnosestellung* erfolgt in aller Regel klinisch und radiologisch.

Die *Behandlung* der Koxarthrose ist eine Domäne der konservativen Orthopädie, die einzelnen Strategien sind Symptom-orientiert: Ärztliches Ziel ist hier, durch Ausschöpfung medikamentöser, passiver physikalischer und aktiver bewegungstherapeutischer Maßnahmen eine für den betroffenen Patienten ausreichend kompensierte klinische Situation zu erreichen – dies im Hinblick auf weitgehende Beschwerdefreiheit sowie Funktionalität und Mobilität. Die Indikation zum endoprothetischen Gelenkersatz wird alleinig bestimmt durch den Patienten selbst mit seinen konservativ therapieresistenten Beschwerden.

Medikamentöse Therapie

Degenerative Hüftgelenkerkrankungen zeigen belastungsabhängig nicht selten einen kompensierten blanden klinischen Verlauf; lediglich ein aktivierter Binnenreizzustand mit entsprechendem subjektiven Beschwerdebild, aber auch Affektionen im Rahmen einer Erkrankung aus dem rheumatischen Formenkreis erfordern in den meisten Fällen eine *systemische analgetische* und *antiphlogistische* Medikation.

Analgetika dienen der reinen symptomatischen Schmerzbekämpfung; sie verfügen über keinen anti-inflammatorischen Effekt. Die einzelnen Präparate verfügen vor allem über eine zentral ansetzende Wirkung.

Wirkstoffe: Paracetamol, Metamizol, Tramadol, Tilidin u. a.

Indikationen: nicht oder nur wenig entzündliche Schmerzzustände aufgrund von degenerativen Veränderungen, periarthropathische Reizzustände, Insertionstendopathien im Bereich des Trochanter major, postoperative Schmerzzustände, vor geplanter krankengymnastischer Mobilisationsbehandlung im Falle einer schmerzhaften Kontraktur des Gelenkes.

Kontraindikationen: bekannte Unverträglichkeit, Allergieneigung; nicht zur Dauertherapie geeignet

Die **nichtsteroidalen Antirheumatika** wirken rein symptomatisch im Sinne einer unspezifischen lokalen Entzündungshemmung am Ort der Erkrankung (antiexsudativ, antiproliferativ); gute subjektive Effizienz in 60–70% der Fälle. Die Magen-Darm-Verträglichkeit konnte durch die Einführung selektiver Cox-2-Hemmer wesentlich verbessert werden. Eine weitere Alternative bieten die ebenfalls gut analgetisch und antiphlogistisch wirkenden, dabei gut verträglichen Teufelskrallenextrakte.

Präparate: Ibuprofen, Ketoprofen, Diclofenac, Oxikam u. a.; im Falle einer längeren Applikation (> 1 Woche) mit gleichzeitigem Magenschutz (Protonenpumpenhemmer).

Indikationen: als Sofortmaßnahme zur Beeinflussung erheblicher Schmerzzustände mit entzündlicher Komponente (Belastungsschmerz, Morgensteifigkeit, synovialer Binnenreizzustand mit resultierender funktioneller Beeinträchtigung), chronisch entzündliche Gelenkirritationen aufgrund degenerativer oder rheumatischer Affektionen im aktivierten Stadium, vor geplanter krankengymnastischer Mobilisationsbehandlung im Falle einer schmerzhaften Gelenkkontraktur.

Kontraindikationen: floride Gastritis oder Ulcus duodeni, allgemeine Blutungsneigung, ungeklärte Leuko- und Thrombopenien, bekannte Allergie u. a. m.

Die *oral* eingesetzten **Chondroprotektiva** (z. B. D-Glukosaminsulfat) haben über die dosisabhängige Steigerung der Synthese sulfatierter Mukopolysaccharide eine Bedeutung in der Behandlung von Schäden des Gelenkknorpels. Sie werden i. Allg. zur Langzeittherapie (mindestens 3–4 Monate) leichterer und mittelschwerer degenerativer Aufbrauchsprozesse großer Körpergelenke mit intermittierenden arthralgischen Reizzuständen eingesetzt.

Eine systemische *orale* Applikation von **Glukokortikoiden** (als kurzfristige Stoßbehandlung oder als längerfristige Dauermedikation) kommt, nach sorgfältiger Abwägung des Nutzen-Risiko-Verhältnisses nur in seltenen Ausnahmefällen in Frage wie z. B. bei stark entzündlichen Verläufen rheumatischer Erkrankungen, die durch eine ausreichend dosierte nichtsteroidale Medikation nur unbefriedigend eingestellt werden können, außerdem bei immobilsierenden Schmerzbildern.

Basistherapeutika wie Sulfasalazin, Leflunomid, Chloroquin (Antimalariamittel), Goldpräparate, D-Penicillamin sowie **Immunsuppressiva** wie Methotrexat, Ciclosporin A u. a. m. sind wichtige Stoffgruppen in der Langzeitbehandlung destruierend verlaufender Erkrankungen des rheumatischen Formenkreises. Die Einstellung des Patienten auf diese Präparate sowie die Überwachung bzgl. des Auftretens nicht seltener Nebenwirkungen obliegt einem erfahrenen Rheumatologen; im Rahmen der Behandlung degenerativer Hüftgelenkserkrankungen spielen diese Substanzen i. Allg. keine wesentliche Rolle.

Eine *intraartikuläre* Applikation von **Kristallkortikoiden** ist in erster Linie bei ausgeprägten exsudativen synovitischen Reizzuständen, aber auch im Falle einer aktivierten Arthrose mit akzentuiertem Beschwerdebild zu überlegen. Die Dosierung ist abhängig vom Einzelpräparat (Triamcinolon: 40 mg; Dexamethason: 4–8 mg); maximal 3–4 Einzelinjektionen bei Mindestintervall von etwa 2 Wochen.

An Medizinprodukten mit überwiegend mechanischer Wirkung und möglicher Einflussnahme auf den Kollagenstoffwechsel kommt eine intraartikuläre Viskosupplementation mit **Hyaluronsäure-Präparaten** in Frage.

Die Effizienz lokal eingesetzter Präparate – sog. **Externa** – ist belegt. Die Wirkung der einzelnen antiphlogistischen Salben, Gele, Sprays u. a. erfolgt in den meisten Fällen durch eine lokale Anreicherung der Wirksubstanz im Gewebe des entzündlich gereizten Hüftgelenkes v. a. über den Blutweg, kaum jedoch über eine direkte lokale Diffusion.

Indikationen: Tendomyosen und Insertionstendopathien im Bereich der Trochanter major-Region, periarthralgische Reizzustände, Arthralgien, Myalgien, postoperative Reizzustände u. ä.

Kontraindikationen: lokale floride Entzündungen der Haut, Ekzeme und Kontaktallergien, sezernierende Prozesse.

Diätetische Maßnahmen

Bei Vorliegen degenerativer Affektionen des Hüftgelenkes sollte zur Vermeidung eines raschen progredienten Verlaufes die exogene axiale Stauchungsbelastung der betroffenen Knorpelstrukturen im Zuge eines normalen Tagesablaufes möglichst gering gehalten werden. Unter diesem Aspekt ist unbedingt eine *Normalisierung des Körpergewichtes* durch kalorisch knappe, ballaststoffreiche, möglichst fettarme, kohlehydrat- und eiweißreiche Nahrung anzustreben; evtl. zusätzliche Gabe von Spurenelementen (z. B. Selen) und Vitaminen (Vitamin C und E). Besteht eine erhebliches Übergewicht, ist zur Verhinderung einer möglichen Stoffwechselentgleisung eine Radikalkur abzulehnen; günstiger erscheint eine langfristig angelegte Umstellung der Ernährungsgewohnheiten mit mehreren kleinen Mahlzeiten pro Tag (insgesamt während der Reduktionsphase von etwa 1000 Kcal/die).

Die Effizienz einer speziellen ,*antiarthrotischen Diät*', wie teilweise in der Laienpresse propagiert (Einnahme sog. Gelatineprodukte), ist medizinisch nicht belegt. Lediglich im Falle einer Hyperurikämie kann das Risiko eines Gichtanfalles (im Bereich des Hüftgelenkes ein ausgesprochen seltenes Ereignis) und damit die Ausbildung entzündlicher Knorpeldestruktionen durch eine purinarme Kost (Harnsäurezufuhr auf weniger als 120 mg/die zu beschränken) reduziert werden.

Physikalische Maßnahmen

Der Einsatz lokal wirksamer physikalischer Behandlungsstrategien ist als unverzichtbarer Bestandteil eines konservativen Behandlungsplanes im Falle von periarthralgischen oder von Binnenreizzuständen des Hüftgelenkes anzusehen. Ganz allgemein betrachtet zielen die einzelnen Maßnahmen auf eine Linderung des subjektiven Beschwerdebildes (Analgesie) sowie den Rückgang des begleitenden reaktiv-entzündlichen Prozesses (Antiphlogese) ab.

Die **Thermotherapie** bewirkt über eine Vasodilatation der kapillären Endstrombahn eine Temperaturerhöhung im Hüftbereich und damit eine Steigerung der Durchblutung und des Stoffwechsels; der Tonus der hüftumspannenden Muskulatur wird leicht herabgesetzt, die Dehnbarkeit der kollagenen Gewebe verbessert (sog. Bewegungsstarter) (Tabelle 1). Zu unterscheiden sind Ganzkörperanwendungen (Thermalbäder, Moorbäder) von Maßnahmen mit umschriebenem Einsatz trockener Wärme wie Heißluft, ein Heizkissen oder eine Wärmeflasche, aber auch lokale Wickel (Heublumensack mit 43–45 °C) u. a. Zu den Applikationsformen von feuchter

Wärme zählen organische Peloide (Torf, Moorerde, Schlick) mit großer Wärmehaltung und nur geringer Wärmeleitung, anorganische mineralische Peloide wie Kreide, Fango, Lehm, Sand mit nur geringer Wärmehaltung, jedoch höherer Wärmeleitung, Paraffin-Packungen (50–52 °C), heiße Handtücher (Umschläge, Wickel, Packungen), Prießnitz-Wickel (Auflagerung wassergetränkter Kompressen mit anschließender Behinderung des Wärmeabstromes) und letztendlich Teilbäder.

Hauptindikationen: in erster Linie chronisch entzündliche Gelenkprozesse.

Kontraindikationen: akut entzündliche Zustandsbilder wie aktivierte Arthrosen, Gichtanfall, aber auch Infektionskrankheiten, Thrombophlebitiden u. a.

Im Gegensatz hierzu wird die **Kälte**- oder **Kryotherapie** zum lokalen Wärmeentzug eingesetzt. Über eine initiale Vasokonstriktion kommt es zur Herabsetzung der Durchblutung mit Ödemhemmung, Verlangsamung der Stoffwechselvorgänge (Abnahme der Aktivität enzymatischer Gelenkbinnenprozesse), aber auch zu einer Muskeldetonisierung (Auflösung spastischer Muster) und einer ausgeprägten Analgesie über die Herabsetzung der nervalen Aktivität (Tabelle 1). Typische Anwendungsformen sind Eis- oder spezielle anmodellierbare Gelpackungen, Kältesprays, Eiskompressen, Eismassagen, Blitzgüsse, Kaltluft sowie kalte Peloidpackungen und Retterspitzwickel.

Indikationen: akute Gelenkbinnenreizzustände (frisch posttraumatisch, entzündlich, Gicht), aktivierte Arthrosen, aber auch als einleitende Maßnahme vor Durchführung krankengymnastischer Übungen.

Kontraindikationen: arterielle Durchblutungsstörungen, Kälteallergien u. ä.

Im Rahmen der **Elektrotherapie** kommen – in Abhängigkeit von der gewünschten Wirkung – unterschiedliche Stromqualitäten zum Einsatz.

Bei den **niederfrequenten Strömen** (bis zu 1000 Hz) liegen die applizierten Stromstärken deutlich unter der subjektiven Toleranzgrenze von 1 mA/cm^2 Hautoberfläche. Anwendungsformen sind die **stabile Quergalvanisation** zur Schmerzlinderung im Bereich von Triggerpunkten (bei akuten Prozessen 3–5 min, bei chronischem Verlauf 5–30 min), das Zellenbad (Extremitäten-Teilbad mit stabiler galvanischer Stromapplikation) zum Einsatz bei degenerativen Arthritiden (Behandlungsdauer 10–15 min), das **Stangerbad** (Ganzkörperbad mit stabilen galva-

Tabelle 1. Lokale physiologische Wirkung einer Wärme- bzw. Kältetherapie

Gewebestruktur bzw. -prozess	Wärmewirkung	Kältewirkung
Blutgefäße	Dilatation	Konstriktion
Kapillarpermeabilität	Steigerung	Herabsetzung
Zellstoffwechsel	Steigerung	Herabsetzung
Gewebeentzündung	Verstärkung	Abschwächung
Bindegewebsdehnbarkeit	Verbesserung	Verminderung
Muskeltonus	Herabsetzung	Herabsetzung
Muskelkontraktilität	Erhöhung	Herabsetzung
Nervenleitung	Verbesserung	Verminderung
Viskosität der Synovialflüssigkeit	Herabsetzung	Erhöhung

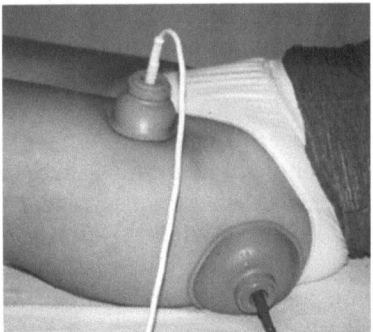

Abb. 1. Iontophorese-Applikation am linken Hüftgelenk.

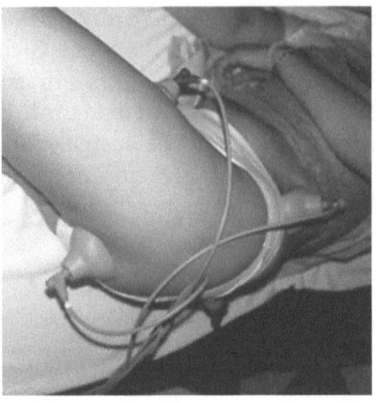

Abb. 2. Interferenzstrom-Anwendung am linken Hüftgelenk.

nischen Strömen) im Falle multiartikulärer Prozesse (Behandlungsdauer 10–30 min) sowie die **Iontophorese** (Stromstärke 0,5–1 mA/cm^2 Elektrodenfläche; Abb. 1). Hierbei handelt es sich um einen transkutan gerichteten Ionentransport im Zuge eines galvanischen Stromdurchflusses zwischen großflächigen Plattenelektroden; unter der Anode erfolgt Schmerzlinderung und muskuläre Detonisierung, unter der Kathode eine besonders starke Hyperämisierung (Behandlungsdauer 5–30 min). *Hauptindikation* sind periarthropathische Reizzustände, wobei die im Stromfeld wandernden negativ geladenen Medikamente (Salizylsäure 3%, Nikotinsäure 3%, Hirudin u. a.) unter der Kathode, positiv geladene Substanzen (Histamin 3 : 100 000, Lokalanästhetika 2–5%, Vitamin B, Acetylcholin u. a.) unter die Anode gebracht werden müssen. Die ebenfalls niederfrequenten **diadynamischen Bernardschen Impulsströme** (50–100 Hz; Impulsdauer 10 ms) besitzen eine gute analgetische und hyperämisierende Wirkung mit Begünstigung der Resorptionsförderung; sie werden deshalb in erster Linie bei akuten traumatischen exsudativen arthritischen Reizzuständen eingesetzt. Das **TENS-Verfahren** (transkutane elektrische Nervenstimulation) dient der rein symptomatischen lokalen Schmerzbekämpfung durch Reizung peripherer Nervenendigungen mit sekundärer Blockade der Schmerzweiterleitung im Bereich der Hinterhornneurone durch rechteckförmige Impulsströme (batteriebetriebenes Taschengerät); Behandlungsdauer 20–30 min; *Hauptindikation* im Hüftgelenksbereich sind schmerzhafte Mobilisationen bei Kontrakturen.

Mittelfrequente Ströme (1000–300 000 Hz) führen zu einer asynchronen Antwort der erregbaren Zellen; aufgrund des niedrigen kapazitiven Gewebewiderstandes wird nur eine geringe Stromspannung benötigt (hohe Stromdichte ohne sensible Hautbelastung möglich). Bei der meist üblichen **Nemectrodyn**-Anwendung (Abb. 2) erfolgt eine Wechselstrombehandlung mit Interferenz zweier frequenz- und phasenverschobener Stromkreise mit konsekutiver Reizerhöhung in deren Überlappungsgebiet (Interferenz-Frequenz 100–200 Hz; Anwendungsdauer bei akuter Symptomatik 5–10 min, im Falle chronisch degenerativer Gelenkprozesse 12–15 min).

Hochfrequente Ströme (über 300 000 Hz) besitzen aufgrund ihrer nur kurzen Impulsdauer keinen direkten Stimulationseffekt auf Nerven- und Muskelzellen (keine elektrische Stromwirkung) mehr sondern lediglich einen chemischen Reiz mit ausschließlicher Wärmewirkung durch elektromagnetische Wellen (sog. *Diathermie*). Im Hüftgelenksbereich resultiert neben einer Hyperämisierung und Stoffwechselsteigerung eine gute Analgesie, eine muskuläre Detonisierung sowie eine Viskositätserhöhung der Synovialflüssigkeit. Anwendungsformen sind die *Mikrowelle* (27,12 MHz; Wellenlänge 11,062 m), die *Dezimeterwelle* (433,92 MHz; Wellenlänge 0,69 m) sowie die *Mikrowelle* (2450 MHz; Wellenlänge 0,122 m).

Einer **Magnetfeldbehandlung** (Einsatz extrem niederfrequenter, gepulster Magnetfelder niedriger Intensität) kommt bei degenerativen Hüftgelenkserkrankungen keine wesentliche Bedeutung zu; eine Effizienz in der Behandlung aseptischer partieller Hüftkopfnekrosen ist wissenschaftlich nicht belegt.

Bei der **Ultraschalltherapie** erfolgt eine lokale Wärmeerzeugung durch mechanische Longitudinalschwingungen; Hauptwirkungsort ist in erster Linie der Grenzflächenbereich unterschiedlicher Dichte (z. B. am Übergang von Weichteilen zum Knochengewebe, wo eine Schallreflexion erfolgt). Es resultieren eine Permeabilitäts- und damit Diffusionssteigerung des durchfluteten Gewebes mit einer Stoffwechselerhöhung, eine lokale Analgesie, außerdem eine muskuläre Relaxation; Gewebeverklebungen werden gelöst, die Gewebetrophik verbessert. *Dosis:* anfänglich 0,1–0,5 W/cm^2 Hautoberfläche; Steigerung bis maximal 3,0 W/cm^2 Hautoberfläche möglich. Ein Luftspalt zwischen Schallkopf und Oberhaut wird nicht überwunden, daher ist ein direkter Hautkontakt erforderlich. Sowohl eine statische (ruhender Schallkopf) als auch eine dynamische Applikation (bewegter Schallkopf, hier reduzierte Verbrennungsgefahr) sind möglich, ebenso wie eine Kombination mit Ankopplungsmedien (Externa wie Salben, Öle oder Gele; sog. *Ultraphonophorese*) aber auch diadynamischen Strömen (sog. *Phonoiontophorese*).

Hauptindikationen: pericoxalgische Reizzustände, Sehnenansatzreizstände der Trochanter major-Region bzw. der Hüftadduktoren, Verwachsungen und Narbenbildungen.

Kontraindikationen: hohe Entzündungsaktivität, lokalisierte Infektionen, Phlebothrombosen, Gerinnungsstörungen, arterielle Durchblutungsstörungen, einliegende Metallimplantate (Gefahr der Überhitzung).

In seltenen Fällen sonstig therapierefraktärer arthritischer oder periarthropathischer Reizzustände kann als Methode der 2. Wahl eine **Röntgenreizbestrahlung** erfolgen, wenn die veränderte lokale Stoffwechsellage eine Erhöhung der Empfindlichkeit auf ionisierende Strahlen mit sich bringt.

Die **pulsierende Signaltherapie (PST)** wird in den letzten Jahren im Falle subjektiv beeinträchtigender, degenerativ bedingter Hüftgelenksveränderungen als schmerzfreie Alternative zu einer Gelenkoperation propagiert; die Applikation von Gleichstromimpulsen zielt angeblich auf die Selbstheilungskräfte des Körpers ab und versucht, bei Vorliegen einer Arthrose körpereigene Prozesse zur Regeneration von Knorpelzellen zu unterstützen. Die Effizienz dieser Methode ist bis heute nicht eindeutig belegt, weswegen die gesetzlichen Krankenkassen eine Kostenübernahme ablehnen.

Bei einer **Massage-Behandlung** werden durch Anwendung gezielter Handgriffe (unspezifischer Reiz) durch Druck, Zug, Verschiebungen und Erschütterungen auf Haut- und Unterhautgewebe die Enterorezeptoren der Haut sowie tiefer gelegene Propriozeptoren von Sehnen, Bändern, Gelenkkapseln und Muskeln gereizt und damit verspannte oder verhärtete Gewebestrukturen wieder gelockert. Unterschieden werden *Muskelmassagen, mechanische Massagen* (Bürstungen, Stäbchenmassage, Vakuumsaugung, manuelle *Lymphdrainage* im Falle peripherer ödematöser Umlaufstörungen) sowie die *Unterwasser(druckstrahl)massage*.

Hauptindikationen: Verkürzungen oder Verhärtungen der hüftumspannenden Muskulatur, Narbenbildungen, lokale postoperative Verwachsungen, Gelenkkontrakturen; venöse oder lymphatische Umlaufstörungen der unteren Extremitäten in der frühen postoperativen Phase zur Unterstützung der Muskelpumpe.

Kontraindikationen: lokale entzündliche Prozesse, Thrombophlebitiden oder Beinvenenthrombosen, dekompensierte Herzinsuffizienz.

Bewegungstherapeutische Maßnahmen

Durch schonungsbedingten Wegfall der funktionellen Bewegungs- und Dehnungsreize im Gefolge schmerzhafter degenerativ-entzündlicher Binnenreizzustände des Hüftgelenkes bzw. deren Folgeerscheinungen kommt es nicht selten zu einer Schrumpfung der artikulären und periartikulären Weichteilstrukturen. Betroffen sind hier einerseits vor allem die ventrale Gelenkkapsel, aber auch die Außenrotatoren- und Adduktorenmuskulatur. Zum Erhalt bzw. zur Wiederherstellung eines Höchstmaßes an funktioneller Leistungsfähigkeit des betroffenen Gelenkes ist deshalb in nahezu allen Fällen eine gezielte bewegungstherapeutische Behandlung erforderlich.

Bei der **krankengymnastischen Einzelbehandlung** werden Intensität sowie Dosierung der einzelnen Übungsteile von der aktuellen Krankheitsaktivität, aber auch vom Ausmaß der gegebenen Funktionsbeeinträchtigung des betroffenen Hüftgelenkes bestimmt. Eine möglichst kontinuierliche tägliche Behandlung, evtl. auch in zusätzlicher Eigenregie durch den Patienten selbst, ist erstrebenswert. Mit Ausnahme des Treppensteigens sowie des Arbeitens gegen erheblichen mechanischen Widerstand wird eine Leistungsanforderung von 25 Watt/min im Allgemeinen nicht überschritten.

Primäre Ziele einer krankengymnastischen Behandlung eines funktionsbeeinträchtigten Hüftgelenkes sind:

■ Prävention eines muskulären Defizites durch gezielte aktive Übungen
■ Schmerzlinderung durch Entlastung des Gelenkes (z. B. Traktionen Abb. 3; funktionsgerechte, kontrakturvorbeugende Lagerung; Schlingentischanwendung, Abb. 4; Einsatz von Gehhilfen)
■ Vorsichtige, schrittweise gesteigerte manuelle Dehnung einer geschrumpften und damit kontrakten Gelenkskapsel (Abb. 5), evtl. mit zusätzlicher Wärmeapplikation, Quermassage, postisometrischer Relaxation
■ Detonisierung hypertoner Muskelgruppen in der Umgebung des betroffenen Hüftgelenkes durch vorsichtige Lockerungs- und Dehnungsübungen
■ Kräftigung der gelenkumspannenden und -stabilisierenden Muskulatur und Korrektur von Fehlstellungen, z. B. durch gezielte aktive Spannungsübungen, PNF-Pattern, Einsatz von Therabändern (Abb. 6a und b); Verbesserung der Gelenksbeweglichkeit durch möglichst schmerzfreies passives Durchbewegen, aber auch durch widerlagernde Mobilisation im Rahmen der funktionellen Bewegungslehre (FBL), durch rhythmische Bewegungsübungen u. a.

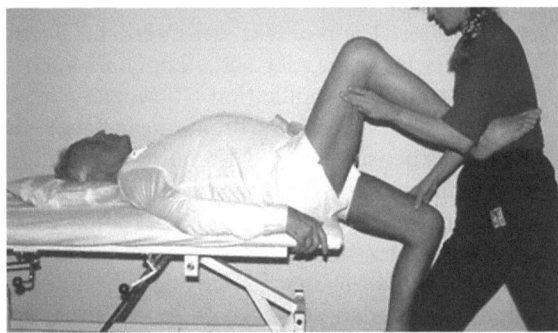

Abb. 5. Krankengymnastische Einzelbehandlung mit Dehnung der Hüftkapsel links zur Verbesserung der Extension.

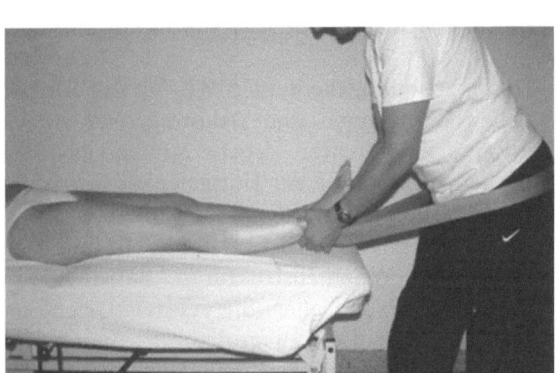

Abb. 3. Traktion der rechten Hüfte durch den Physiotherapeuten unter Einsatz eines Beckengurtes.

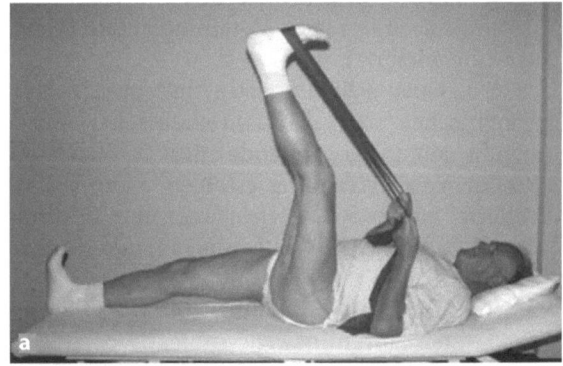

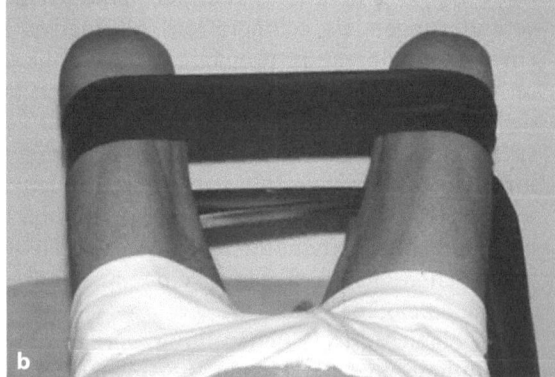

Abb. 6a, b. Eigenständiges Übungsprogramm mit einem Theraband **a)** zur Verbesserung der Hüftflexion, **b)** zur Kräftigung der Hüftabduktoren.

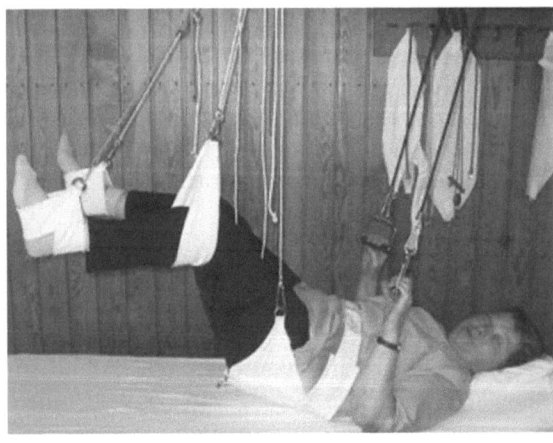

Abb. 4. Aufhängung im Schlingentisch.

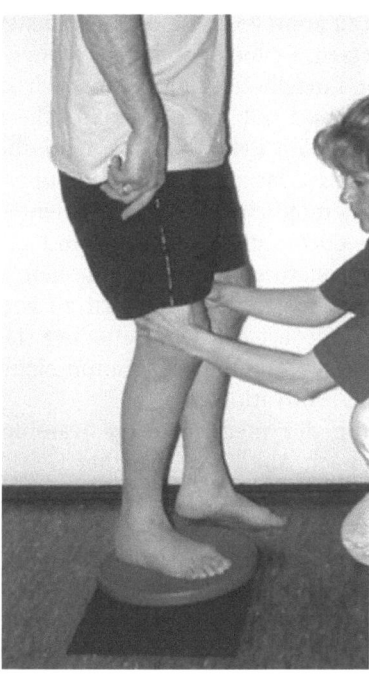

Abb. 7. Koordinationstraining für das rechte Bein auf instabiler Standfläche.

■ Erlernen von Ersatzfunktionen (kompensatorische Bewegungsmuster)
■ Verbesserung der Knorpelernährung, z. B. durch intermittierende manuelle Traktionen, sachtes Trampolinspringen, Spazierengehen
■ Verbesserung motorischer Funktionen wie Kraft, Ökonomie, Ausdauer, Koordination und Geschicklichkeit, z. B. durch Übungen auf labilem Untergrund wie einem Schaukelbrett (Abb. 7), Trampolin o. ä.
■ Verbesserung des Gangbildes durch Korrektur von Ausgleichsbewegungen, Ganganalyse, evtl. auch durch Einsatz adäquater Hilfsmittel.

Im akuten Stadium mit entsprechendem subjektivem Beschwerdebild kommen in erster Linie assistive Übungen unter Abnahme der Eigenschwere in Frage, im späteren Verlauf bei Rückgang des Gelenkreizzustandes dann vor allem aktive isotonische (dynamische) Bewegungen, auch gegen manuellen Widerstand (statische oder isometrische Übungsteile), auch eine Kräftigung der antagonistischen Muskulatur. Im Rahmen der Einzelbehandlung ist ein individuelles Üben optimal praktikabel, gleichzeitig kann die jeweilige Schmerzgrenze des Patienten besser berücksichtigt werden.

Ein weiterer unverzichtbarer Bestandteil eines funktionellen Behandlungsprogrammes ist die CPM (continuous passive motion nach SALTER) zur ausschließlich passiv geführten Gelenkmobilisation unter Einsatz einer elektrischen Bewegungsschiene), dies bis zur bzw. bis knapp über die aktuelle Schmerzgrenze. Ziele dieser Maßnahme sind die dosierte Dehnung einer teilkontrakten hüftumspannenden Muskulatur zur schrittweisen Verbesserung des Bewegungsausschlages des betroffenen Gelenkes, aber auch die Verbesserung der Gleiteigenschaften der periartikulären Gewebeschichten, die Optimierung ihrer lokalen Stoffwechselsituation sowie letztendlich die Verhinderung einer kapsulär bedingten Gelenkeinsteifung.

Im Falle einer krankengymnastischen **Gruppentherapie** stehen vor allem stimulative psychologische Effekte einer Partnerbehandlung im Vordergrund, die die Motivation des Patienten fördern sollen. Es sollte möglichst auf eine sinnvolle Zusammenstellung der Behandlungsgruppe bzgl. der individuellen körperlichen Belastbarkeit der Teilnehmer geachtet werden, außerdem sollten die Gruppen zwecks besserer Betreuung übersichtlich klein sein (maximal 10–12 Teilnehmer). Vordringliches Ziel einer **Gangschulung** ist in erster Linie die Verbesserung der Koordination mit einem spielerischen Verlängern der Standbeinphase.

Allgemeine Ziele der **Balneotherapie** sind die Steigerung der Vitalkapazität sowie der Gesamtkörperdurchblutung; eine Wassertemperatur von etwa 34–36 °C wirkt detonisierend und hilft, muskuläre Kontrakturen abzubauen. Spezielle Übungen fördern die Mobilisation, die Koordination, die Ausdauer und schließlich auch die Kraftentfaltung der durch das Hüftleiden geschwächten oder durch einen operative Eingriff vorübergehend geschädigten hüftumspannenden Muskulatur.

Die *Einzelbehandlung* erfolgt vor allem in liegender Körperposition des Patienten, die *Gruppentherapie* im Stand, wobei verschiedene Hilfsmittel wie Ringe, Bälle, Reifen, Schwimmärmel, Flossen und schließlich auch Styropor-Stangen (so genannte „Aqua-Gym-Sticks") eingesetzt werden können. Diese Hilfsmittel dienen einerseits der Erleichterung gewisser Bewegungsabläufe, können aber auch, um gezielte Kraftübungen durchzuführen, erschweren.

Generelle Kontraindikationen: Wundheilungsstörungen, eine tiefe Wundinfektion, frische Thrombosen bzw. Thrombophlebitiden, floride Allgemeinerkrankungen (insbesondere Infektionen) sowie dekompensierte Herz-Kreislauferkrankungen; problematisch sind eine Stuhl- und Harninkontinenz.

Unterwassermassagen bzw. sonstige **Druckstrahlmassagen** zielen auf eine vermehrte muskuläre Durchblutung ab; im Falle einer erst kürzlich zurückliegenden Operation sind diese nicht zu empfehlen, da die Gewebeausheilungsvorgänge zu diesem Zeitpunkt noch nicht abgeschlossen sind und hier einer Serom- bzw. einer Hämatombildung Vorschub geleistet werden könnte.

Die **medizinische Trainingstherapie (MTT)** beinhaltet ausschließlich aktive Übungen an speziellen Geräten, die über die Bewegungsbahn, den Widerstand und auch die Repetition selektiv modifiziert werden. Der jeweilige Widerstand richtet sich nach den individuellen Gegebenheiten des Patienten.

Ein wichtiges Prinzip der medizinischen Trainingstherapie ist die Beachtung der wechselweisen Beanspruchung unterschiedlicher Muskelgruppen. Ein reduziertes Gewicht ist hierbei wichtiger als ein spezielles Training der Kraftausdauer, insbesondere auch, weil hiermit eine höhere Anzahl an Einzelwiederholungen erfolgen kann, als dies bei größeren Gewichten möglich wäre. Zu Beginn der medizinischen Trainingstherapie, z. B. im Falle einer degenerativ bedingten Gelenkstörung, sind Kraft-Leistungsbereiche von 20–30% sinnvoll, was in etwa 30 bis allenfalls 40 wiederholten Übungen mit niedrigen Gewichten entspricht, ohne dass dabei eine nennenswerte muskuläre Ermüdung auftritt. Ein Präventionstraining liegt dem gegenüber bei etwa 60–70% muskulärer Kraftanstrengung.

Bestandteile der medizinischen Trainingstherapie sind:

- Gelenktraining (sowohl Automobilisation als auch Autostabilisation)
- Muskeltraining zur Verbesserung von Kraft und Ausdauer
- Koordinationstraining
- Prophylaxe der Alltagsbewegungen.

Bei der apparativen technischen Ausstattung sind für ein optimales Patiententraining Geräte wie Fahrradergometer, Rollenzüge, Schrägbretter, Schenkeltrainer, Stepper, Trainingstische, eine Mobilisationsbank sowie Hanteln etc. erforderlich. Trainiert wird aus Bauchlage, Rückenlage, Seitlage sowie im Sitz und im Stand.

Über die *Einzelbehandlung* erlernt der Patient zunächst einfache selektive Funktionsabläufe, um diese dann zu komplexen Bewegungsmustern zusammenzusetzen. Er bleibt so lange in physiotherapeutischer Einzelbetreuung, bis er sich koordinativ weitgehend selbstständig kontrollieren kann. Wichtig für den Erfolg der medizinischen Trainingstherapie ist das anschließende *Gruppentraining*, welches möglichst 2–3-mal wöchentlich jeweils über 30–60 Minuten und insgesamt über mehrere Monate stattfinden sollte, um neu erlernte Bewegungsmuster bestmöglichst zu automatisieren. Hier fördert ein dem Patienten ständig neu angepasstes Trainingsprogramm sicherlich deutlich die Motivation.

Als Steigerung der medizinischen Trainingstherapie bleibt nach Abklingen jeglicher Gelenkbinnenreizzustände das **isokinetische Training** zu erwähnen. Vordringliches Behandlungsziel ist dabei die Kräftigung der gelenkumspannenden Muskulatur, aber auch die des M. quadriceps femoris sowie die der Kniebeugergruppe. Die Besonderheit dieses technisch aufwändigen und kostenintensiven Trainingsprogrammes liegt darin, dass hier die individuellen Kraftvorgaben des Patienten den jeweiligen Übungswiderstand determinieren, der dann computergesteuert apparativ vorgegeben wird.

Auch der **therapeutische Sport** ist wesentlicher integrativer Bestandteil eines konservativen Behandlungsprogrammes im Falle degenerativer Hüftgelenkserkrankungen; er steht meist erst am Ende des funktionellen Trainings, wobei hier neben dem Erhalt einer beschwerdefreien (Rest-)Gelenkfunktion sowie der muskulären Kraftentfaltung v. a. auf die Verbesserung der koordinativen Leistungsfähigkeit (Schulung einer möglichst optimalen Körperbeherrschung) abgezielt wird; evtl. bestehende Behinderungen werden so leichter überwunden (Bedeutungsreduktion). Der psychische Einfluss durch das Gruppenerlebnis sowie die Bewusstmachung der individuellen Belastbarkeit darf nicht unterschätzt werden.

Die einzelnen Behandlungsprogramme sollten ärztlicherseits individuell und detailliert vorgegeben werden, evtl. mit Anpassung bzw. Modifikation gewisser Sportarten an bereits bestehende Behinderungen (unterschiedliche Belastungsstufen). In diesem Zusammenhang müssen sportliche Betätigungen mit hohen kinetischen (dynamischen) Kraftspitzen unbedingt vermieden werden; in erster Linie sollten gleichmäßige Bewegungsabläufe in das Programm integriert werden, die die muskulären Schutzmechanismen der betroffenen Hüfte nicht überfordern und somit bereits knorpelgeschädigte Gelenkbereiche nicht über Gebühr strapaziert. Unter diesem Gesichtspunkt sind vor allem Kampf- und Ballsportarten, die einen teilweise unkontrollierbaren direkten Körperkontakt mit sich bringen, unter therapeutischen Gesichtspunkten im Rahmen eines Rehabilitationsprogrammes weniger gut geeignet (Tabelle 2).

Ergotherapie

Wichtigste Aufgabe der Ergotherapie im Allgemeinen ist die Beurteilung, ob ‚innere', vom Hüftkranken selbst ausgehende Kompensationsmechanismen genügen, um eine defizitäre Situation auszugleichen, oder ob hierfür zusätzliche unterstützende, ‚äußere' Hilfsmittel erforderlich werden.

Die Ergotherapie beinhaltet in erster Linie eine funktionelle und ablenkende Selbstbeschäftigung mit integrierter individueller **Bewegungstherapie** durch immer wiederkehrendes Üben wichtiger Gelenk- und Muskelfunktionen im Rahmen handwerklicher Tätigkeiten, wobei die Tätigkeit selbst als auch die verwendeten Geräte und Materialien der vorliegenden Funktionsstörung angepasst sein müssen. Im Falle einer Affektion des Hüftgelenkes, z. B. im Rahmen eines degenerativen Aufbrauchs, kommen vor allem das Arbeiten am Webstuhl, außerdem Holzarbeiten wie Hobeln und Sägen, letztendlich auch Töpferarbeiten in Frage. *Ziele* sind die Wiedergewinnung bzw. der Erhalt der Gelenkfunktion, die muskuläre Kräftigung im Bereich der unteren Extremitäten und auch der prophylaktische Gelenkschutz (Bewegungsökonomie) durch Erlernen von Ausweich- und Kompensationsbewegungen; weitere wichtige Aspekte sind die berufliche Wiedereingliederung, darüber hinaus die psychologische Ablenkung von Krankheit und funktioneller Behinderung. Als *relative Kontraindikation* gelten lediglich akut entzündliche, schmerzhafte Hüftgelenksaffektionen.

Das **Selbsthilfetraining** zielt auf das Erlangen von Unabhängigkeit von fremder Hilfe mit Erhalt der Eigenständigkeit ab (ADL – activities of daily life) mit gezieltem Training von An- und Auskleiden, Maßnahmen der Körperhygiene, des Transfers u. a. m.

Im Rahmen der individuellen **Hilfsmittelversorgung** kommen zur Erleichterung des Anklei-
dens besondere spezielle Strumpfanziehhilfen, langstielige Schuhlöffel, adäquate Gehhilfen, Greifhilfen sowie evtl. die Verwendung einer sitzerhöhenden Stuhlauflage in Frage. Im Falle ausgeprägterer funktioneller Defizite müssen Wohnung und Arbeitsplatz möglichst behinderungsgerecht eingerichtet werden (z. B. Beachtung der optimalen Sitz- und Tischhöhe, Einbau von Sitzschalen nach Maß im Falle einer einseitigen Hüfteinsteifung, Versorgung des Bades mit einer Toilettensitzerhöhung, einem Duschhocker, einem Badewannenlifter u. a. m.).

Schuhzurichtungen

Spezielle form- und funktionsgerechte orthopädische Zurichtungen am Konfektionsschuhwerk helfen, Belastungsbeschwerden des Hüftgelenkes zu reduzieren und verbessern damit die Gangabwicklung. Zu erwähnen sind hier eine *Einlagenversorgung* mit schmerzentlastender Weichbettung, stoßdämpfende *Pufferabsätze*, ein *Verkürzungsausgleich* im Sohlenbereich der Ferse, eine *Schuhinnen-* bzw. *Schuhaußenranderhöhung* im Falle einer zusätzlichen hemilateralen Knieproblematik zur Verlagerung der Trageachse des Beines nach außen (Genu varum) oder nach innen (Genu valgum), letztendlich auch *Abrollhilfen* sowie gewölbeunterstützende *Pelotten*.

Orthetische Versorgung

In Abhängigkeit von der Stabilität des betroffenen Hüftgelenkes kann eine spezielle konfektionierte oder individuell gefertigte Orthese die Belastbarkeit der homolateralen unteren Extremität im täglichen Leben und damit die Mobilität des betroffenen Patienten erheblich verbessern. Eine entsprechende Versorgung ist jedoch meist sehr aufwändig und kostenintensiv, letztendlich für den Patienten aber auch subjektiv auftragend und damit im Tragekomfort beeinträchtigend. Unterschieden werden einerseits lediglich stützende **Bandagen,** hergestellt aus Textilien mit entsprechenden individuell eingearbeiteten Verstärkungen im Falle leichterer Instabilitäten von starren, aus Kunststoffteilen vorgefertigten, das Gelenk weitgehend immobilisierenden **orthopädischen Apparaten** bei erheblich gestörter Gelenkmechanik.

Tabelle 2. Hüftschaden und sportliche Belastbarkeit

Sportart	gut geeignet	weniger geeignet	nicht geeignet	Sportart	gut geeignet	weniger geeignet	nicht geeignet
American Footbal			x	– Weit-, Hoch-, Drei- u. Stabhochsprung			x
Angeln	x			– Diskus-, Hammerwurf			x
Badminton			x	– Kugelstoßen			x
Ballett			x	– Speerwerfen		x	
Baseball			x	Motorradfahren			x
Basketball			x	Motorsport (Auto)		x	
Bergsteigen			x	Radfahren			
Billard	x			– Ergometer	x		
Biathlon			x	– Bahnrennen		x	
Bobfahren			x	– Straße		x	
Bodybuilding		x		– Mountainbiking			x
Bogenschießen	x			– Kunstrad			x
Bowling		x		Reitsport			
Boxen			x	– Dressur	x		
Cricket			x	– Trabrennen		x	
Curling		x		– Springen		x	
Dart	x			– Military			x
Eishockey			x	Ringen			x
Eiskunstlauf			x	Rodeln			x
Eisschnelllauf		x		Rollschuhlaufen		x	
Eisstockschießen		x		Rollstuhlsport	x		
Eistanz			x	Rudern		x	
Fallschirmspringen			x	Rugby			x
Faustball		x		Schießen	x		
Fechten			x	Schwimmen	x		
Freiklettern			x	Segeln		x	
Fußball			x	Skateboardfahren		x	
Geräteturnen			x	Skifahren			
Gewichtheben			x	– alpin		x	
Golf		x		– Langlauf		x	
Gymnastik	x			– Snowboard			x
Handball			x	– Trickski			x
Hockey			x	Squash			x
Inlineskating		x		Surfen			x
Jogging		x		Tanzen	x		
Judo			x	Tauchen	x		
Kampfsport (Karate u. a.)			x	Tennis		x	
Kanufahren		x		Tischtennis		x	
Kegeln		x		Trampolinspringen		x	
Leichtathletik				Triathlon			x
– Kurz-, Mittel- u. Langstrecke		x		Turmspringen		x	
– Hürdenlauf			x	Volleyball			x
				Wandern		x	
				Wasserball		x	
				Wasserskifahren			x

Zusammenfassung

Die konservativen Behandlungsstrategien im Falle einer Koxarthrose sind vielfältig; die einzelnen Konzepte sollten zusammen mit dem Patienten im Hinblick auf das individuelle Beschwerdebild zusammengestellt werden. In vielen Fällen kann auch bei röntgenologisch fortgeschrittenen Veränderungen durch sinnvollen Einsatz medikamentöser und physiotherapeutischer Maßnahmen – evtl. auch unter stationären Bedingungen im Sinne eines Heilverfahrens – ein kompensiertes klinisches Bild erreicht und ein operativer Eingriff zumindest aufgeschoben werden. Von großer Bedeutung ist eine *Gesundheitserziehung* des Patienten im Rahmen einer **Gelenkschule**, in der ein Umgang mit der Behinderung, ein eigenständig durchzuführendes Bewegungsprogramm zum Erhalt von Funktion und Mobilität sowie eine Aufklärung zum Vermeiden von Risikofaktoren im Hinblick auf eine rasche Progredienz des Leidens vermittelt werden sollten.

Literatur

Castro HM, Jerosch J (1996) Orthopädisch-traumatologische Wirbelsäulen- und Beckendiagnostik. Enke Verlag, Stuttgart

Delbrück H, Haupt E (Hrsg.) (1996) Rehabilitationsmedizin. Verlag Urban & Schwarzenberg, München Wien Baltimore

Heisel J (1992) Entzündliche Gelenkerkrankungen. Bücherei des Orthopäden Bd. 58. Enke Verlag, Stuttgart

Heisel J (2005) Physikalische Medizin. Thieme Verlag, Stuttgart

Miehle W (1999) Rheumatoide Arthritis. Klinik – Diagnostik – Therapie. 2. Aufl. Thieme Verlag, Stuttgart New York

Miehle W, Fehr K, Schattenkirchner M, Tillmann K (1999) Rheumatologie in Praxis und Klinik. 2. Aufl. Thieme Verlag, Stuttgart New York

Reichelt A (1989) Therapie orthopädischer Erkrankungen. Enke Verlag, Stuttgart

Salter RB (1989) The Biologic Concept of Continuous Passive Motion on Synovial Joints. Clin Orth 242:12

Wirth CF, Bischoff HP (2000) Praxis der Orthopädie. 3. Aufl. Thieme Verlag, Stuttgart

Hüftarthroskopie

KAPITEL 9

Arthroskopische Operationen am Hüftgelenk
Indikationen, Technik, Komplikationen

J. Jerosch

Einleitung

Die verbreitete Anwendung der Arthroskopie hat den Blick für intraartikuläre pathologische Veränderungen an den meisten großen und kleinen Körpergelenken geschärft. Am erfolgreichsten wird die Arthroskopie an Hand-, Schulter-, Ellenbogen- und Sprunggelenk eingesetzt. Solche Entwicklungen haben dazu ermutigt, die arthroskopischen Möglichkeiten auch anderer Gelenke zu erforschen. Die ersten Versuche am Hüftgelenk wurden an Leichen unternommen; diese ersten zaghaften Versuche wurden jedoch abgebrochen, da die ausreichende Distraktion der Gelenkpartner und damit das Eindringen in den Gelenkspalt nicht möglich war. Erst in den 80er Jahren wurden wieder vereinzelte Versuche zur Arthroskopie am Hüftgelenk vorgenommen (Eriksson et al. 1996, Gross 1977, Holgersson et al. 1981, Parisien 1983, Rydholm et al. 1986, Shifrin/Reis 1980, Suzuki et al. 1986, Vakili et al. 1980). In diesen Fällen wurde die Arthroskopie ebenfalls durch eine unzureichende Gelenkdistraktion und unausgereiftes Instrumentarium erschwert. Auch heute hat die Arthroskopie des Hüftgelenkes nicht den Stellenwert erreicht, den sie an Hand-, Schulter-, Ellenbogen- und Sprunggelenk hat. Die schwierige Distraktion, das Instrumentarium und die Verbesserung der nicht-invasiven Kernspintomographie, schränken die Indikationen zur Hüftarthroskopie ein (Lage et al. 1996). Allerdings stellt die direkte Inspektion des Gelenkraumes nach wie vor eine ideale Ergänzung zur klinischen Untersuchung und zur bildgebenden Diagnostik dar, wenn diese nicht zur Klärung der Beschwerdeursachen führen (Byrd 1994, Gondolph-Zink 1992, Jerosch/Schneppenheim 2002, Nishii et al. 1996, Villar 1994). Von der Arthroskopie des Hüftgelenkes profitieren insbesondere solche Patienten mit geringgradigen Veränderungen in der bildgebenden Diagnostik und deutlicher Beschwerdesymptomatik (Bould et al. 1993, Byrd 1998, Fitzgerald, Glick et al. 1987, Okada et al. 1989, Villar 1992, 1997). Als günstige Indikationen haben sich die Entfernung freier Gelenkkörper (Dorfmann/Boyer 1999), die Entfernung von Fremdkörpern, die Synovektomie, die Labrumläsion (Santori/Villar 1999, 2000), septischer Arthritis (Jerosch/Prymka 1998) und der unklare Gelenkschmerz erwiesen (Kim et al. 1998, Dienst et al. 1999).

Arthroskopische Ausrüstung

Für den operativen Eingriff ist eine Standard-30°-Winkeloptik notwendig; eine zusätzliche 70°-Winkeloptik kann in seltenen Fällen hilfreich sein. Zur weiteren Ausrüstung gehört ein Standard-Arthroskopiesieb mit Faßzange, Beißzangen und motorisierten Instrumenten. Bei großen und/oder adipösen Patienten kann es aufgrund des Abstandes zwischen Haut und Gelenkkapsel zu Problemen durch zu geringe Längen der Arbeitsgeräte kommen; in solchen Fällen sind spezielle Hüftinstrumente notwendig (Abb. 1). Zur Befunddokumentation wird die

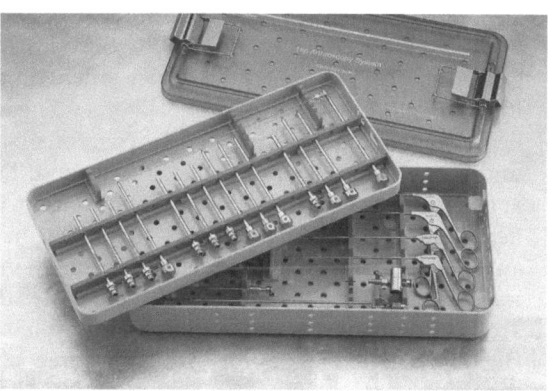

Abb. 1. Spezialinstrumente für die Hüftarthroskopie.

Videokette verwendet, die von der Arthroskopie anderer Gelenke bekannt ist.

Lagerung

Bei der Arthroskopie des Hüftgelenkes werden die Patienten entweder in Rückenlage oder in Seitenlage auf einem Extensionstisch gelagert. Ein Hüftgelenksextensionstisch erlaubt die Einstellung verschiedener Positionen, so ist ein Zug in lateraler und/oder longitudinaler Richtung möglich, wobei die intraoperative Femurrotation sowie die Abduktion oder Adduktion kontrolliert werden können. Nur die optimale Lagerung erlaubt die Einstellung der Positionen und die für die Durchführbarkeit der Operation wichtige Gelenkdistraktion. Eine Distraktion von 1–2 cm ist unter Vollnarkose und kompletter Muskelrelaxation möglich – insbesondere dann, wenn die Hüftkapsel perforiert ist und der Unterdruck entwichen ist –, ohne dass das Ligg. capitis femoris zerreißt. Die Distraktion erfolgt gegen einen abgepolsterten Gegenzugpfosten, der asymmetrisch im Bereich des Genitale an der Oberschenkelinnenseite des zu operierenden Beines ansetzt. Die Polsterung im Bereich des Genitale ist essentiell, da sowohl bei männlichen als auch bei weiblichen Patienten schon tiefgehende Drucknekrosen beschrieben worden sind. Beide Beine werden mit geringem Zug in leichter Abduktion fixiert. Der Operateur vergewissert sich vor Operationsbeginn von der exakten Lagerung, da eine intraoperative Korrektur nur unter erheblichem Aufwand durchführbar ist. Mit einem sterilen Stift werden die Spina iliaca anterior superior, die Oberkante des Trochanter major und der Verlauf der A. femoralis als anatomischen Landmarken für die Platzierung des lateralen und anterioren Zugangswegs markiert (Byrd et al. 1995, Grontveldt/Engebretsen 1995). Die Zugänge werden unter Röntgenkontrolle angelegt. Der laterale Zugang liegt knapp 2 cm superior des Trochanter major und zielt auf den lateralen Acetabulumrand. Der anteriore Zugang liegt auf dem Schnittpunkt einer in Längsrichtung tangential zur Spina iliaca anterior superior verlaufenden Linie und einer waagerecht und tangential zur Oberkante des Trochanter major verlaufenden Linie (Abb. 2). Die einfachere Platzierung des anterioren Zugangswegs und der bessere Schutz des Genitale durch eine Röntgenschutzschürze gelingt durch

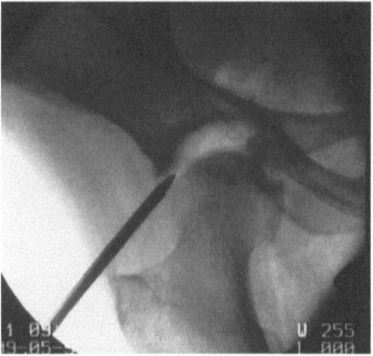

Abb. 2. Lateraler Standardzugang.

eine Rückenlagerung. Der Bildwandler dient zur Darstellung des Hüftgelenkspalts und zeigt die Distraktion im p.-a.-Strahlengang.

Arthroskopische Standardtechnik

Zur Auffüllung des Gelenkes wird eine lange Kanüle unter Bildwandlerkontrolle über das anteriore Portal in das Gelenk platziert. Durch Auffüllung des Gelenkes mit 30–40 ml physiologischer Kochsalzlösung und gleichzeitiger Entfernung des intraartikulären Unterdruckes gelingt eine sichtbare Distraktion von Femurkopf und Acetabulum. Im Anschluss wird die Haut im Bereich des anterioren Zugangs oberflächlich auf einer Länge von 5 mm inzidiert. Das subkutane Gewebe wird mit einer Gefäßklemme gespreizt, um anschließend die stumpfe Arthroskopiehülse in Richtung des Hüftgelenkes bis zur Gelenkkapsel vorzuschieben. Sollte die Gelenkkapsel nicht mit dem stumpfen Troikar zu perforieren sein, so muss auf den scharfen Troikar gewechselt werden. Um den ventralen Gelenkraum betrachten zu können, wird zunächst eine 30° Optik, später evtl. eine 70° Optik eingesetzt. Der ventrale Zugang erlaubt die Inspektion und operative Intervention des zentralen sowie peripheren Kompartimentes mit ventralem, medialem und lateralem Rezessus, der ventralen Anteile des Labrum acetabulare und des Femurkopfes. Es können operativ freie Gelenkkörper und Synovia entfernt werden, eine Glättung des Labrums und des Knorpels vorgenommen werden, ein Debridement, eine Lavage, eine Abtragung von Osteophyten oder eine Biopsie der Synovialzotten erfolgen.

Über den lateralen Zugang kann der obere Gelenkbereich mit dem Femurkopf, die Fossa acetabuli, Labrum acetabulare, Facies lunata und das Lig. capitis femoris betrachtet werden. Vor allem adipöse Patienten und enge Gelenke erschweren den Überblick über die vollständige Gelenksituation, des Weiteren erzwingen auch schwer zu therapierende Gelenksituationen das Einbringen von Instrumenten über zusätzliche Portale. Nach dem Entfernen der Instrumente empfiehlt sich das Spülen des Hüftgelenkes mit Spülflüssigkeit. Das Einlegen einer Redondrainage sollte auf keinen Fall erfolgen, da nach Auflösung der Distraktion diese sich im Gelenkspalt verklemmen können. Ein lockerer dicker Verband komprimiert den Weichteilmantel und fördert das Abfließen des Weichteilödems (Jerosch/Schneppenheim 2002).

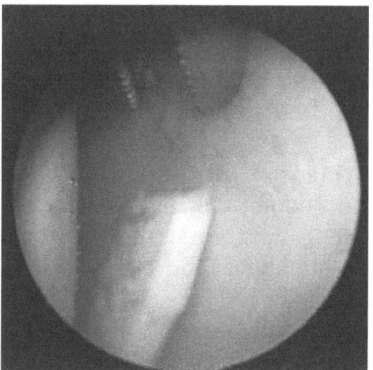

Abb. 3. Freier Gelenkkörper.

Therapeutische Ansätze bei unterschiedlichen Krankheitsbildern

■ **Freie Gelenkkörper.** Freie Gelenkkörper wie Knochen oder Knorpelfragmente können arthroskopisch geborgen werden. Die Indikation zur arthroskopischen Entfernung der Gelenkkörper bei synovialer Chondromatose ist bei geringer Morbidität nahezu Mittel der Wahl. Dieses hat sich in unserer Händen besonders in solchen Fällen bewährt, in denen die proliferative Phase der Synovia bereits beendet ist. Dienst et al. (1999) beschreiben 3 Fälle bei denen freie Gelenkkörper in der arthroskopischen Untersuchung aufgefunden und geborgen werden konnten, die in einem präoperativ angefertigten MRT nicht dargestellt worden sind. Byrd et al. (1995) beschreibt die Bergung von freien Gelenkkörpern bei jungen Erwachsenen nach Traumata. Keene und Villar können über freie Gelenkkörper nach traumatischen Hüftdislokation berichten. Dieses hat sich in unseren Händen ebenfalls bewährt (Abb. 3).

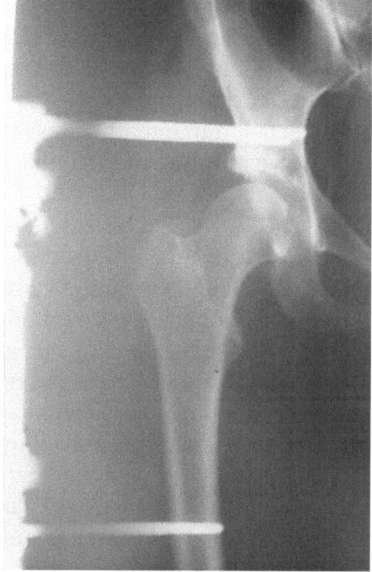

Abb. 4. Temporäre Distraktion bei initialer Arthrose.

■ **Initiale Femurkopfnekrose.** Im Rahmen einer Arthroskopie können durch die systemimmanente Vergrößerung selbst kleinste Verletzungen der Knorpeloberfläche zur Darstellung gebracht werden. Die osteochondrotischen Bereiche am Femurkopf sind zumeist anterolateral gelegen und können von lateral her unter Bildwandlerkontrolle angebohrt werden. Freiliegende Knorpelflächen und Knorpelablösungen lassen sich arthroskopisch entfernen. Arthroskopisch lassen sich Knorpeldefekte nachweisen, die im MRT nicht sichtbar sind. Williams et al. (1997) beschreiben die Beseitigung von intraartikulären Fragmenten, die sich vom Femurkopf gelöst haben.

■ **Arthrotische Veränderungen.** Nach der arthroskopischen Spülung ist eine Reduktion der Beschwerdesymptomatik beschrieben, dieser Effekt ist von anderen Gelenken bekannt (Ide et al. 1991). Die arthroskopische Lavage und Synovektomie kann gleichzeitig auch mit einer temporären Distraktion mittels Fixateur externe über einige Wochen kombiniert werden (Abb. 4). Hierbei ist darauf zu achten, dass das Drehzentrum der Fixateurachse mit dem Drehzentrum des Hüftgelenks übereinstimmen, so dass der Patient auch bei liegendem Fixateur das Hüftgelenk in gewissem Umfang bewegen kann.

In Einzelfällen ist so eine längerdauernde Be-schwerdereduktion zu erreichen. Dieses Verfahren bietet sich unserer Erfahrung nach bei noch jüngeren Patients mit initialen primären Arthrosen an.

Bei fortgeschritteneren Arthrosen mit Grenzindikationen zur Endoprothese ist in Einzelfällen ein so genanntes „arthroskopisches Kombipaket" indiziert, um die endoprothetische Versorgung hinauszuschieben (Jerosch et al. 2005).

Nach einer ersten Lavage erfolgte hierbei die Anlage eines anterolateralen Zuganges, über welchen ein Synovialresektor in das Hüftgelenk eingeführt wurde. Als erstes erfolgte die Beurteilung der Knorpelsituation (Abb. 5).

Nach ausgiebigem Spülen wird dann die intraartikulär notwendige Therapie wie partielle Synovialektomie, Debridement von lockeren Knorpelanteilen oder Debridement von eingerissenen Labrumanteilen durchgeführt. Nach Durchführung der notwendigen intraartikulären Maßnahmen wird das Arthroskop aus dem Gelenk entfernt und ventral an die Gelenkkapsel platziert. Dieser Schritt wird unter Bildwandlerkontrolle durchgeführt. Ebenfalls unter Bildwandlerkontrolle und Triangulation wird der Synovialresektor vor die ventrale Kapsel geführt. Vor der Kapsel werden die Weichteile entfernt, so dass die Faserstruktur der Gelenkkapsel erkannt werden kann. Dann wird mit einem bipolaren Resektionsgerät (VAPR, Mitek Hamburg) sowie mit einem kräftigen Meniskuspunch die laterale, ventrale und partiell auch die mediale Gelenkkapsel inzidiert (Abb. 8).

Unter BW-Kontrolle kann das Release auch bis weit nach medial erfolgen (Abb. 9, 10).

Finden sich symptomatische ileopectineale Bursen, so können diese ebenfalls eröffnet und debridiert werden (Abb. 11).

Anschließend werden die im Kernspin auffälligen Bereiche von Acetabulum oder Femurkopf (Ödembereiche) mit einem 2,0er K-Draht unter Bildwandlerkontrolle multipel angebohrt (Abb. 12, 13).

■ **Synovia.** Durch die Arthroskopie kann neben einer Biopsie der Synovia (Abb. 6) auch eine partielle Synovektomie vorgenommen werden. Dienst et al. und Ide berichten über Fälle einer Hypertrophie der synovialen Auskleidung des Hüftgelenkes.

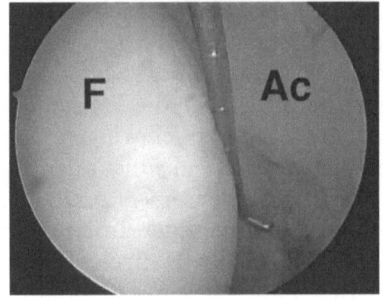

Abb. 5. Arthrosegrad I.

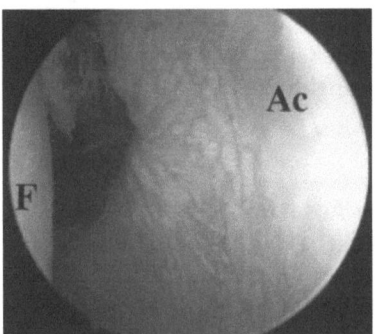

Abb. 6. Arthrosegrad II.

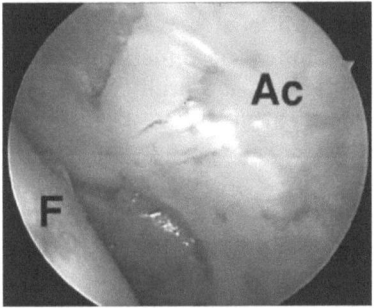

Abb. 7. Arthrosegrad III.

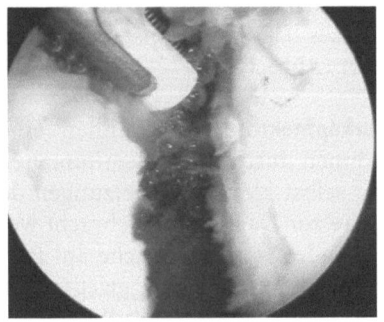

Abb. 8. Ventrales Kapselrelease.

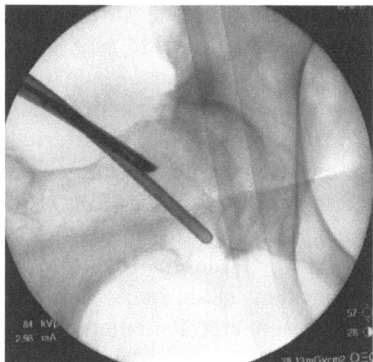

Abb. 9. Kontrolle beim Kapselrelease

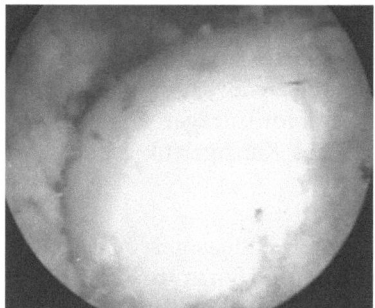

Abb. 10. Ventrale Einsicht nach Release.

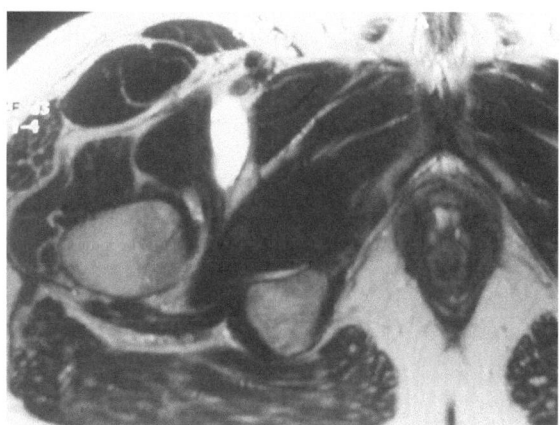

Abb. 11. Iliopectineale Bursa.

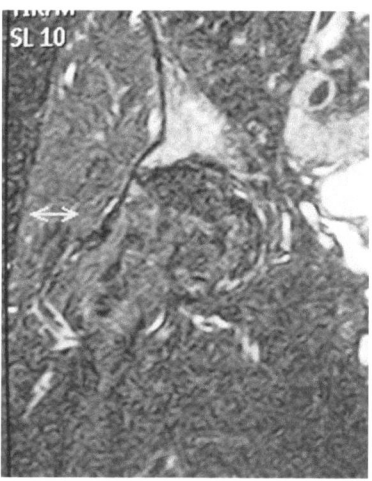

Abb. 12. Ödembildung im Azetabulum.

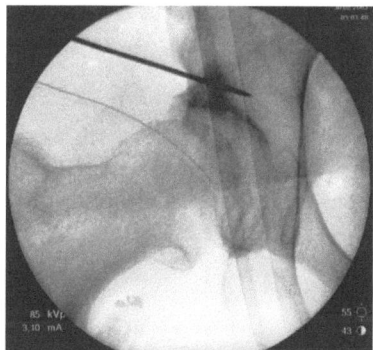

Abb. 13. Anbohrung der Ödemzone im Azetabulum.

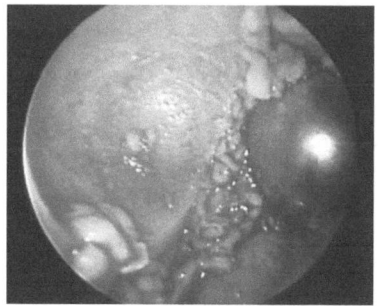

Abb. 14. Gelenkpfanne mit Polyethylenabrieb.

■ **Arthroskopie bei einliegender Alloarthroplastik.**
Nach totalen Hüftgelenksendoprothesen können
Reste des Knochenzements zu Bewegungsblockierungen führen. Durch die arthroskopische
Entfernung erfolgt eine Reduktion des gefährlichen Dreikörperabriebs (Mah/Bradley 1992).
Bei der Frage nach dem frühzeitigen Polyethylenabrieb ermöglicht die Arthroskopie die direkte Beurteilung der Gelenkpartner (Abb. 14).
Abriebpartikel und Granulationsgewebe können
gleichzeitig entfernt werden. Bei instabilen
Hüftalloarthroplastiken können sekundäre Veränderungen am Kopf und der Pfanne beurteilt
werden.

■ **Labrum Läsionen.** Die arthroskopische Entfernung von abgerissenen Labrumanteilen ist die
Therapie der Wahl bei intermittierenden

Schmerzen nach Einklemmung von Labrum-anteilen (Conn/Villar 1998). Diese Maßnahmen eignen sich vor allem bei jungen Patienten im Alter von unter 30 Jahren.

■ **Lipom.** Margheritini et al. beschrieben einen Fall, bei dem ein intraartikuläres Lipom gefunden wurde (Margheritini/Villar 1998).

■ **Morbus Perthes.** Okada et al. (1989) beschreiben in 4 Fällen von kongenitaler Hüftdislokalisation eine deutliche Besserung nach der Hüftgelenksarthroskopie. Wir selbst haben die Arthroskopie bei Kindern mit Morbus Perthes zur Beurteilung des femoralen Knorpelüberzuges sowie zur partiellen Synovektomie verwendet (Abb. 15).

■ **Intra-artikuläre Plica.** Villar (1992) berichtet über zwei intraartikuläre Plicae, die arthroskopisch entfernt werden konnten.

■ **Synoviale Osteochondromatose.** Okada et al. (1989) haben ein Vielzahl Chondromatoseherde arthroskopisch entfernt und berichten über Monate andauernde schmerzfreie Zeiträume nach dieser Maßnahme.

■ **Bakterielle Frühinfekte.** Eigene Erfahrungen zeigen, dass bakterielle Frühinfekte sehr gut einer arthroskopischen Sanierung zugänglich sind. Unser jüngster Patient war hierbei 3 Jahre und litt an einer hämatogenen bakteriellen Hüftgelenkinfektion, welche arthroskopisch erfolgreich therapiert werden konnte (Abb. 16). 4 Patienten konnten nach iatrogener Infektion aufgrund einer intraartikulären Infektion behandelt werden. In allen Fällen heilte der Infekt aus. In zwei von diesen vier Patienten war der Knorpelschaden jedoch so groß, dass im Intervall eine Endoprothese implantiert werden musste. Bei einem Patienten mit iatrogener Infektion im oberen Sprunggelenk und nachgewiesener hämatogener Infektion der ipsilateralen Hüftalloarthroplastik konnte aufgrund einer Früharthroskopie mit Synovektomie und Einlage resorbierbarer Antibiotikaträger innerhalb der ersten 6 Stunden das Kunstgelenk erhalten werden.

■ **Bursektomie.** Unter endoskopischer Kontrolle ist eine Bursektomie der Bursa trochanterica am Trochanter majus gut möglich. In unseren Händen hat sich dies Verfahren besonders bei hochakuten Kalkeinbrüchen in die Bursa bewährt (Schunck/Jerosch 2004). Unter radiologischer Kontrolle ist die Lokalisation des Kalkdepots möglich. Dieses kann dann endoskopisch ausgeräumt werden (Abb. 17).

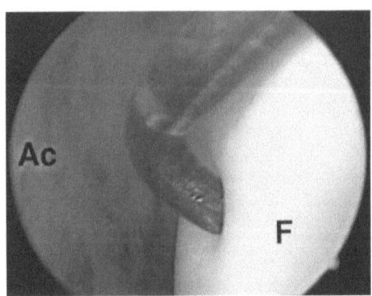

Abb. 15. Morbus Perthes.

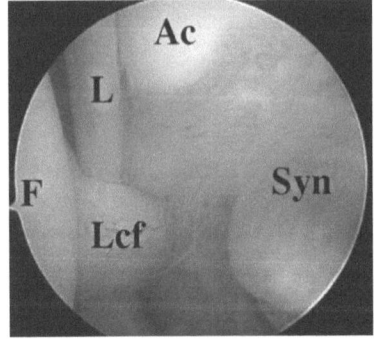

Abb. 16. Bakterielle Arthritis (F: Femur; Syn: Synovitis; AC: Acetabulum; L: Labrum; Lcf: Lig. capitis femoris).

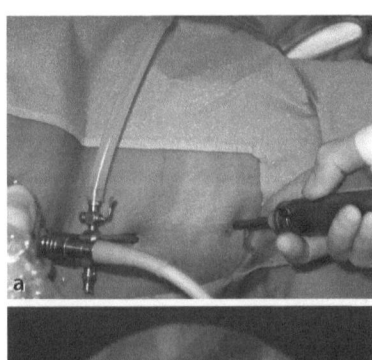

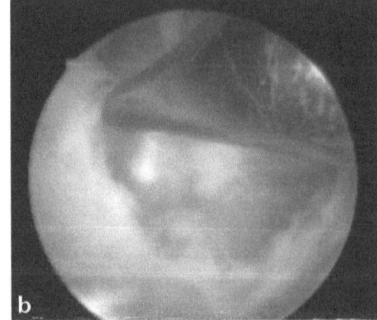

Abb. 17. Endoskopische Ausräumung einer Bursitis calcarea.

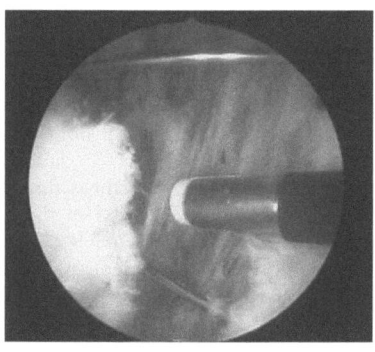

Abb. 18. Endoskopische Traktusspaltung.

■ **Traktusspaltung.** Auch die endoskopisch kontrollierte Spaltung des Traktus iliotibialis hat sich als Routineverfahren bewährt (Abb. 18). Hierbei wird der Traktus zunächst mit zwei Nadeln markiert und dann mit einem bipolaren Elektrogerät durchtrennt (Schunck/Jerosch 2004).

Komplikationen

■ **Druckverletzungen der genitalen Weichteile.** Obwohl die Druckverletzungen der Weichteile aufgrund der Lagerung auf dem Extensionstisch sehr naheliegend sind, wird in der Literatur darüber nur selten berichtet (Farjo et al. 1999, Funke/Munzinger 1996). Diese Schäden können jedoch zu weitreichenden Nekrosen bis zum Verlust eines Hodens führen.

■ **Weichteilödeme.** Dienst et al. (1999) berichten über einen Fall, bei dem die Arthroskopie vor Punktion des tiefen Gelenkabschnittes frühzeitig beendet werden musste.

■ **Knorpelläsionen.** Iatrogene Schäden durch das Einbringen von arthroskopischen Hilfsmitteln in einen engen und komplexen anatomischen Bereich können entstehen, werden leicht übersehen und in der Literatur nur selten berichtet. Durch das Einbringen der Punktionsnadel und des Trokar kann es wie bei Dienst et al. (1999) beschrieben zu Läsionen der Knorpelflächen kommen.

■ **Nervenläsionen.** Di Stefano et al. (1996) zeigten 3 Fälle von N. femoralis-Lähmungen nach der Benutzung von Pump-Spül-Systemen. Farjo et al. (1999) zeigten in drei Fällen Nervenlähmungen, zwei im Bereich des N. ischiadicus und eine im Bereich des N. pudendus.

■ **Sympathische Reflexdystrophie.** Kim et al. (1998) beschreiben einen Fall von sympathischer Reflexdystrophie.

■ **Osteophytenablösung.** Nach zu horizontaler Einführung des Arthroskopes wurden bei Dienst et al. (1999) ein Kragenosteophyt abgetragen.

Diskussion

Trotz der zunehmenden Erfahrung sollte die Indikation zur Hüftgelenkarthroskopie nicht zu großzügig gestellt werden.

Insbesondere wenn die klinischen und radiologischen Befunde unklar sind oder Beschwerden trotz sorgfältiger Untersuchungstechnik, Kenntnis der klinischen Zusammenhänge und der möglichen Befundkonstellationen nicht erklärbar sind, ist heutzutage zunächst die Indikation zur nichtinvasiven Kernspintomographie eventuell mit intraartikulärer Kontrastmittelgabe (Arthro-MRI) zu stellen. Bei bestimmten Fragestellungen ist eine dreidimensionale bildgebende Darstellung der anatomischen Strukturen möglich. Ein Einsatz in der Diagnostik der Arthrose, der subchondralen Sklerose, die Identifikation von Geröllzysten, die Lokalisierung von Osteophyten sowie die Identifikation von Labrumläsionen macht das MRT zu einem effektiven Diagnostikum. Die Darstellung von Ergüssen, Bursitiden, Synovialitiden und Synoviaherniationen ist ebenfalls mit Hilfe der Kernspintomographie möglich. Weitere anerkannte Einsatzmöglichkeiten sind die Diagnostik der aseptischen Hüftkopfnekrose oder von okkulten Frakturen am proximalen Femurende.

Der deutliche Vorteil der Hüftarthroskopie liegt in der Möglichkeit einer direkten Visualisierung des betroffenen Areals und der Option auf eine gleichzeitige therapeutische Intervention. So zeigt sich bei klinisch auffälligen, aber radiologisch unauffälligen Hüften, dass in 60% der Fälle eine beginnende Arthrose entweder des Acetabulums oder des Femurkopfes arthroskopisch vorhanden ist. Bei radiologisch auffälligen Hüften sind zu 75% der Fälle beide Gelenkpartner arthrotisch verändert (Santori/Villar 1999, 2000).

Bei der Diagnostik von Beschwerden ist die Genauigkeit der präoperativen Diagnosestellung und der tatsächlich gefundenen intraoperativen Diagnosen relevant; die präoperativen Diagnosen sind auch hier nicht immer identisch mit den intraoperativen Befunden (Baber et al. 1999). Diese Diskrepanz zwischen MRT und Arthroskopie ist besonders bei Knorpeldefekten deutlich, wenn es um die Beantwortung der Fragen nach Größe und Tiefe der Läsionen geht. Die Hüftarthroskopie kann auch genauso wie das MRT zur Diagnosestellung des Knorpelschadens genutzt werden, primär dient jedoch der minimalinvasiven operativen Intervention (Gondolph-Zink/Degenhart 1998). Die Therapie der Wahl ist die Hüftarthroskopie, da sie erheblich weniger traumatisierend ist als die Arthrotomie. Die Identifizierung mechanischer Probleme kann als prognostischer Faktor für das zu erwartende Fortschreiten der Arthrose wichtig sein und rechtfertigt somit die Indikation zur Hüftarthroskopie (O'Leary et al. 2001). Therapeutisch wird die Hüftarthroskopie vor allem bei der Entfernung freier Gelenkkörper und osteochondraler Fragmente, der Glättung vom Labrum, der Synovektomie – insbesondere beim frühen bakteriellen Infekt –, der Gelenklavage und zur Bergung eingeklemmter Osteophyten eingesetzt.

Das von uns vorgestellte arthroskopische Kombinationsverfahren (Jerosch/Schunck 2005), insbesondere die Kombination mit dem Gelenkkapselrelease ist unseres Wissens in dieser Art in der Literatur noch nicht dargestellt worden. Die Idee eines Kapselreleases bei der Coxarthrose ist jedoch keinesfalls neu. Vor dem Zeitalter der Hüftendoprothetik wurden Entspannungsoperationen im Bereich des Hüftgelenks in unterschiedlichem Ausmaß durchgeführt, um die klinische Symptomatik zu lindern und die Funktionsbehinderung zu reduzieren. Hierzu waren jedoch immer offene und im Vergleich zum arthroskopischen Vorgehen sehr extensive Zugänge notwendig. Gleichfalls verfügte man seiner Zeit noch nicht über die Kernspintomographie, so dass eine Kombination des gezielten Anbohrens von subchondral auffälligen Knochenanteilen nicht möglich war. Zusätzlich kann man auch gleichzeitig osteophytäre Anbauten am Azetabulum und oder am Femur entfernen.

Die Indikation bei einliegender Endoprothese erscheint zur Zeit noch speziellen Zentren vorbehalten zu sein. Die Möglichkeiten der periartikulären endoskopischen Therapie bei Bursitiden des Trochanter major oder zur endoskopischen Traktusspaltung können als Routineverfahren empfohlen werden.

Literatur

Baber YF, Robinson HN, Villar RN (1999) Is diagnostic arthroscopic of the hip worthwhile? J Bone Joint Surgery Br 81:600–603

Bould M, Edwards D, Villar RN (1993) Arthroscopic diagnosis and treatment of septic arthritis of the hip joint. Case report. Arthroscopy 9:707–708

Byrd JWT (1998) Indications and contraindications. In: Byrd JWT (ed) Operative hip arthroscopy. Thieme, Stuttgart New York

Byrd JWT, Pappas JN, Pedley MJ (1995) Hip arthroscopy: an anatomic study of portal placement and relationship to the extraarticular structures. Arthroscopy 11:418–423

Byrd JWT (1994) Hip arthroscopy utilizing the supine position. Arthroscopy 10:275–280

Conn KS, Villar RN (1998) Labrum lesions from the viewpoint of arthroscopic hip surgery. Orthopäde 27(10):699–703

Di Stefano VJ, Kalman VR, O'Malley JS (1996) Femoral nerve palsy after arthroscopic surgery with an infusion pump irrigation system. A report of three cases. Am J Orthop 25:145–148

Dienst M, Seil R, Gödde S, Georg T, Kohn D (1999) Hüftarthroskopie bei radiologisch beginnender bis mäßiger Koxarthrose. Orthopäde 28:812–818

Dorfmann H, Boyer T (1999) Arthroscopy of the hip: 12 years experience. Arthroscopy 15:67–72

Eriksson E, Arvidsson I, Arvidsson H (1996) Diagnostic and operative arthroscopy of the hip. Orthopedics 9:169–176

Farjo LA, Glick JM, Sampson TG (1999) Hip arthroscopy for acetabular labral tears. Arthroscopy 15(2):132–137

Fitzgerald RH (1995) Acetabular labrum tears. Diagnosis and treatment. Clin Orthop 311:60–68

Funke EL, Munzinger U (1996) Complications in hip arthroscopy. Arthroscopy 12:156–159

Glick JM, Sampson TG, Behr JT, Schmidt E (1987) Hip arthroscopy by the lateral approach. Arthroscopy 3:4–12

Gondolph-Zink B, Degenhart M (1998) Arthroskopische Behandlung der Osteochondrose dissecans am Hüftgelenk. Arthroskopie 11:200–202

Gondolph-Zink B (1992) Aktueller Stand der diagnostischen und operativen Hüftarthroskopie. Orthopäde 21:249–256

Grontvedt T, Engebretsen L (1995) Arthroscopy of the hip. Scand J Med Sci Sports 5:7–9

Gross RH (1977) Arthroscopy in hip disorders in children. Orthop Rev 6:43–49

Holgersson S, Brattström H, Mogensen B, Lidgren L (1981) Arthroscopy of the hip in juvenile chronic arthritis. J Ped Orthop 1:273–278

Ide T, Akamatsu N, Nakajima I (1991) Arthroscopic surgery of the hip joint. Arthroscopy 7:204–211

Jerosch J, Prymka M (1998) Arthroskopische Therapie der septischen Arthritis. Operative Technik und Ergebnisse. Unfallchirurg 101(6):454–460

Jerosch J, Schneppenheim M (2002) Arthroskopische Operationen am Hüftgelenk. Chir Prax 60:97–110

Jerosch J, Schunck J (2005) Arthroskopische Therapie bei leicht- und mittelgradiger Koxarthrose. Orthop Praxis 41:69–75

Keene GS, Villar RN (1994) Arthroscopic loose body retrieval following traumatic hip dislocation. Injury 25:507–510

Kim SJ, Choi NH, Kim HJ (1998) Operative hip arthroscopy. Clin Orthop 353:156–165

Lage LA, Patel JV, Villar RN (1996) The acetabular labral tear: an arthroscopic classification. Arthroscopy 12:269–272

Mah ET, Bradley CM (1992) Arthroscopic removal of acrylic cement from unreduced hip prosthesis. Aust NZJ Surg 62:508–510

Margheritini F, Villar RN, Rees D (1998) Intra-articular lipoma of the hip. A case report. Int Orthop 22(5): 328–329

Nishii T, Nakanishi K, Sugano M, Naito H, Tamura S, Ochi T (1996) Acetabular labral tears: contrast-enhanced MR imaging under continuous leg traction. Skeletal Radiol 25:349–356

O'Leary JA, Berend K, Vail TP (2001) The relationship between diagnosis and outcome in arthroscopy of the hip. Arthroscopy 17(2):345–351

Okada Y, Awaya G, Ikeda T, Tada H, Kamisato S, Futami T (1989) Arthroscopic surgery for synovial chondromatosis of the hip. J Bone Joint Surg Br 71:198–199

Parisien SJ (1983) Arthroscopy of the hip present status. Bull Hops Joint Dis Orthop Inst 45:127–132

Rydholm U, Wingstrand H, Egund N, Elborg R, Forsberg L, Lidgren L (1986) Sonography, arthroscopy, and intracapsular pressure in juvenile chronic arthritis of the hip. Acta Orthop Scand 57:295–298

Santori N, Villar RN (2000) Acetabular labral tears: result of arthroscopic partlal limbectomy. Arthroscopy 16:11–15

Santori N, Villar RN (1999) Arthroscopic findings in the initial stages of hip osteoarthritis. Orthopedics 22(4):405–409

Schunck J, Jerosch J (2004) Endoskopische Resektion der Bursa trochanterica. Arthroskopie 17:96–99

Shifrin LZ, Reis AN (1980) Arthroscopy of a dislocated hip replacement: a case report. Clin Orthop 146: 213–214

Suzuki S, Awaya G, Okada Y, Maekawa M, Ikeda T, Tada H (1986) Arthroscopic diagnosis of ruptured acetabular labrum. Acta Orthop Scand 57:513–515

Vakili F, Salvati EA, Warren RF (1980) Entrapped foreign body within the acetabular cup in total hip replacement. Clin Orthop 150:159–162

Villar RN (1994) Arthroscopy. BMJ 308:51–53

Villar RN (1992) Hip arthroscopy. Butterworth Heinemann, Oxford

Villar RN (1997) Hip arthroscopy. J Bone Joint Surg Br 77:517–518

Williams MS, Hutcheson RL, Müller AR (1997) A new technique for removal of intraarticular bullet fragments from the femoral head. Bull Hosp Joint Dis 56:107–110

Endoprothetik

KAPITEL 10

Die Relevanz des Offset in der Hüftendoprothetik

J. Jerosch, St. Funken

Einleitung

Nach Implantation einer Hüftendoprothese wird die Kraft über den Prothesenschaft auf den Knochen übertragen. Das hierbei auftretende Verteilungsmuster von Druck und Biegebelastung entspricht aufgrund der geringeren Elastizität des Implantates sowie der Art und Ausdehnung der Kraftübertragung nicht mehr den natürlichen Gegebenheiten. Der Knochen benötigt zur Aufrechterhaltung seiner Struktur ein gewisses Maß an Belastung, sonst kommt es zur Atrophie des nicht belasteten Knochenabschnittes. Durch Einbringen eines intramedullären relativ unelastischen Kraftträgers werden die auftretenden Kräfte durch den Schaft in den distalen Femur weitergeleitet. Eine adäquate Belastung der proximalen Abschnitte unterbleibt (stress-protection oder stress-shielding). Dies führt zu einer Umgestaltung der Knochenstruktur in der prothesentragenden Extremität. Auch als bone-remodeling bezeichnet, ist diese Umorganisation des Knochens ein Zeichen der aktiven Adaption an eine veränderte Krafteinleitung. Durch die Minderbelastung der proximalen Abschnitte wird eine Resorption des Knochens induziert, während distal eine Hypertrophie resultiert. Ungünstige Auswirkung auf die Festigkeit und Haltbarkeit der Prothese sind zu erwarten, wenn die proximale Kraftübertragung so gering ist, dass die knöcherne Verankerung gefährdet ist.

J. Wolff formulierte in dem nach ihm benannten Gesetz, dass Art und Ausmaß der ossären Antwort auf einwirkende Druckkräfte mit dem Grad der Belastung korrelieren (Wolff'sches Gesetz). Dies bedeutet, dass vitaler Knochen auf eine insuffiziente Druckbelastung mit einem Abbau von Knochensubstanz (Atrophie), jedoch auf starke Belastung mit einer Zunahme von Knochensubstanz reagiert. Übermäßige unphysiologische Belastungen führen jedoch langfristig zu einer Destruktion [31].

Die bei normalem Gehen auf das Hüftgelenk wirkenden Kräfte werden mit dem 2,8-fachen bis 3,16-fachen des Körpergewichts angegeben. Bei schnellerem Laufen steigen die Kräfte auf das 4,57-fache des Körpergewichts [32].

Veränderungen an der Gelenkgeometrie nehmen in erheblichem Maß Einfluss auf die Kräfteverhältnisse und somit auf die Belastung des Gelenks. Diese Veränderung, selbst bei alleiniger Betrachtung der Frontalebene, muss in vielfältigen Aspekten im Prothesendesign und der Operationsdurchführung berücksichtigt werden. Parameter, die auf die Gelenkbelastung einwirken, sind das Offset, der CCD-Winkel, der Anteversionswinkel, Varus- oder Valguspositionierung der Prothese, Medialisation des Acetabulums und Lateralisation des Trochanter [1, 3, 8, 9, 13, 16–18, 20–22, 24, 27, 34].

Gerade bei einigen modernen proximal verankerten Prothesen fällt die Reduktion des Offset auf (Abb. 1).

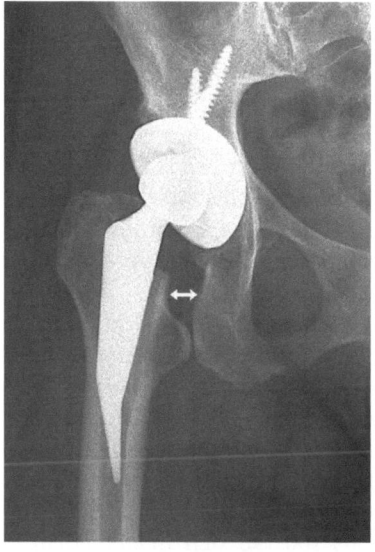

Abb. 1. Reduktion des Offset nach Implantation einer proximal verankerten Prothese.

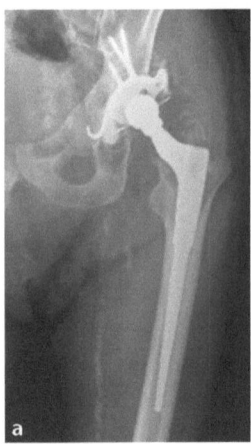 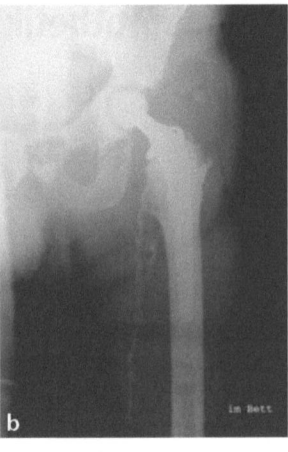 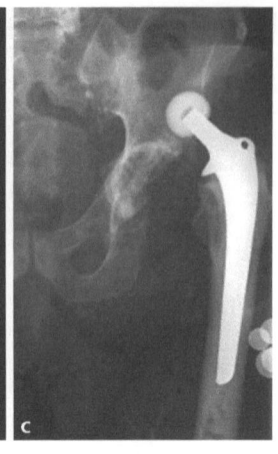

Abb. 2. Nach Reduktion des Offset durch einen Hüftprothesenwechsel wird die Hüfte instabil.

Gelegentlich resultiert auch sogar eine Instabilität nach Reduktion des Offset (Abb. 2).

■ **Fragestellung.** Das Ziel dieser Studie war es festzustellen, inwieweit die auf dem Markt angebotenen Hüftgelenkendoprothesen durch Implantation das Offset verändern.

Material und Methodik

Bei 50 konsekutiven Patienten, die zur Implantation einer Hüftendoprothese vorgemerkt waren, wurden digitale Hüftgelenks-Mess-Röntgenbilder standardisiert in anteriorposteriorer Aufnahmetechnik angefertigt (Pack-System MV 1000, Siemens©). Die Aufnahmen wurden standardisiert mit einem Vergrößerungsfaktor von 1,15 angefertigt. Von dem Pack-System wurden die Bilder auf einen PC konvertiert, von wo sie in Form von TIFF-Dateien mit einer Auflösung von 300 DPI weiterverarbeitet werden konnten. Das Patientenalter betrug im Mittel 68 Jahre (Range: 40–87). Die Geschlechtsverteilung zeigt 31 Frauen und 19 Männer. Es wurden solche Patienten ausgeschlossen, die Formveränderungen aufwiesen, welche eine sinnvolle Auswertung unmöglich machten, wie z. B. anatomische Veränderungen vom Normalzustand durch Fraktur, Epiphysiolysis capitis femoris etc. und vorherige prothetische Versorgung.

15 Firmen, die in Deutschland Hüftendoprothesen vertreiben, stellten auf Anfrage Röntgenschablonen bereit (Tabelle 1). Für die Studie standen mehr als 100 (90 sich in der Form unterscheidende) verschiedene Modelle zur Verfügung. Unter Berücksichtigung der unterschiedli-

chen Größen konnten insgesamt 719 Prothesen bewertet werden (594 sich in der Form unterscheidende). Diese Prothesen stellten einen repräsentativen Überblick über das vielseitige Angebot auf dem Markt dar.

Die Bildbearbeitung wurde mit Photoshop 6 (Adobe©) durchgeführt. Alle Röntgenschablonen wurden mittels Flachbett-Scanner digitalisiert. Die digitalen Planungsschablonen wurden dem Vergrößerungsfaktor von 1,15 der digitalen Röntgenbilder angeglichen. Die digitalisierten Schablonen wurden mit der Import-Funktion von Photoshop eingeladen und digital ausgeschnitten. Als nächstes wurden die 594 nun als TIFF-Dateien angelegten Schablonen mit dem Programm Photoshop als Ebenen in so genannten PSD-Dateien angelegt.

Die Implantatgröße wird mit Hilfe der Röntgenschablonen ausgewählt. Das Zentrum der Pfanne wurde anatomisch gewählt, die Pfanneneingangsebene zwischen 40 Grad und 50 Grad inkliniert. Der untere Pfannenrand wurde in Höhe der Köhler Tränenfigur platziert. Die Schenkelhalsresektion erfolgte in der Höhe, die eine möglichst optimale anatomische Rekonstruktion ereichte (Beinlänge, Offset). Durch Auflegen der Schaftschablone auf die Femurkontur wird die voraussichtliche Größe der benötigten Prothese bestimmt. Hierbei wurde darauf geachtet, dass sich der Kopfmittelpunkt (KM) etwa in Höhe der Trochanter major-Spitze befindet. Es wurde versucht, einen möglichst guten Kompromiss zwischen Beinlängenveränderung – Höhendifferenz zwischen Kopfmittelpunkt (KM) und Pfannenmittelpunkt (PM) – und Offsetveränderung zu finden. Des Weiteren sollte die bestmögliche Passform des Prothesenschafts an die individuell vorliegende Femur-

Tabelle 1. Liste der Schablonen
(Firma, Modell, Anzahl der Größen)

■ **Aesculap**	Solu stand 7
Antega 10	G2 uncem 11
Biocontact N cem 7	Kar 5
Biocontact N uncemn 11	Pac 9
Biocontact 10	Reef 6
Biocontact cem 5	Revision 3
Biocontact SD 8	Revision bowed 2
Exia cem 8	Euro 28 mm 9
Exia 9	Corail 10
Centega 5	Autobl. Stand.32 8
■ **Alpha**	Autobl. Lat 32 9
Alpha CE 13	Autobl. Lat 28 9
Alpha 43 8	Endurance 28 mm 5
Alpha 47 8	■ **Howmedica**
■ **Biomed**	Reliance 5
Mallory 6	Exeter 5
MS modular 4	Definition 7
Olympia 7	ABG II uncem 8
SC solid 8	Securfit 5
Biometric collared 5	■ **Keramed**
Biometric coll-less 5	GSS-CO 7
Cenos 5	GSS-CL 7
Helios 5	GSS 7
Kent 3	■ **Link**
■ **Brehm**	Mp 7
Cap 2	Mark III 5
mrp gebogen 9	126□A 5
mrp gerade 9	126□B 5
Müller lat 1	117□A 5
Müller gerade 1	117□B 5
Universal 1	Rippe 19
Universal 2 1	Lubinus 7
Vektor metal 5	■ **Smith & Nephews**
Vektor titan 13	Synergie 10
■ **Ceraver**	Spectron 5
TI 12	BI IS 9
Cremascole 8	■ **Sulzer**
■ **Anca**	Sulz SL rev 2
EHS 7	Stem ES lat 1
Stem 9	Stem ES stand 1
Profemur 7	Stem SC 12
■ **Depuy**	■ **Zimmer**
Vision 28 large 6	Versys crc 4
Vision 28 small 6	Versys her 7
Thompson modular 1	Versys et 9
Titan 28 2	Versys fiber 10
SROM XL lat 5	ZMR calcar 6
SROM XL 5	ZMR spout 6
SROM stand lang 6	SF 8
SROM stand 10	Mayo 4
Solution 6_8 9	CPT 5
Solu 1,5 cm calcar 6	CPT monoblock 2
Solu 2,25 cm calcar 6	

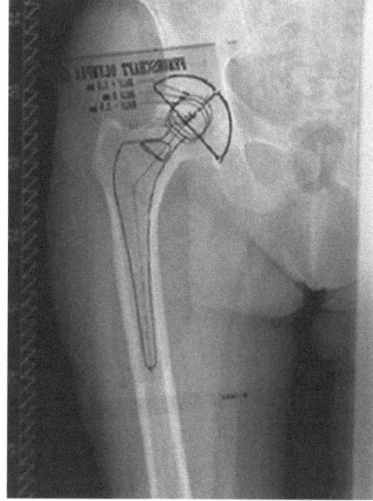

Abb. 3. Gut rekonstruierte Anatomie.

geometrie erreicht werden; d.h. es wurde angestrebt, die Prothesenachse so gut wie möglich
der Femurachse anzupassen (Abb. 3). Nach der
Bearbeitung der Bilder wurde die Messung der
Änderung des Offset für jede einzelne Schablone durchgeführt. Die gemessenen Daten wurden in einer Excel-Tabelle angelegt.

Ergebnisse

Die Analyse der Ergebnisse zeigt teilweise ext-
reme Änderungen des Offset bis zu 2,73 cm sowohl in die Richtung der Offsetvergrößerung als
auch in die Richtung der Offsetverkleinerung

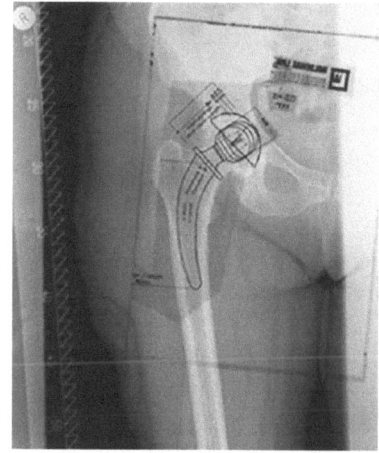

Abb. 4. Gute Rekonstruktion des Offset
bei einem CCD-Winkel der Prothese von 126°.

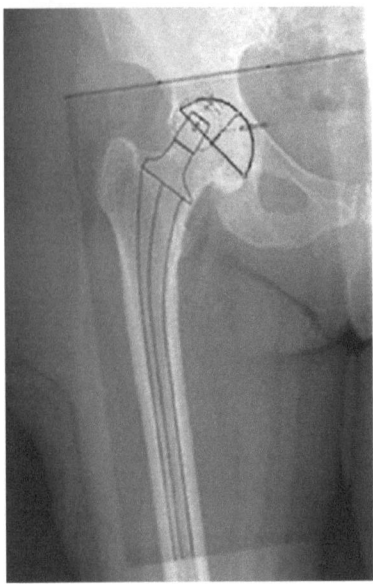

Abb. 5. Offsetreduktion von 0,89 cm.

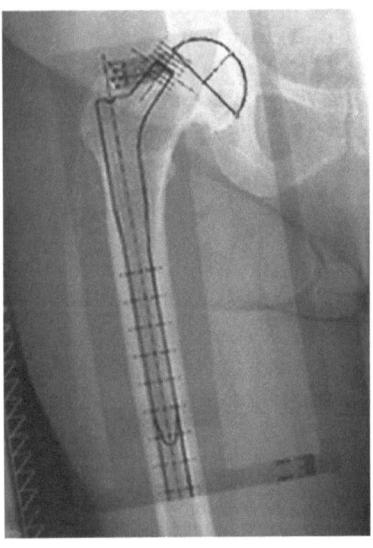

Abb. 6. Offsetreduktion von 2,7 cm.

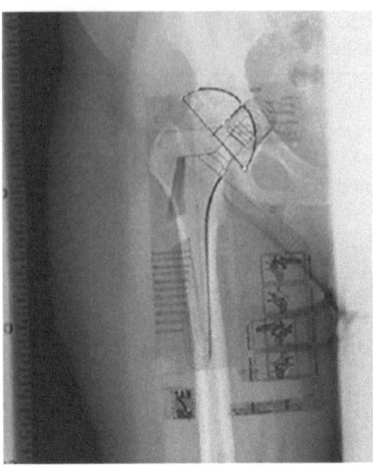

Abb. 7. Offsetvergrößerung von 2,7 cm.

zu implantieren. Nur 11 Modelle lassen sich bei mehr als der Hälfte der Patienten passend einsetzen, davon 7 bei mindestens 30 Patienten und 3 bei mindestens 35 Patienten. Dagegen lassen sich 18 Modelle bei weniger als 10 Patienten passend einsetzen. Der Mittelwert der Offsetabweichung aller Prothesen beträgt –0,17 cm (Range: –0,75 cm bis +0,63 cm). Errechnet man nun den Mittelwert der vorzeichenunabhängigen Abweichung, d.h. ohne Beachtung der Richtung, in der eine eventuelle Abweichung vorliegt, so erhält man als Gesamtmittelwert 0,27 cm. Betrachtet man nur die Fälle, in denen eine Veränderung eingetreten ist, so beträgt der Gesamtmittelwert 0,56 cm.

Diskussion

In den Anfängen der Hüftgelenkendoprothetik ging man davon aus [2], Offsetverkleinerung würde zu Instabilität und Subluxation führen, besonders wenn es in Kombination mit Medialisation der Gelenkpfanne (deep set socket) verwendet wurde. Um einer potentiellen Schwäche des Prothesenmaterials bei Offsetvergrößerung entgegenzuwirken, versuchte Charnley [2] durch Beibehaltung eines langen ossären Stumpfes des femoralen Schenkelhalses den Hals der Prothese zu unterstützen.

In dieser Zeit war es sonst üblich, eine Resektion des femoralen Schenkelhalses fast bis zum kleinen Trochanter durchzuführen.

Prothesen mit kleinerem Offset zu wählen, als es durch die Anatomie vorgegeben war, wurde im

(Abb. 4–7). Von den 4500 virtuellen Implantationen ließen sich die Prothesen 1502-mal passgenau einsetzen, 2085-mal verkleinerten sie das Offset (im Durchschnitt um 0,69 cm), und 913-mal vergrößerten sie das Offset (im Durchschnitt um 0,7 cm).

Bei der Analyse der Passgenauigkeit einzelner Prothesen zeigt sich, dass diese sehr variiert. So ließen sich manche Prothesentypen nur bei 2 Patienten passgenau implantieren, andere aber bei bis zu 40 Patienten. Die evaluierten Endoprothesen sind durchschnittlich bei 17 Patienten

Weiteren zunächst konsequent verfolgt. Der Grund hierfür waren die Erfahrungen, die aus Fällen gewonnen wurden, in denen die Prothesen in übertriebener Valgusstellung implantiert wurden. Durch diese Valgusstellung sollte der Kopfmittelpunkt lateralisiert und so das Offset reduziert werden. Dabei wurde keine Tendenz zur erhöhten Dislokationsgefahr gefunden. Lange Jahre wurde deshalb moderates Valgisieren angestrebt. Um den Schaft der Prothese in die neutrale Achse des Femur einbringen zu können und dennoch ein kleineres Offset zu erhalten, wurden dann Prothesen mit reduziertem Offset gefertigt. Eine Offsetverkleinerung bedeutet eine Erhöhung von Stärke und Steifheit der Prothese.

Bei physiologischem Offset verläuft die Richtung der Gelenkkraft durch den medialen femoralen Cortex. Bei einer Reduktion des Offset befindet sich diese Kraftrichtung lateral des medialen femoralen Cortex und näher zum Schaft. Dies ist vorteilhaft um die Biegebelastung auf die Prothese und den Zement zu reduzieren. Man vermied ein erhöhtes Offset, weil eine erhöhte Biegebelastung auf Prothese und Zement befürchtet wurde.

Aus diesem Grund gestaltete man den Prothesenkonus im oberen Bereich dicker, wo die Hebelarme lang und deshalb die Biegebelastungen hoch sind, und in Richtung Schaftspitze dünner, wo die Hebelarme kurz und daher die Biegebelastungen niedrig sind. Das Problem der Reduktion des Hebelarmes der Adduktoren bei exzessiv kurzem Offset, wodurch mehr Kraft benötigt wird, die Gelenkbelastung zunimmt und so letztendlich der Vorteil der verringerten Biegebelastung verloren geht, wurde zunehmend evident.

Die Lateralisation des Trochanter war die logische Schlussfolgerung, um die normale Länge des Abduktorhebels und den normalen Zugwinkel zu erreichen. Allerdings ist die maximale Versetzungsmöglichkeit wegen des benötigten Knochenkontaktes auf einen Zentimeter begrenzt. Aufgrund der gegebenen anatomischen Verhältnisse verlängert dies aber den Hebel des Abduktors nur um 0,5 cm. Für weitere Vergrößerung müssten additive Maßnahmen wie z.B. die Interposition eines Knochentransplantats durchgeführt werden. Auch diese kleinen Verschiebungen des Trochanter haben jedoch große Auswirkungen auf die Biomechanik, weil die Abduktorkraft in dieser Region hoch ist.

Es gibt für den Operateur verschiedene Möglichkeiten, bei einer Hüftprothesenimplantation mit effektiven Maßnahmen in die Biomechanik

der Hüfte einzugreifen. Man erkannte in diesem Zusammenhang schon frühzeitig drei Lösungsansätze für das Offset-Problem:

- Lateralisation des Trochanter zur Vergrößerung des Hebelarms der Abduktoren,
- Verlängerung des Prothesenhalses mit damit verbundener Beinverlängerung,
- direkte alleinige Veränderung des Offset.

Offensichtlich ist die Veränderung des Offset die beste und einfachste Lösung [2, 27]. Bereits Charnley [2] hat darauf hingewiesen, dass ein vergrößertes Offset das Bewegungsausmaß vergrößert und die Gefahr des Impingements verringert. Bei Offsetvergrößerung mit gleichzeitiger Hebelarmverlängerung der Abduktoren werden auch die mechanischen Vorteile und die Stärke der Abduktoren verbessert. Die auf die Hüfte wirkenden Kräfte werden reduziert. Gleichzeitig bewirkt eine Offsetvergrößerung eine erhöhte Weichteilspannung, welche die Stabilität der Hüfte vergrößert [7, 10]. Der Unterschied der Vergrößerung des reinen Offset zum Vergrößern des Offset durch einfache Prothesenhalsverlängerung liegt darin, dass man bei der ersten Maßnahme nicht in die bestehenden Beinlängenverhältnisse eingreift [26, 28] (Abb. 8).

Die Beziehung zwischen Abduktorschwäche und Hinken bei verringertem Offset wurde mehrfach beschrieben [2, 15, 26].

Mögliche Nebenwirkung ist eine Belastungsvergrößerung der Prothese, aber durch die verwendeten Materialien ist dies heute nicht mehr klinisch relevant [28]. Trotzdem könnte die Belastung im medial-proximalen Femur vergrößert werden. Diese möglichen Nebenwirkungen wurden von Davey et al. [4, 5] und Wong et al. [33] untersucht. Davey et al. [5] führten an Kadaverfemora mit zementierten Prothesen direkte Messungen der Belastungen auf Knochen, Metall und im Zement durch. Offsetvergrößerung resultierte zur Abnahme der auftretenden Kraft und der benötigten Kraft für die Abduktion; die Belastung im medial-proximalen Zement wurde nicht signifikant erhöht. Wong et al. [33] zeigten anhand einer finiten Elementanalyse für unzementierte Hüftprothesen am Kaninchenknochen, dass sowohl die benötigte Abduktorkraft wie auch die Resultierende bei Offsetvergrößerung signifikant reduziert werden. Obwohl die Belastung in der distalen Prothese leicht erhöht wurde, führte dies nicht zu einer beachtenswerten Erhöhung der Belastung im Knochen. Zusätzlich wurde festgestellt, dass der Knochenzuwachs bei der

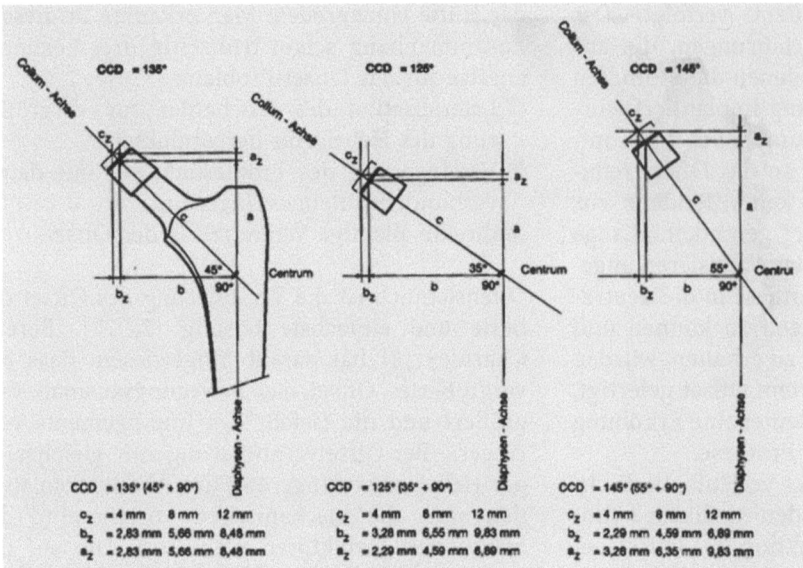

Abb. 8. Beziehung zwischen Bein-länge und Offset (Effenberger 2003 [6a]).

Osteointegration der Prothese durch Offsetver-größerung nicht beeinflusst wird.

Rothmann et al. [23] zeigten im Rahmen ei-ner klinischen Untersuchung an 146 Patienten mit 2–6 Jahren Follow-up 6% Lockerung bei Fe-mora mit Offset von 36 cm oder mehr auf, da-gegen 2% bei kleineren Offsets. Kritikpunkte an dieser Studie sind die, dass es insgesamt nur 5 Lockerungen gab. Zudem war ein signifikant größerer Männeranteil in der Offsetvergröße-rungsgruppe. Das anatomische Offset wurde nicht dokumentiert, sondern nur das Prothesen-offset. Dies wäre aber offensichtlich insofern wichtig, dass Varus- oder Valgus-Implantation das anatomische Offset beeinflussen.

Ein im Vergleich zum ursprünglichen Zu-stand anatomisch gleiches oder größeres Offset führt zu einem verringerten Polyethylen-Abrieb [26]. Delp et al. [6] weisen besonders auf den Schutz oder die Wiederherstellung der Muskel-kapazität hin. Auch Lindgren und Rysavy [12] vertreten die Meinung, dass Verkürzung des He-bels der Abduktoren durch Offsetverkleinerung Trendelenburg-Hinken und/oder seitliche Hüft-schmerzen verursacht; die vertikale Belastung des Acetabulum wird vergrößert, dadurch steigt die Impingementgefahr mit Risiko zur Disloka-tion und Schmerz. Eine Beinverlängerung sollte auch vermieden werden, da sie oft Probleme mit sich bringt.

Die momentan auf dem Markt befindlichen Hüftprothesen bewirken durch die vorgegebenen zu großen CCD-Winkel eine postoperative Valgi-sierung, wodurch ein verringertes Offset mit Überbelastung und Insuffizienz der glutealen Muskeln vorprogrammiert ist [19, 27]. Auf diese Problematik haben auch Massin et al. [14] hinge-wiesen. Obwohl der normale CCD-Winkel im Mittel 125° beträgt [15], haben Hüftprothesensys-tem im Durchschnitt einen Winkel von 135°, was zwangsläufig zur Offsetverkleinerung führt.

Wegen großer Variationsbreite der proxima-len Knochengeometrie passen aber viele Syste-me nur in normal geformte Knochen [19]. Auch Sakai et al. [25] zeigten, dass viele Prothesen die ursprünglichen anatomischen Verhältnisse nicht wieder herstellen können.

Zusammenfassend ist zu diesen biomechani-schen Überlegungen somit festzuhalten:

■ **Vorteile von Offsetvergrößerung.** Offsetvergrö-ßerung führt zu Verlängerung des Abduktorhe-belarmes und einer Abduktorwinkelvergröße-rung, wodurch die benötigte Kraft reduziert wird, was wiederum zur Abnahme der resultie-renden Belastung der Hüfte führt [2, 29]. Die Reduktion des Impingementrisikos und die Zu-nahme der Gewebespannung führen zu Abnah-me der Instabilität [2, 26, 28, 30]. Weiter wird eine Vergrößerung des freien Bewegungsspieles erreicht [15]. Im Einbeinstand konnten bei Off-setvergrößerung keine nachteiligen Mikrobewe-gungen nachgewiesen werden [4, 5].

■ **Nachteile von Offsetvergrößerung.** Offsetver-größerung führt zu Zunahme der Biegebelas-tungen, was als Nebeneffekt die Belastung im medialen Zementmantel vergrößert. Diese Be-

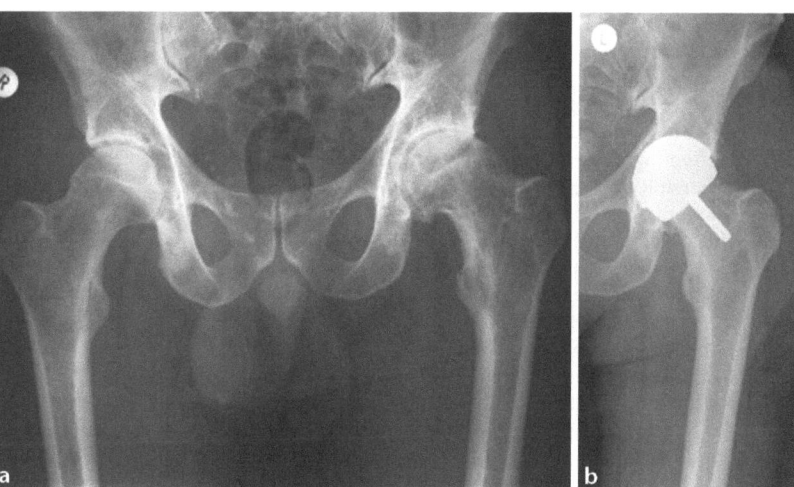

Abb. 9. Rekonstruktion der Anatomie mit Oberflächenprothese.

lastungszunahme ist aber nur geringfügig, da sie durch die Gesamtgelenksbelastungsabnahme ausgeglichen wird.

Die vorliegende Untersuchung konnte zeigen, dass zwar für alle Patienten eine Prothese vorhanden war, die das jeweilige ursprüngliche Offset exakt rekonstruierte; dies ließ sich jedoch nur mit wenigen (n = 6) der untersuchten Prothesenmodelle erreichen. Daraus die Erkenntnis ziehen zu wollen, dass man ohne weiteres die Anzahl der auf dem Markt befindlichen Formvarianten verringern könnte, ist jedoch nicht richtig. Probleme bieten nämlich insbesondere Patienten mit anatomischen Formvarianten (z. B. leicht dysplastische Veränderungen). Bei diesen konnte mit der zur Verfügung stehenden Prothesenauswahl nur mit 1 bis 5 Prothesen eine Versorgung stattfinden.

Unter Berücksichtigung der obigen Ausführungen zur besonderen klinischen Relevanz des Offset sind die vorliegenden Ergebnisse nicht zufriedenstellend. Die durchschnittliche systemimmanente Veränderung des Offset bei nach Implantation der auf dem Markt befindlichen Hüftendoprothesen beträgt 0,4 cm. Bei besonders ungünstigen anatomischen Situationen wird das Offset durchschnittlich um 1,54 cm verändert. Bei dem ungünstigsten Prothesenmodell ergibt sich eine mittlere Veränderung des Offset von 0,75 cm. Der extremste Einzelwert beträgt 2,73 cm Abweichung vom ursprünglichen Offset. Es besteht bei den auf dem Markt befindlichen Prothesen die Tendenz, das Offset zu verkleinern. Es wird durchschnittlich in 46% der Fälle reduziert, bleibt in 34% der Fälle konstant und vergrößert sich lediglich bei 20%.

Zur Optimierung der eigenen Ergebnisse ist jeder Operateur aufgerufen, bei der Auswahl seines Prothesen-Systems in Zukunft auch hier ein besonderes Augenmerk auf die Rekonstruktionsmöglichkeit des Offsets zu legen.

Mit dem reinen Oberflächenersatz wird man wahrscheinlich die individuelle Biomechanik am wenigsten beeinträchtigen (Abb. 9).

Literatur

1. Buddenbrock B, Wissing H (1997) Radiologic determination of rotation deformity of the femur: Computed tomography, optimized measurement accuracy and radiation exposure. Z Orthop 135:9–16
2. Charnley J (1979) Low friction arthroplasty of the hip. Springer, Berlin, pp 332–344
3. Crowninshield RD, Johnston RC (1978) A biomechanical investigation of the human hip. J Biomech 11:75–85
4. Davey JR, O'Connor DO, Burke DW, Harris WH, Zalenski E (1989) Femoral component offset: Its effect on micromotion in stance and stairclimbing loading. Proc 35th Annual Meet Orthop Res Soc, p 409
5. Davey JR, O'Connor DO, Burke DW, Harris WH (1993) Femoral component offset: its effect on strain in bone-cement. J Arthroplasty 8:23–26
6. Delp SL, Komattu AV, Wixson RL (1994) Superior displacement of the hip in total joint replacement: Effects of prosthetic neck length, neck-stem angle, and anteversion angle on the moment-generating capacity of the muscles. J Orthop Res 12:860–870
6a. Effenberger H, Imhof M, Witzel U, Rehart S (2005) Zementfreie Hüftschäfte – aktueller Stand. Orthopäde 34(5):477–502
7. Fackler CD, Poss R (1980) Dislocation in total hip arthroplasties. Clin Orthop 151:169–175

8. Grossmann P, Braun M, Becker W (1994) Luxationen nach Hüft-TEP-Implantation: Abhängigkeit vom operativen Zugang und anderen Faktoren. Z Orthop 132:521–526

9. Heiland A (1993) Rotationsstabilität zementfreier Hüftendoprothesen. Diplomarbeit, Labor für Biomechanik und experimentelle Orthopädie, Ludwig-Maximilians-Universität München

10. Huk OL, Braun JT, Lieberman JR, Salvati EA, Ghelman B (1993) Comparison of acetabular and femoral component alignment in dislocators versus nondislocators with total hip arthroplasties. Procs Canadian Orthop Soc, 48th Annual Meet, Montreal, Quebec

11. Kummer B (1985) Einführung in die Biomechanik des Hüftgelenks. Springer, Berlin Heidelberg New York Tokio

12. Lindgren JU, Rysavy J (1992) Restoration of femoral offset during hip replacement. Acta Orthop Scand 63:407–410

13. Maquet PGJ (1985) Biomechanics of the hip. Springer, Berlin Heidelberg New York Tokyo

14. Massin P, Geais L, Astoin E (2002) The anatomic basis for the concept of lateralized femoral stems. J Arthroplasty 15:93–101

15. McGrory BJ, Morrey BFC, Cahalan TD (1995) Effect of femoral offset on range and motion and abductor muscle strength after total hip arthroplasty. J Bone Joint Surg 77-B:865–871

16. Mills HJ, Horne JG, Purdie GL (1993) The relationship between proximal femoral anatomy and osteoarthrosis of the hip. Clin Orthop 28:205–208

17. Morscher E (1961) Die mechanischen Verhältnisse des Hüftgelenkes und ihre Beziehungen zum Halsschaftwinkel und insbesondere zur Antetorsion des Schenkelhalses während der Entwicklungsjahre. Z Orthop 94:374–381

18. Müller ME (1971) Die hüftnahen Femurosteotomien. Thieme, Stuttgart

19. Noble PC, Alexander JW, Lindahl LJ (1988) The anatomic basis of femoral component design. Clin Orthop 235:148–165

20. Nunn D, Freeman AR, Tanner KE (1989) Torsional stability of the femoral component of hip arthroplasty. J Bone Joint Surg 71-B:452–455

21. Reikeras O, Hoiseth A (1982) Femoral neck angles in osteoarthritis of the hip. Acta Orthop Scand 53:781–784

22. Robinson RP (1994) Hip arthroplasty using cementless CLS stem. J Arthroplasty 9:177–192

23. Rothman RH, Hearn SL, Eng KO, Hozack WJ (1993) The effect of varying femoral offset on component fixation in cemented total hip arthroplasty. American Academy of Orthop Surg 60th Annual Meeting, San Francisco

24. Rydell NW (1996) Forces acting on the femoral head-prosthesis. Tryckeri AB Litotyp Göteborg

25. Sakai T, Sugano N, Nishii T (2000) Optimizing femoral anteversion and offset after total hip arthroplasty using a modular femoral neck system: an experimental study. J Orthop Sci 5:489–494

26. Sakalkale DP, Rothman RJ (2001) Effect of femoral component offset on polyethylene wear in total hip arthroplasty. Clin Orthop 388:125–134

27. Schidlo C, Becker C, Jansson V, Refior J (1999) Änderung des CCD-Winkels sowie des femoralen Antetorsionswinkels durch Hüftprothesenimplantation. Z Orthop 137:259–264

28. Steinberg B, Harris WH (1992) The offset problem in total hip arthroplasty. Cont Orthop 24:556–562

29. Tauber C, Ganel A, Horostowski H, Farine I (1980) Distal transfer of the greater trochanter in coxa vara. Acta Orthop Scand 51:661–666

30. Tönnis D (1984) Die angeborene Hüftdysplasie und Hüftluxation im Kindes- und Erwachsenenalter. Springer, Berlin Heidelberg New York Tokyo, S 327–332

31. Volz R (1988) Basic biomechanics. In: Resnick D, Niwayama G: Diagnosis of bone and joint disorders. 2. Edition, Articular Diseases. Basic Sciences, Saunders Company

32. Walker PS (1995) Design des totalen Hüftersatzes. In: Kerschbaumer F, Nieder E, Rehart S (Hrsg) Die Hüftendoprothese in komplizierten Fällen. Thieme, Stuttgart

33. Wong PKC, Otsuka NY, Davey JR, Fornasier BL, Binnington AG (1993) The effect of femoral component offset in uncemented total hip arthroplasty. Procs Canadian Orthop Soc 48th Annual Meet, Montreal

34. Yonder S, Brand RA (1988) Total hip acetabular component position affects component loosening rates. Clin Orthop 228:79–87

KAPITEL 11

Segmentale Fixationsklassifikation femoraler Hüftendoprothesen

W. Thomas, L. Lucente, L. Tafuro, S. Thomas, H. Grundei

Einleitung

Nach den ausgezeichneten klinischen Erfahrungen und ersten Publikationen von Charnley [9] hat sich die Endoprothetik des Hüftgelenkes zu einer der erfolgreichsten Behandlungsmethoden der orthopädischen Chirurgie entwickelt [7]. Anfangs waren die Modelle praktisch alle zur Zementfixation konzipiert und besaßen unterschiedlich lange Stiele, die nach basisnaher Schenkelhalsresektion im diaphysären Femursegment verankert wurden. Im Laufe der Zeit haben sich auch zementfreie Fixationsmethoden durchgesetzt, die sehr unterschiedlichen Prinzipien folgten, von mikro-, meso- und makrostrukturellen Oberflächengestaltungen über offenmaschige dreidimensionale Strukturen bis zu osteokonduktiv wirksamen Beschichtungen. Da sich mit den Verankerungen im diaphysären Femursegment auch Probleme durch die verminderte Rotationsstabilität und durch „stress shielding" zeigten, wurden Implantate entwickelt, die bei geringerer knöcherner Invasivität mehr gesunden Knochen erhalten. Solche Konzepte mit epiphysärem Oberflächenersatz oder metaphysärer Kurzstielverankerung sind auch im Hinblick auf die zunehmende Versorgung jüngerer Patienten mit Endoprothesen interessant, da bei diesen im Laufe des Lebens mit eventuellen Revisionseingriffen gerechnet werden muss, wobei dann mehr gesunder Knochen zur Verankerung des Revisionsimplantates zur Verfügung steht.

Es ist wichtig, die speziellen Charakteristika dieser unterschiedlichen Implantatprinzipien zu berücksichtigen. Eine ausschließliche Anwendung eines Endoprothesentyps für alle Indikationen kann Misserfolge herbeiführen, die durch eine indikationsspezifische Anwendung vermieden werden können.

Wir haben eine Klassifikation der unterschiedlichen Implantate entwickelt, die sich

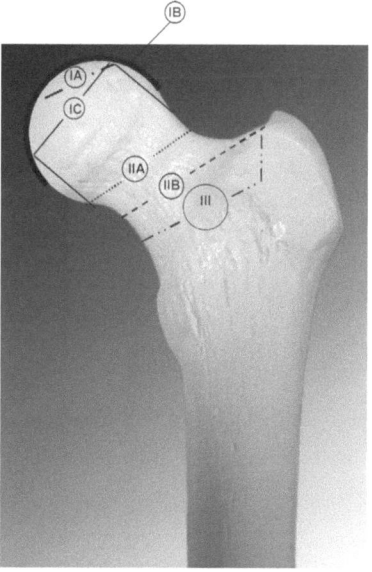

Abb. 1. Schema Resektionsebenen der Verankerungssegmente.

nach dem anatomischen Segment des proximalen Femur richtet, in welchem sie verankert werden:

- Epiphysäres Segment – Typ I
- Metaphysäres Segment – Typ II
- Diaphysäres Segment – Typ III (Abb. 1)

Segmentale Fixationsklassifikation

Epiphysäres Segment (Typ I) (Abb. 2)

Da bei der Coxarthrose neben der azetabulären Gelenkfläche im Wesentlichen nur der Hüftkopf von Knorpelverschleiß, Verformung und gelegentlicher Cystenbildung betroffen ist, erscheint eine standardmäßige Resektion im Niveau der Schenkelhalsbasis mit Opferung des Hüftkopfes einschließlich des gesamten Schenkelhalses extrem knocheninvasiv als Erstversorgung, insbesondere bei jüngeren Patienten, bei denen mit

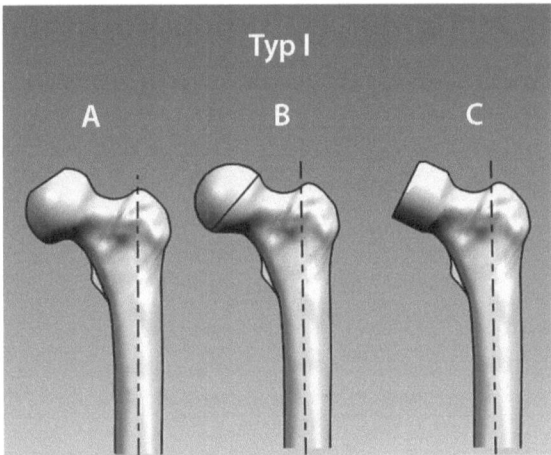

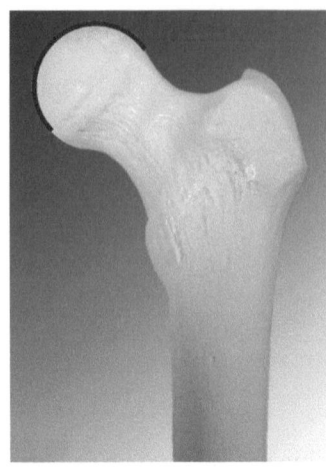

Abb. 2. Schema Resektionsebenen des epiphysären Verankerungssegmentes (Typ I). **A** Inselförmig; **B** Oberflächenersatz; **C** Stumpfpräparation.

Abb. 4. Schema Implantationsbeispiel Typ I B.

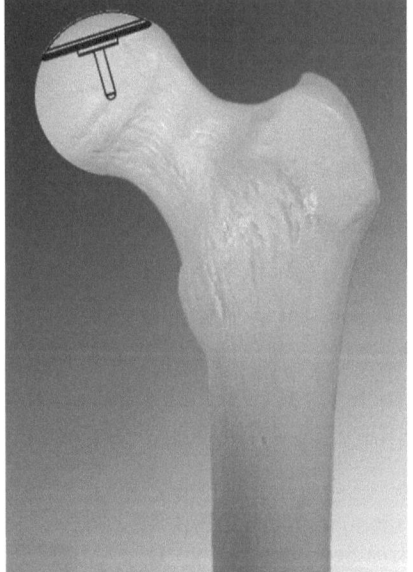

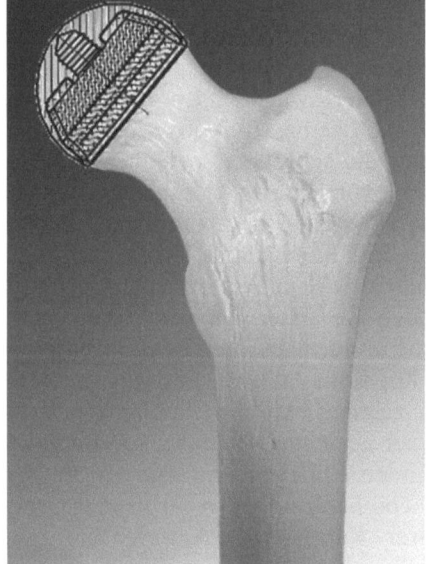

Abb. 3. Schema Implantationsbeispiel Typ I A.

Abb. 5. Schema Implantationsbeispiel Typ I C.

eventuellen späteren Revisionen gerechnet werden muss. Der Erhalt von Kopf und Hals und die Verankerung einer Endoprothese auf dem zugerichteten epiphysären Segment ist hingegen als adäquate Lösung bei einer solchen primären Arthrose anzusehen. Das epiphysäre Segment kann in dreierlei Ausmaß zur Aufnahme von Implantaten genutzt werden:

1. Inselförmiger Flächenersatz mit pflastersteinförmigem Implantat zur Versorgung umschriebener Defekte als minimalste Versorgungsmöglichkeit des epiphysären Segmentes.

Es werden erste klinische Anwendungen mit Kleinstendoprothesen dieser Art berichtet (Hemicap[1], Eska-drops[2]) (Abb. 3).

2. Reiner Oberflächenersatz. Bei dieser Versorgung kommen dünne schalenformige Endoprothesen zur Anwendung, die nach einfacher Entknorpelung und sparsamer Anfri-

---

[1] Arthrosurface Inc., 28 Forge Parkway, Franklin, MA 02038 (USA)
[2] Eska Implants, Grapengießerstr. 34, 23556 Lübeck

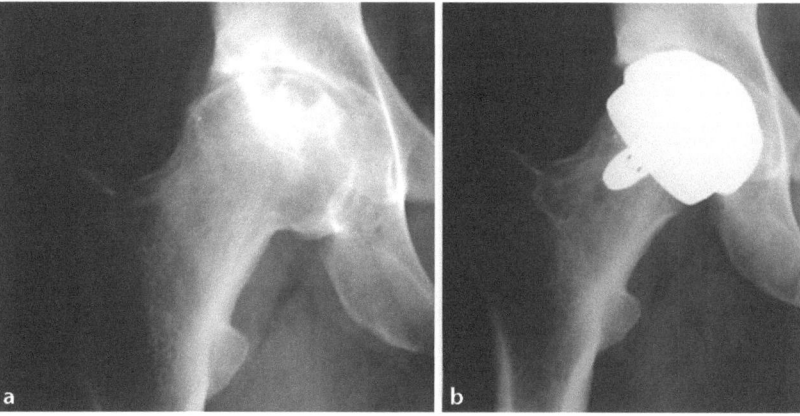

Abb. 6. Klinischer Fall epiphysäre Fixation (Typ I C) M.A. männlich, 45 J. **a** Präop.: Arthrose mit Nekrose re.; **b** 2 Jahre postop.: Harris-Score 100.

schung der subchondralen Lamelle auf dem Hüftkopf fixiert werden (Abb. 4).

3. Kappenversorgung mit erweiterter stumpf-förmiger Zurichtung des Hüftkopfes (Abb. 5). Die heute verfügbaren Modelle von Oberflächenendoprothesen haben eine lange Geschichte, beginnend in den 40iger Jahren mit der „mould arthroplasty" von Smith-Petersen [23], gefolgt von Entwicklungen von Aufranc [4] und Charnley [10]. Alle Modelle wurden wegen hoher Versagensraten durch Verankerungs- und Materialprobleme bald aufgegeben. Auch die später entwickelten Kappenendoprothesen von Freeman [11], Amstutz [1, 2] und Wagner [27] zeigten nur kurzfristig gute Resultate, insbesondere durch die Komplikationen mit den dünnen, zementierten azetabulären PE-Schalen.

Diese Probleme scheinen in neuerer Zeit durch die Anwendung langjährig bewährter Metall-Metall-Gleitpaarungen gelöst zu sein. McMinn [18] und Amstutz [3] entwickelten Kappenendoprothesen mit modernen metallischen Gleitpaarungen, bei denen die Kappe zumeist zementiert wird, während die Pfanne zementlos als Monoblock implantiert wird. Die Fa. Eska Implants stellt ein zementloses Pfannenimplantat mit modularem Metall-Inlay zur Verfügung. Zur korrekten Implantation sind bei allen Modellen relativ komplizierte Zielmethoden notwendig. Dennoch sind gelegentliche Einfräsungen des Schenkelhalses („notching") mit Gefahr späterer Schenkelhalsfraktur nicht immer zu vermeiden. Zur Verbesserung der tribologischen Qualität der metallischen Gleitpartner steht eine Metallkappe mit einer nach bionischem Vorbild gestalteten Oberfläche („Biosurf") zur Verfügung. Es handelt sich hierbei um näpfchen-

förmige Vertiefungen mit einer bestimmten Verteilung auf der Metalloberfläche, wodurch in vitro eine dreifache Reduzierung des Abriebes nachgewiesen werden konnte [6] (Abb. 6).

Metaphysäres Segment (Typ II) (Abb. 7)

Um den gesunden Schenkelhals bei notwendiger endoprothetischer Versorgung zu erhalten, sind schon frühzeitig durch die Brüder Judet Endoprothesen entwickelt worden, die sich ausschließlich im metaphysären Segment verankerten [16].

Diese Implantate waren wegen Fixations- und Materialproblemen nur kurzfristig erfolgreich. Huggler und Jacob [14] benutzten das metaphysäre Segment zur Fixation der von ihnen ent-

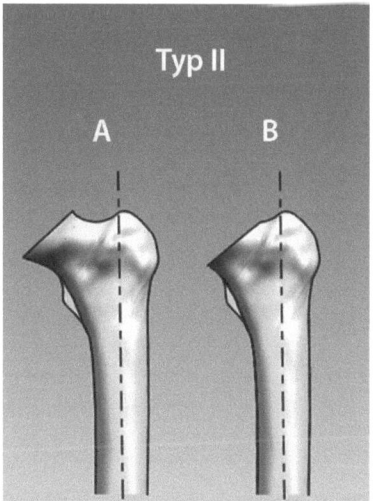

Abb. 7. Schema Resektionsebenen des metaphysären Verankerungssegmentes (Typ II). **a** Kopfnahe Resektion; **b** kopfferne Resektion.

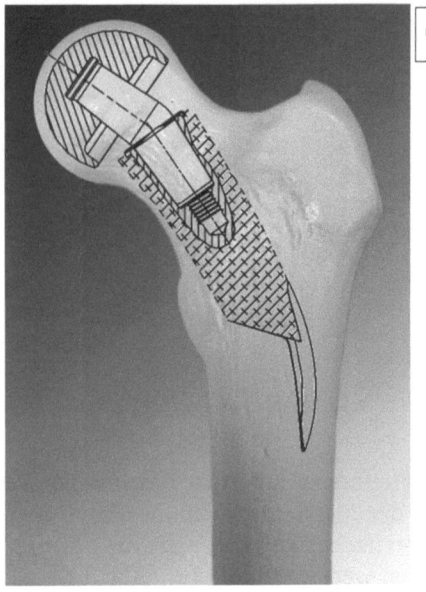

CUT - A

Abb. 8. Schema Implantationsbeispiel Typ II A (CUT-A).

dreidimensional offenmaschige Verankerungs-struktur des „Spongiosametalls" [19] zementfrei fixiert wird (Abb. 8). Unter funktioneller Bean-spruchung entsteht wie im physiologischen Fall durch das Prinzip der dynamischen Fixation ei-ne erhöhte Krafteinleitung an der medialen Schenkelhalskortikalis mit Kompensation an der lateralen Anlagezone der inneren Femurkortika-lis. Dieser Effekt ist durch funktionell-morpho-logische Analysen [17], durch spannungsopti-sche Untersuchungen [25, 28] und durch szinti-graphische Studien [24] bestätigt worden. Um eine möglichst stabile biomechanische Situation zu schaffen, ist es vorteilhaft, einen metalli-schen Großkopf zu wählen, der dann mit einem zementlosen Pfannensockel und metallischem Inlay artikuliert wird. Durch diese Maßnahme rückt das Kopfzentrum nahe an den Veranke-rungskörper der Endoprothese, wodurch der Lastarm verkürzt und die Kippstabilität der Montage erhöht wird (Abb. 9).

Wenn der Schenkelhals geplant oder durch intraoperative Gegebenheiten nicht direkt sub-kapital, sondern kopffern reseziert wurde, ist ei-ne reine metaphysäre Versorgung nicht mehr möglich. Es sollte dann ein Implantat gewählt werden, das neben seiner Fixation im verbliebe-nen metaphysären Segment eine Abstützung im proximalen diaphysären Segment findet (Abb. 10).

Zu diesem Fixationstyp zählt die Mayo-Endo-prothese [20], die CFP-Pipino-Endoprothese und die CUT-media-Endoprothese.

Derartige Implantate zeigen wie die rein me-taphysär fixierten Endoprothesen szintigra-

wickelten Druckscheibenendoprothese. Auch die Gruppe Eska hat ein zementloses Schenkelhals-implantat entwickelt (Zigar), das ähnlich wie die Druckscheibenprothese die laterale Femur-kortikalis für die Anbringung einer Lasche mit Schraube durchbohren musste.

Um die gelegentlich auftretenden Laschen-probleme (Schmerz und Instabilität) zu vermei-den, wurde eine Variante mit innerer Fixation entwickelt [26]. Diese Schenkelhalsendoprothese „CUT" wird mit ihrer anatomisch angepassten Form zwischen Zug- und Drucktrabekel des Schenkelhalses eingebracht, wo sie über die

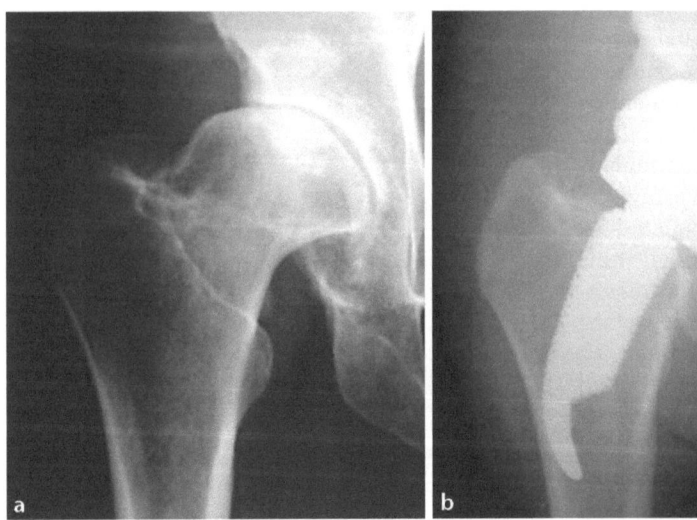

Abb. 9. Klinischer Fall metaphysäre Fixation (Typ II A) U. T. weiblich, 48 Jahre. **a** Präop.: Dysplasiearthrose re.; **b** 3 Jahre postop.: (Großkopfver-sorgung mit ME-ME-Paarung) – Har-ris-Score 96.

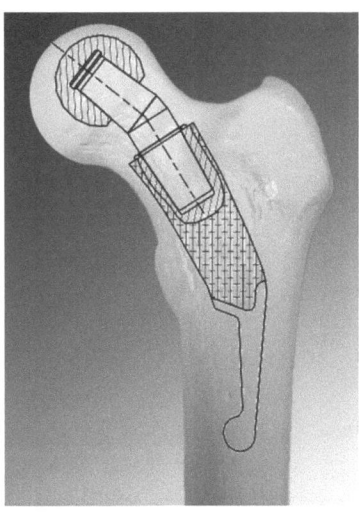

CUT - MEDIA
(Mayo, Pipino)

Abb. 10. Schema Implantationsbeispiel Typ II B (CUT MEDIA).

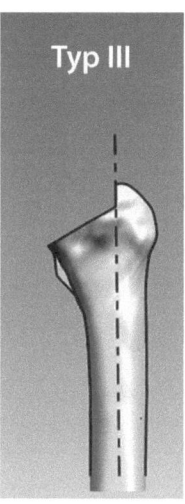

Typ III

Abb. 11. Schema Resektionsebene
des diaphysären Verankerungssegmentes (Typ III).

phisch eine proximale Kraftübertragung ohne
stress shielding [12].

Die relativ hohe Versagensrate von 9% nach 6
Jahren ist möglicherweise Ausdruck des jugendlichen Alters der versorgten Patientengruppe
[20].

Diaphysäres Segment (Typ III) (Abb. 11)

Die Resektion des gesamten Kopf-Hals-Segmen-
tes an seiner Basis macht eine genügend tiefe
und vor allem rotationsstabile Fixation des En-
doprothesenstiels im diaphysären Femursegment
nötig. Dieses Ziel wird standardmäßig mit Ze-
mentierungstechniken erreicht, wobei gute
Langzeitergebnisse vor allem mit den modernen
Zementierungsverfahren erwartet werden können [8].

Da aber dennoch Berichte über osteolytische
Lockerungen mit erheblichen Problemen bei der
Revision publiziert wurden [13, 15], sind besonders seit den 80iger Jahren viele zementlos fi-
xierbare Endoprothesenstiele auf dem Markt erschienen, die sich hauptsächlich durch Art und
Ausdehnung ihrer Fixationsoberflächen und
durch proximales oder distales Verankerungsprinzip unterscheiden, wodurch Minimierung
von Mikrobewegungen als Bedingung für eine
knöcherne Integration garantiert werden soll
[22] (Abb. 12, 13)

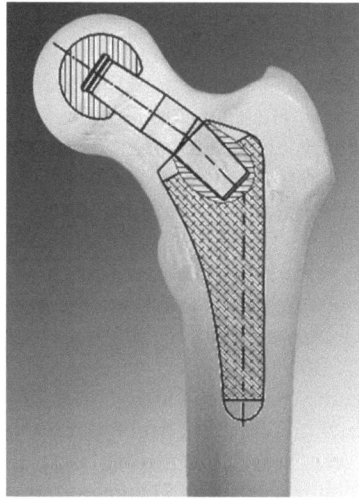

GS/GHE/Pinguin/
G2

Abb. 12. Schema Implantationsbeispiel Typ III
(modulare Version mit Schenkelhalsadapter).

Diskussion

Die Vielfalt der segmentbezogenen Implantate
macht es notwendig, sich bei der Planung eines
Eingriffes mit verschiedenen Parametern aus-
einanderzusetzen, welche die Auswahl der pas-
senden Endoprothese erleichtern und den Erfolg
der Operation garantieren.

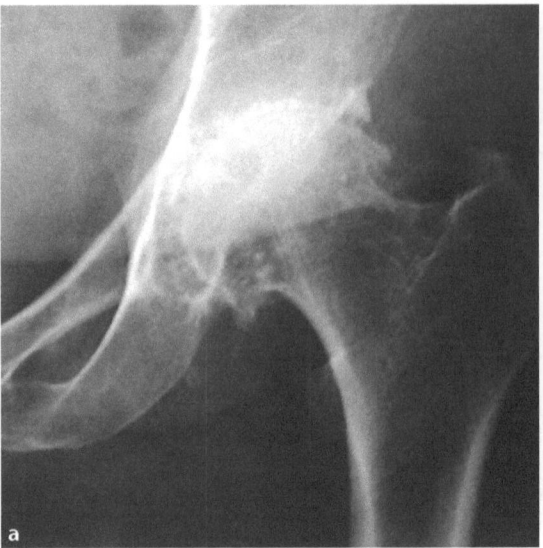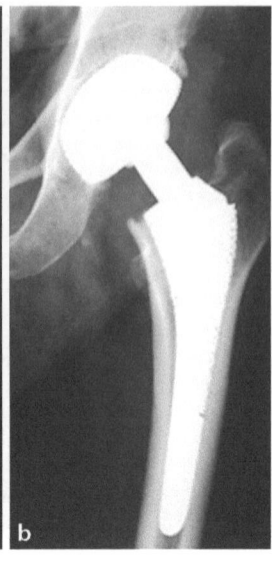

Abb. 13. Klinischer Fall diaphysäre Fixation (Typ III) P.L. weiblich, 78 Jahre. **a** Präop.: Coxarthrose links (arthritische Form); **b** 4 Jahre postop.: Harris-Score 94.

Alter

Da man bei gut durchgeführter Implantation im diaphysären Segment verankerter Endoprothesen mit modernen Gleitpaarungen von einer Standzeit von ca. 15 Jahren ausgehen kann, sind Implantate mit Fixation in den anderen Segmenten eher für Operationen bei jüngeren Patienten geeignet.

Für epiphysär verankerte Endoprothesen (Typ I – Kappenendoprothesen) empfehlen die meisten Autoren eine Anwendung für Patienten unter 60 Jahren [27, 30].

Die Entscheidung wird schwieriger bei Frauen, die zwar eine höhere Lebenserwartung haben, aber häufiger von Osteoporose betroffen sind, was möglicherweise die Dauerhaltbarkeit der Implantate beeinträchtigen kann. Hier kann eine präoperative Densitometrie Hilfestellung geben. Generell ist derzeit folgendes Protokoll allgemein anerkannt: Patienten unter 55–60 Jahren können epiphysär oder metaphysär verankerte Endoprothesen (Typ I u. II) erhalten, Patienten über 60 Jahre diaphysär zementlos verankerte Implantate und Patienten über 70–75 Jahre diaphysär zementierte Stiele.

Diagnosen

Endoprothesen mit Fixation im epiphysären Segment eignen sich für primäre Coxarthrosen und rheumatische Arthritiden ohne wesentliche Verformung oder Fehlstellung des Schenkelhal-

ses. Hüftdysplasie und Hüftkopfnekrosen sind hingegen eher schlecht geeignet und von höheren Komplikationsraten begleitet [3]. Hüftkopfzysten größerer Durchmesser (ca. 2 cm) erhöhen das Lockerungsrisiko erheblich, wie auch ein hohes Aktivitätsniveau der Patienten [5].

Es ist auch zu beachten, dass für eine sichere Vorbereitung des Verankerungslagers eine ausreichende Differenz (ca. 8 mm) der Durchmesser von Kopf und Hals vorliegen sollte, da andererseits die Gefahr der Schenkelhalseinfräsung („notching") besteht.

Das Indikationsspektrum für Implantate mit Fixierung im metaphysären Segment ist größer, da mit solchen Endoprothesen auch Hüftkopfnekrosen, Folgen von Perthes oder Epiphysenlösung, Dysplasien und posttraumatische Verformungen versorgt werden können. Dies ist besonders dann möglich, wenn Implantate benutzt werden, die durch modulare, gewinkelte Schenkelhalsadapter Stellungsfehler des Schenkelhalses korrigieren können (Eska-CUT-A).

Wenn der Schenkelhals geplant oder durch intraoperative Gegebenheiten kopffern reseziert wurde, so ist bei gleichem Indikationsspektrum ein Implantat zu wählen, das sich über das metaphysäre Segment hinaus zusätzlich in der proximalen Diaphyse abstützt (Mayo; Eska CUT-media).

Implantate mit Fixierung im diaphysären Segment sind praktisch für alle Indikationen geeignet. Ausschlüsse können dann vorliegen, wenn der proximale Femurschaft hochgradig verformt ist, so dass ein Standardstiel nicht eingebracht werden kann.

Fixation

Endoprothesen mit Verankerung im epiphysären Segment werden standardmäßig mit Knochenzement fixiert. Viele Hersteller solcher Implantate stellen auch zementfrei zu verankernde Kappen zur Verfügung, die Anwendung finden können, wenn der präparierte Knochenstumpf gute Qualität und Vaskularisation aufweist [2]. Es sind jedoch klinische Studien abzuwarten, ob derartige zementlose Fixationen tatsächlich eine längere Haltbarkeit garantieren. In jedem Fall ist bei Versagen des Implantates die Kopf-Halsresektion und Implantation eines diaphysären Stieles möglich [2, 30].

Im metaphysären Segment können die Endoprothesen ausschließlich zementlos fixiert werden. Dies geschieht entweder über einen Kompressionsmechanismus zwischen einer Schenkelhalsscheibe und einer äußeren Lasche (DSP) oder über spezielle Oberflächenstrukturen des Implantates bei innerer Fixation (CUT-Mayo). Radiologische und szintigraphische Untersuchungen haben die metaphysäre Integration für beide Systeme nachgewiesen [12, 24].

Im diaphysären Segment ist sowohl zementierte als auch zementlose Fixation möglich. Der Operateur muss hier nach Alter und Funktionsanspruch des Patienten sowie nach der vorliegenden Knochenqualität und nicht zuletzt nach ökonomischen Gesichtspunkten entscheiden.

Gleitpaarungen

Für die Oberflächenersatzendoprothesen mit Fixation im epiphysären Segment kommen praktisch nur metallische Gleitpaarungen zur Anwendung. Keramisierte Oberflächen können möglicherweise die tribologische Situation zusätzlich verbessern. Für das neue Oberflächenkonzept Biosurf (Fa. Eska) mit partiell grübchenförmiger Gestaltung der Metalloberfläche konnte ein dreifach verminderter Abrieb nachgewiesen werden [6]. Die in vitro Ergebnisse müssen durch inzwischen begonnene klinische Studien bestätigt werden.

Da bei metallischen Gleitpaarungen erhöhte Metallionenwerte im Serum und im Urin nachweisbar sind [29], sollten Patienten mit bekannter Metallallergie und Niereninsuffizienz nicht mit solchen Paarungen versorgt werden.

Für Endoprothesen mit Fixation im metaphysären Segment können praktisch alle verfügbaren Gleitpaarungen (ME-ME, ME-PE, CE-PE, CE-CE) Anwendung finden.

Auch bei der Stielimplantation im diaphysären Segment besteht freie Wahl der Gleitpaarungen. Die Entscheidung wird hierbei im Wesentlichen von Alter und Funktionsanspruch des Patienten unter Einbeziehung ökonomischer Gesichtspunkte bestimmt.

Körpergewicht

Erhöhtes Körpergewicht (BMI > 30) führt in der Endoprothetik zu größeren Komplikationsraten. Dies gilt besonders für die minimal-knocheninvasiven Endoprothesen mit epiphysärer und metaphysärer Fixation [30]. Bei RSA-Studien mit der Schenkelhalsendoprothese CUT zeigte sich allein bei 2 übergewichtigen Patienten ein abnormes Verhalten der initialen Migration, während alle anderen eine hohe Stabilität aufwiesen [21].

Schlussfolgerung

Die moderne Endoprothetik stellt eine Vielfalt von Implantaten zur Verfügung, die sich prinzipiell dadurch unterscheiden, dass sie in unterschiedlichen anatomischen Segmenten des proximalen Femur verankert werden: epiphysär, metaphysär und diaphysär. Keines dieser Implantate hat einen ausschließlichen Anwendungsanspruch für alle Indikationen. Deshalb sollte in endoprothetisch tätigen Zentren möglichst ein Implantattyp aus jeder Segmentgruppe verfügbar sein, damit möglichst das gesamte Indikationsspektrum mit einem effektiven Implantat abgedeckt werden kann.

Zur Entscheidung über die Auswahl des richtigen Implantates müssen viele Gesichtspunkte berücksichtigt werden, wie Alter, Gewicht, Aktivitätsniveau, Diagnose, Fixationsart und Gleitpaarungen sowie eventuelle Risiken und Grenzindikationen.

Wir haben zur Standardisierung dieser Entscheidungen ein schematisches Protokoll entwickelt, das wir als Schlussfolgerung zur Diskussion stellen (Tabelle 1).

Tabelle 1. Segmentale Fixationsklassifikation

	Typ I Epiphysär	Typ II Metaphysär	Typ III Diaphysär
■ Indikation	Primäre Coxarthrose ohne SH-Deformität Arthritis rheumatica junge Patienten (< 55 J) Differenz ⌀ Kopf-SH: mindestens 8 mm	junge Patienten (< 55 J) Arthrose Arthritis SH-Deformität u. HKN kein Ausschluss Dysplasie Ferthes Epiphysenlösung Posttraumatisch	Arthrose jeder Form Alter > 55–60 J
■ Fixation	Zementiert Zementlos möglich (gute Knochenqualität)	Zementlos Halsmodularität mit verschiedenen Winkeln vorteilhaft	Zementiert (altersabhängig) zementlos Modularität mit unterschiedlichen Halsadaptern vorteilhaft
■ Gleitpaarungen	Metall-Metall Keramisierte Metalle „Biosurf"-Metall	Keramik-PE Keramik-Keramik möglich Besser: ME-ME mit Großkopf	ME-ME ME-PE CE-PE CE-CeE
■ Risiken	Metallallergie Nekrose unter Kappe Schenkelhalsfraktur Möglichkeit der CI-Fixation Schwer einschätzbar	Lockerungsgefahr bei ungenauer Implantation Metallallergie	Hoher Schwierigkeitsgrad bei Revisionen Stress shielding
■ Grenz- und Kontraindikation	Schwere Dysplasie HKN Zysten > 2 cm ⌀ hohes Aktivitätsniveau Osteoporose Niereninsuffizienz	Übergewicht (BMI > 30) hohes Aktivitätsniveau	jugendliche Patienten Deformität proximales Femur

Zusammenfassung

Die hohe Qualität der modernen Endoprothetik des Hüftgelenkes wird unter anderem auch garantiert durch das große Angebot verschiedener Implantate. Die Endoprothesen unterscheiden sich hauptsächlich dadurch, dass sie in unterschiedlichen anatomischen Segmenten des proximalen Femur fixiert werden: epiphysär (Typ I), metaphysär (Typ II) und diaphysär (Typ III).

Da mit jedem dieser Typen unterschiedliche krankhafte Veränderungen unter unterschiedlichen Bedingungen behandelt werden können, sollte der Operateur möglichst je eine Endoprothese aus den drei Typengruppen zur Verfügung haben, um alle Diagnosen sachgerecht versorgen zu können.

Entscheidungskriterien für die Auswahl des definitiven Implantates sind dann neben Schwe-

regrad und Ausdehnung des Krankheitsprozesses, Alter, Gewicht und Aktivitätsniveau des Patienten.

Unter Anwendung eines Indikationsprotokolls mit den wesentlichen Gesichtspunkten kann der Operateur eine sachlich und ökonomisch verantwortliche Entscheidung treffen und somit erfolgreiche Ergebnisse der endoprothetischen Versorgung erzielen.

Literatur

1. Amstutz HC, Graff-Radford A, Mai LL, Thomas BJ (1981) Surface replacement of the hip with the THARIES system: two to five years results. J Bone Joint Surg 63A:1609–1612
2. Amstutz HC, Dorey F, O'Carrol PF (1986) THARIES Resurfacing Arthroplasty. Clin Orthop 213:92–114

3. Amstutz HC, Beaulé PE, Dorey FI (2004) Metal on metal hybrid surface arthroplasty: Two to six year follow-up study. J Bone Joint Surg 86A:28–38
4. Aufranc OE (1957) Constructive hip surgery with vitallium mold. J Bone Joint Surg 39A:237–239
5. Beaulé P, Dorey F, Le Duft M, Gruen T, Amstutz H (2004) Risk factors affecting early outcome of metal on metal surface arthroplasty of the hip in patients 40 years old and jounger. Clin Orthop 418:80–87
6. Böhling U, Scholz J, Thomas W, Grundei H (2005) Bionische Oberflächengestaltung der Metall/Metall-Gleitpaarung in der Hüftendoprothetik. Optimierung tribologischer Eigenschaften. Biomed Technik 50:69–74
7. Bourne RB, Rorabeck CH (1999) Assessing the outcomes: what really works? Orthopedics 22:823–825
8. Breusch SJ, Aldinger PR, Thomsen M, Ewerbeck V, Lukoschek M (2000) Verankerungsprinzipien in der Hüftendoprothetik. Unfallchirurg 103:918–931
9. Charnley JC (1961) Arthroplasty of the hip: A new operation. Lancet 1:1129–1131
10. Charnley JC (1963) Tissue reactions to polytetrafluorethylene. Lancet 2:1379–1381
11. Freeman MAR, Swanson SAV, Day WH, Thomas RJ (1975) J Bone Joint Surg 57B:114–116
12. Hube R, Zaage M, Hein W, Reichel H (2004) Frühfunktionelle Ergebnisse einer Kurzschaftprothese des Hüftgelenks mit metaphysär intertrochantärer Verankerung. Orthopäde 33:1249–1258
13. Huddleston HD (1988) Femoral lysis after cemented hip arthroplasty. J Arthroplasty 3:285–289
14. Huggler AH, Jacob HAC (1984) The uncemented thrust plate prosthesis. In: Morscher E: The cementless fixation of hip endoprotheses. Springer Verlag, S 125–129
15. Jones LC, Hungerford DS (1987) Cement disease. Clin Orthop 225:192–206
16. Judet J, Judet R (1950) The use of artificial femoral head for arthroplasty of the hip joint. J Bone Joint Surg 32B:166–170
17. Koebke J, Xepulias P, Thomas W (2000) Schenkelhalsprothese Typ CUT – Eine funktionell-morphologische Analyse. Biomed Technik 45:135–140
18. McMinn DJW, Treacy R, Lin K, Pynsent P (1996) Metal on metal surface replacement of the hip. Clin Orthop 329:89–98
19. Mittelmeier W, Thomas W, Gradinger R (1986) Spongiosametall Biomechanische Einordnung eines oberflächenbestimmten Endoprothesen-Verankerungsprinzips. Poster Exhibit, 47. Tagung der NOV. Leipzig 18.–20. 06
20. Morrey BF, Adams RA, Kessler MA (2000) Conservative femoral replacement for total hip arthroplasty. J Bone Joint Surg 82B:952–958
21. Nelissen R (2005) persönliche Mitteilung
22. Pillar RM (1983) Powder metal-made orthopedic implants with porous surface for fixation by tissue ingrowth. Clin Orthop 176:42–51
23. Smith-Petersen MN (1948) Evolution of the mould arthroplasty of the hip joint. J Bone Joint Surg 30B:59–62
24. Specht J, Schneider T, Mecklenbeck W, Arnold W (2003) Die Eska-Schenkelhalsendoprothese CUT – erste klinische, röntgenologische und szintigraphische Ergebnisse. Orthop Praxis 39:307–311
25. Steinhauser E, Mittelmeier W, Ellenrieder M, Busch R, Gradinger R (2001) The difference in leading patterns of femoral neck endoprotheses and cementless hip stem – a photostress analysis. In: Müller R, Gerber H, Stacoff A (eds) Proceedings of the 18th Congress of the International Society of Biomechanics 08–13 July Zürich
26. Thomas W, Grundei H (1999) Die Eska-Schenkelhalsendoprothese zur inneren Fixation CUT. Orthop Praxis 35:646–652
27. Wagner H (1978) Surface replacement arthroplasty of the hip. Clin Orthop 134:102–105
28. Wieners G (2002) Experimentelle Spannungsanalyse an humanen Femurpräparaten vor und nach Implantation verschiedener Schenkelhalsprothesenmodelle. Med Dissertation, Ludwig-Maximilians-Universität, München
29. Willert HG, Buchhorn GH, Fayyazi A, Flury R, Windler M, Köster M, Lohmann CH (2005) Metal on Metal bearings and hypersensitivity in patients with artificial hip joints. J Bone Joint Surg 87A:28–36
30. Witzleb WC, Knecht A, Beichler T, Köhler T, Günther KP (2004) Hüftgelenk-Oberflächenersatzendoprothesen. Orthopäde 33:1236–1242

KAPITEL 12

Oberflächenersatzprothesen

J. Schmidt, M. Banerjee

Einleitung

Das Prinzip der Oberflächenersatzprothesen des Hüftgelenkes (Abb. 1) ist nicht neu [3, 21, 32]. Schon 1948 begann Smith-Petersen und in den frühen 50er Jahren Charnley mit Gleitpartnern aus Vitallium und Teflon. In den 70er Jahren wurden Metallkappen eingeführt, meist in Kombination mit zementfixierten Polyäthylenpfannen [3, 13, 33].

Allen Techniken war gemeinsam, eine möglichst knochensparende Fräsung am Femurkopf mit ausschließlichem Ersatz der Gleitfläche und Implantation einer korrespondierenden Pfanne mit möglichst dünner Wanddicke, um auch im Acetabulum größere Knochenverluste zu vermeiden. Beide Komponenten wurden in der Regel mit Zement fixiert.

Die erhofften Vorteile waren neben dem geringeren Knochenverlust gegenüber einer Standardimplantation die physiologischere Krafteinleitung, die Wiederherstellung der normalen Anatomie, eine höhere Luxationssicherheit bei größerem Bewegungsspiel und eine Verbesse-

rung der Rückzugsmöglichkeiten bei eventuellen Wechseloperationen [3, 19, 21, 32, 34]. Insgesamt sollten diese Prothesen zu einer längeren Standzeit insbesondere bei jungen Patienten führen [3].

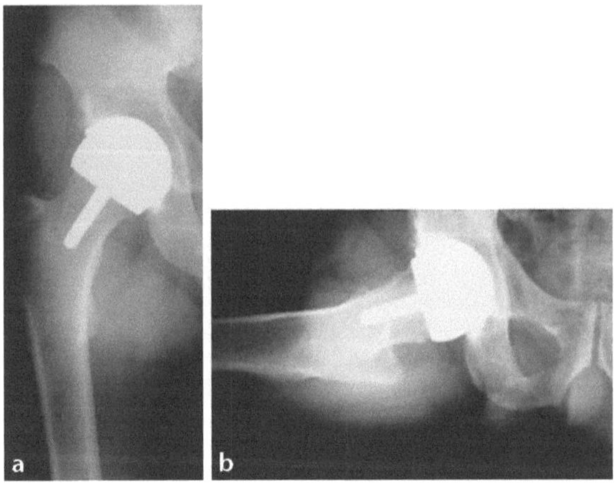

Nach sehr guten Frühresultaten waren die historischen Implantate aber alle durch hohe Lockerungsraten nach 4–7 Jahren von 12–50% belastet [3, 17, 21, 32].

Ursache war in erster Linie der Polyäthylenabrieb in der Pfanne mit daraus folgenden Macrophagen-induzierten Osteolysen an der Knochen-Zement-Grenze der Hüftkopfkappen [17].

Diese Erfahrungen führten dazu, dass in den 80er Jahren der Oberflächenersatz des Hüftgelenkes keine Rolle spielte und erst Anfang der 90er Jahre das Prinzip der Oberflächenersatzprothesen mit Metall-Metall-Paarungen neu auflebte. Insbesondere die von McMinn 1991 erstmals implantierte und seit 1996 als Birmingham Hip Resurfacing (BHR) der Firma MMT und jetzt Smith & Nephew vertriebene Prothese führte zu einem Entwicklungsboom [21, 24, 25]. Kritisch wird angemerkt, dass dieser Boom auf dem englischen Markt mehr durch das Medieninteresse als durch wissenschaftliche Studien ausgelöst wurde [32].

Abb. 1. Oberflächenersatzprothese nach McMinn (BHR, Smith & Nephew).

Implantate auf dem Deutschen Markt

Derzeit (Mai 2005) bieten auf dem Deutschen Markt 9 verschiedene Hersteller Oberflächenersatzprothesen an (Tabelle 1). Wenn auch die BHR (Smith & Nephew), *die „McMinn-Prothese"*, auf die zeitlich längste und mengenmäßig größte Erfahrung zurückblickt, sollten auch die anderen Konstruktionsprinzipien und Konstruktionsmodifikationen objektiv und kritisch beachtet werden. Allen angebotenen Implantaten gemeinsam ist die Metall-Metall-Gleitpaarung. Die ACCIS-Prothese (implantcast) weist unter

Tabelle 1. Oberflächenersatzprothesen auf dem Deutschen Markt

Prothese	Hersteller
▪ ACCIS	implantcast GmbH
▪ ASR	DePuy Inc.
▪ BHR	Smith & Nephew
▪ BS	ESKA Implants GmbH & Co
▪ Conserve Plus	Wright Medical Technology Inc.
▪ Cormet	Corin Group
▪ Durom	Zimmer Inc.
▪ ICON OEP	IO Holding GmbH
▪ ReCap	BIOMET

der Vorstellung eines reduzierten Metallabriebs als einzige Oberflächenersatzprothese keramisch beschichtete Artikulationsoberflächen auf.

Konstruktionsprinzipien der Hüftkopfkappe

Zum metallurgischen Herstellungsprozess der Prothesen sei nur auf die von McMinn selbst angestoßene Diskussion über die Wärmebehandlung des Metalls hingewiesen [24]. Nach seinen Angaben wurde der Fertigungsprozess bei der Corin-Group 1996 geändert mit einem heiß isostatisch gepressten Metall (geHIPT) mit dem Ziel, die Porosität des Metalls zu eliminieren. Dies habe aber zu einem erhöhten Abrieb mit Metallose und Osteolysen geführt. Seit 1997 implantiert er ausschließlich die BHR (damals MMT) mit einer nicht wärmebehandelten („ascast") metallischen Mikrostruktur. Eine Technik, die z. B. auch von der ReCap (Biomet) und der ASR (Depuy) angewandt wird. Eine abschließende Beurteilung dieser Problematik steht allerdings noch aus.

Alle derzeit verfügbaren Hüftkopfkappen werden mit Zement verankert. Bei dem Bionik-System von ESKA steht auch eine zementfreie Version zur Verfügung. Die Zementierung kann mit hochviskösem Zement erfolgen, bei dem der Zement von Hand auf der gesamten bearbeiteten Oberfläche des Hüftkopfes verteilt und in die spongiösen Räume manuell eingepresst wird. Anschließend wird die Hüftkopfkappe aufgebracht und mit Hammerschlägen bis zur vorher markierten Einschlagtiefe vorgeschlagen (z. B. ASR, ReCap). Bei der Verwendung von niedrigviskösem Zement wird der Zement in die Hüftkopfkappe eingegossen (Abb. 2) und mit der Kappe gemeinsam auf den bearbeiteten

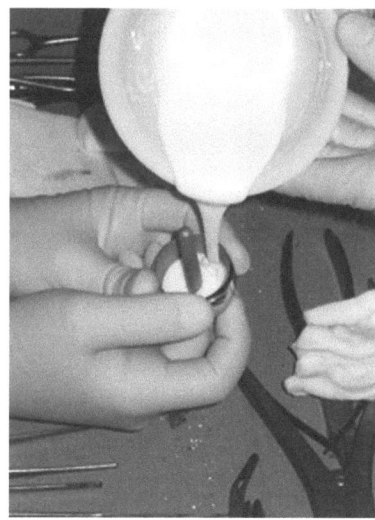

Abb. 2. Applikation von niedrigviskösem Zement in die Hüftkopfkappe.

Hüftkopf gestülpt und ebenfalls mit Hammerschlägen endgültig fixiert. Auch wenn Amstutz et al. bereits 1986 [3] Hinweise zur Zementiertechnik gaben (Hypotension, 5 bis 7 Minuten nach dem Anrühren 2 Minuten Kompression in die Trabekula, 2 mm Abstandhalter unter dem Dom der Kappe) liegen keine standardisierten Untersuchungen zur Zementiertechnik vor, wie dies in der konventionellen Endoprothetik zwischenzeitlich Standard ist [9]. Eine Absaugung über den Trochanter minor, um eine blutarme Implantation der Kappe zu erreichen wird aber allgemein empfohlen.

Die Innenflächen der zementfixierten Kappen zeigen Unterschiede, insbesondere um das „Notching" an der kranialen Schenkelhalsbegrenzung zu vermeiden (Abb. 3). Bei der ASR divergieren die Flanken mit einem Winkel von 2 Grad. Bei der ReCap wird durch runde Ausbildung der Innenfläche eine möglichst geringe Knochenresektion angestrebt, während die BHR und Cormet parallele Flanken aufweisen. Die Durom weist Riefen an der Innenseite der Flanken auf, um eine bessere Zementierung und Rotationsstabilität zu erreichen.

Der zentrale Verankerungspin der Kappen weist ebenfalls Designunterschiede auf, zumal noch nicht endgültig geklärt ist, ob er Last übertragen soll oder nicht. Er sollte jedenfalls nicht mit Zement verankert werden [3]. Die BHR zeigt einen relativ stabilen Pin, der im Durchmesser der Bohrung für den Führungsbolzen bei den Fräsvorgängen entspricht. Der Pin der ASR ist

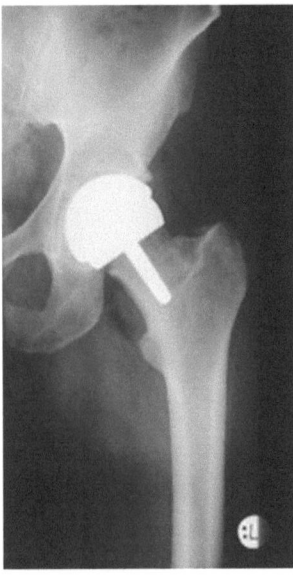

Abb. 3. Kraniales Notching am Schenkelhals bei BHR-Prothese.

dünner als die Bohrung und konisch zulaufend, um eine Lastübertragung sicher zu vermeiden. Die ReCap zeigt seitliche Riefen für eine Rotationssicherung. Das Bionik- System ermöglicht über einen modularen Aufbau die Verwendung unterschiedlich langer Verankerungsspins, entweder zementiert oder zementfrei.

Kopfdurchmesser sind von 38 bis 60 mm (ACCIS bis 58 mm, ASR bis 63 mm, Corin 40–56 mm) erhältlich, um die notwendige Knochenresektion zu minimieren, in der Regel in 2 mm-Schritten. Bei der BHR beträgt die Abstufung 4 mm, bei den korrespondierenden Pfannen 2 mm, d.h. 2 Pfannenaußendurchmesser passen zu einer Hüftkopfkappe.

Konstruktionsprinzipien der Pfanne

Alle Pfannenkomponenten werden zementfrei in Pressfit-Technik implantiert. Die unterschiedlich porösen Oberflächenstrukturen sind teilweise HA-beschichtet (z.B. BHR). Um die Knochenresektion im Acetabulum möglichst gering zu halten, ist der Außendurchmesser der Pfanne in der Regel nur 6 mm größer als der Außendurchmesser des Hüftkopfes (Corin, Durom, Recap). Bei der BHR sind es 6 bzw. 8 mm (siehe oben), bei der ASR in den kleinen Größen 5 mm und bei den großen Größen 7 mm. Bei ASR soll auch nur mit 1 mm Untermaß aufgefräst werden, entgegen 2 mm bei den anderen Modellen.

Indikationen und Kontraindikationen der Oberflächenersatzprothesen

Die Implantation einer Oberflächenersatzprothese ist für jüngere und/oder aktive Patienten geeignet. Eine generelle Altersgrenze ist nicht definiert, allerdings wird von den Anwendern und Herstellern in der Regel empfohlen, die Implantation bei Männern auf Patienten unter 65 Jahren und bei Frauen unter 55 Jahren zu begrenzen. Die Begrenzung auf unter 65 Jahren entspricht auch der einzigen offiziellen Richtlinie aus Großbritannien (NICE-Report 2002).

Zu den Kontraindikationen gehören zunächst die auch beim normalen Gelenkersatz geltenden Richtlinien, wie z.B. Gelenkempyem, gelenknahe Osteomyelitis aber auch zu erwartende fehlende Compliance des Patienten. Eine nachgewiesene Osteoporose oder maligne Tumoren gelten ebenfalls als Kontraindikation. Die übrigen von den Herstellern bzw. in der Literatur genannten lokalen Kontraindikationen (angeborene oder erworbene Deformierungen von Hüftkopf oder Acetabulum, Zystenbildungen und Hüftkopfnekrose, muskuläre und neuromuskuläre Erkrankungen) bedürfen sicher der individuellen Beurteilung.

Gerade Hüftkopfnekrosen treten bei jungen Patienten auf und sind daher eigentlich ein ideales Kollektiv für die Implantation von Oberflächenersatzprothesen. Neuere Arbeiten aus den USA empfehlen den Einsatz von Oberflächenersatzprothesen auch bei Hüftkopfnekrosen, obwohl eine höhere Versagensrate nachgewiesen werden kann [1, 7, 10, 15, 29]. Auch bei Deformierungen des Hüftgelenkes nach Morbus Perthes oder Epiphyseolysis capitis femoris wird der Oberflächenersatz empfohlen [5].

Durch den Metallabrieb der Metall-Metall-Gleitpaarung [28, 35] besteht eine allgemeine Kontraindikation für Patienten mit Niereninsuffizienz, da dann die Metallionen nicht ausgeschieden werden können. Die Frage, ob auch eine Kontraindikation bei nachgewiesener Allergie gegen metallische Bestandteile der Prothese besteht, ist noch nicht geklärt, eine sorgfältige Aufklärung der Patienten über diese Problematik ist aber zu empfehlen.

Operationstechnik

Eine sehr gute Übersicht über die möglichen Zugangswege für die Implantation von Oberflächenersatzprothesen des Hüftgelenkes bietet Nork et al. [27] und unterscheidet den anterioren, anterolateralen, lateralen und posterolateralen Zugang. Nach dieser Studie sei ein lateraler oder posterolateraler Zugang mit Trochanterosteotomie und anteriorer Dislokation die beste Exposition zur Schonung der hüftkopfversorgenden Gefäße. Thomas [30] beschreibt einen medialen Zugang, der allerdings zwingend eine Unterbindung des Ramus profundus der Arteria circumflexa femoris medialis erfordert. Offensichtlich gibt es auch verschiedene Bestrebungen, Oberflächenersatzprothesen über minimalinvasive Zugangswege zu implantieren. Verlässliche Publikationen sind darüber aber bisher nicht zu erhalten [2].

Wir verwenden wie die meisten Autoren den hinteren Zugang:

Präoperative Planung durch den Operateur persönlich (Abb. 4). Auswahl der kleinst möglichen Kopfschablone und Anlegen der kaudalen Kappenbegrenzung an die caudale Knorpel-Knochen-Grenze des Hüftkopfes. Schwenken der Schablone im Valgus-Sinn, bis die craniale Kappenbegrenzung den cranialen Schenkelhals tangiert. Kontrolle, ob die gewünschte Valguseinstellung von etwa 140 Grad erreicht ist und geringe Rückführung der Valgisierung, um ein intraoperatives Notching sicher zu vermeiden. Markierung der Verlängerung der Kappenachse an der lateralen Femurkortikalis auf dem Röntgenbild und Messung der Distanz zum Trochanter major (Berücksichtigung des Vergrößerungsfaktors). Ist die Gefahr eines intraoperativen Notchings bereits in der Planung erkennbar, muss entweder ein größerer Kopfdurchmesser gewählt werden (soweit von Pfannenseite tolerabel) oder aber eine geringere Valgusstellung, die 130 Grad jedoch nicht unterschreiten sollte. Kontrolle, ob die entsprechende Pfanne implantiert werden kann. Die mediale Pfannenbegrenzung darf die Köhler'sche Tränenfigur nicht überschreiten.

■ Operation in Seitenlage mit freier Flexion und Rotation des zu operierenden Beines.

■ Dorsolateraler Hautschnitt über dem Trochanter major bei 45 Grad flektierter Hüfte.

■ Identifikation (nicht freipräparieren) des Nervus ischiadicus und Einsetzen des Charnley-Rahmens (Abb. 5).

■ Desinsertion der Aponeurose des Musculus gluteus maximus (fakultativ).

■ Identifikation der Sehne des Musculus piriformis. Diese Sehne und die Außenrotatoren werden bis oberhalb des Trochanter minor abgetrennt (Belassen eines Sehnen/Kapselstreifens für die spätere Rekonstruktion).

■ Die Gelenkkapsel wird femurnah längs eröffnet. Anspannen der Kapsel caudal und cranial mit der Meniskuszange und (weitgehend) zirkuläre Ablösung pfannennah mit der Kapselschere.

■ Luxation des Kopfes und Vervollständigung der Kapselablösung ventral.

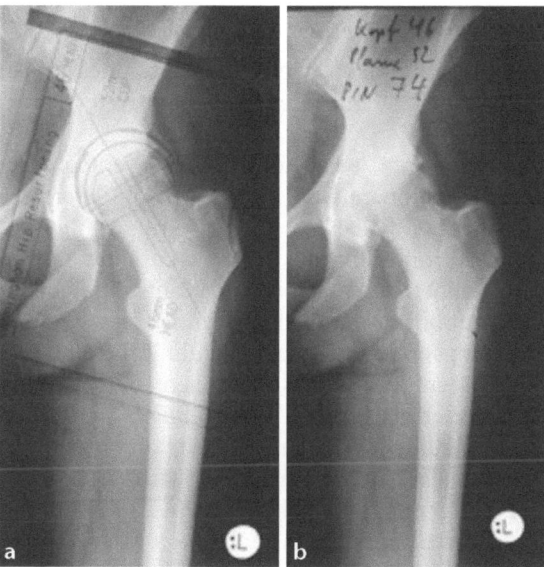

Abb. 4. Präoperative Planung.

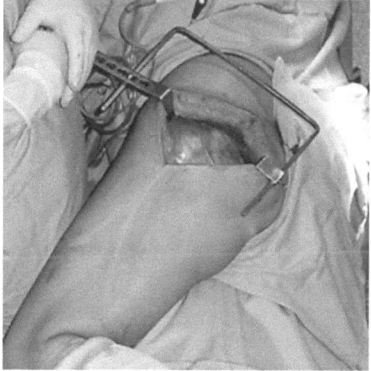

Abb. 5. Operationssitus mit Charnley-Retraktor.

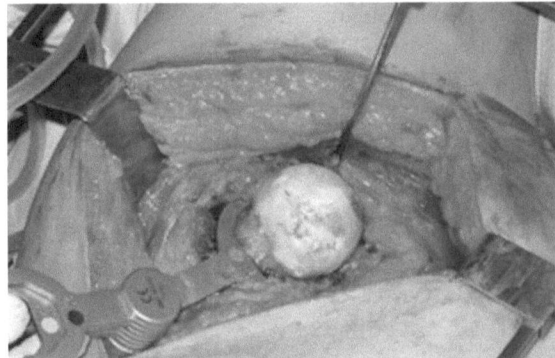

Abb. 6. Bestimmung des Schenkelhalsdurchmessers.

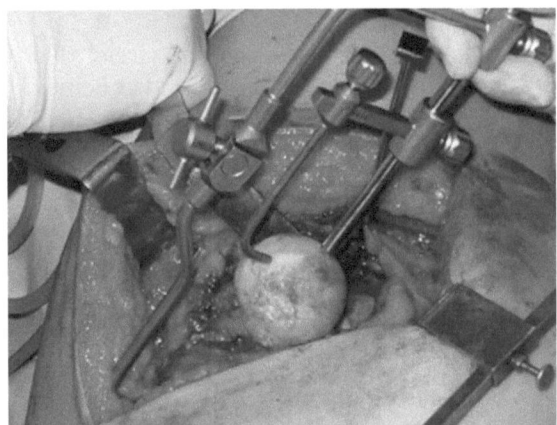

Abb. 7. Positionierung des Zielinstrumentariums.

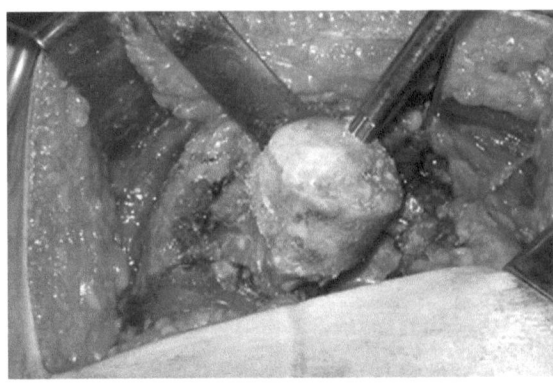

Abb. 8. Kontrolle auf evtl. Notching am kranialen Schenkelhals.

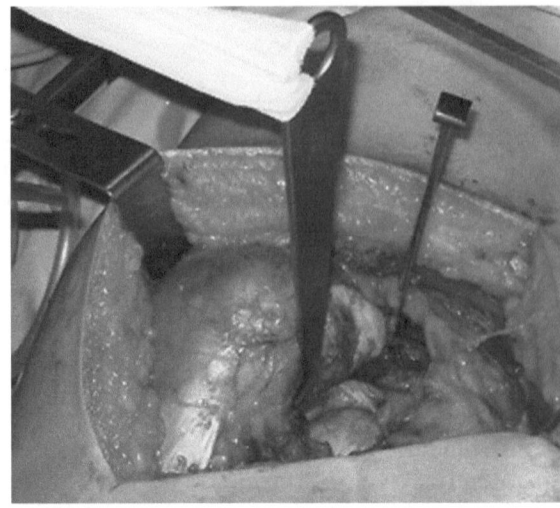

Abb. 9. Darstellung der Hüftpfanne.

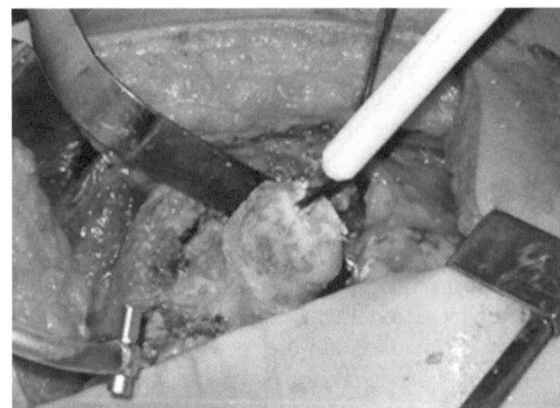

Abb. 10. Anbringen von Haltezapfen in den endgültig bearbeiteten Hüftkopf.

- Messung des Schenkelhalsdurchmessers und Vergleich mit der präoperativen Planung (Abb. 6).
- Einbohren des Führungs-Pins entsprechend der präoperativen Planung in die laterale Femurkortikalis.
- Positionierung des Führungsdrahtes mit dem Zielinstrumentarium und Kontrolle (Abb. 7).
- Aufbohren und Platzierung des Verankerungsbolzens. Abschließende Kontrolle.
- Fräsen der Hüftkopfflanken eine Nummer größer als geplant. Kontrolle, ob auch bei der endgültigen Größe ein Notching des Schenkelhalses sicher vermieden wird (Abb. 8).
- Entfernung des Führungs-Pins.
- Darstellung des Acetabulums. Der Hüftkopf wird über einen Hohmann-Haken ventro-cranial der Pfanne positioniert (Abb. 9).

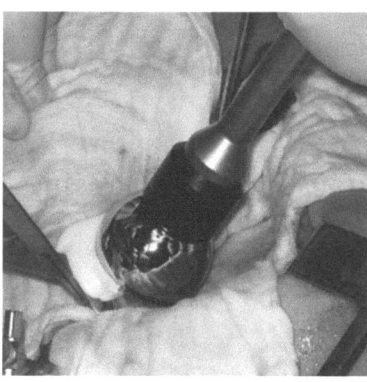

Abb. 11. Aufbringen der Hüftkopfkappe mit Zement.

- Auffräsen der Pfanne entsprechend der intraoperativ festgestellten Kopfgröße.
- Implantation der Pfanne in etwa 45 Grad Inklination und etwa 25 Grad Anteversion.
- Erneutes Einstellen des Kopfes, Positionierung einer Absaugkanüle in den Trochanter minor.
- Einbringen des Führungsbolzens und endgültiges Fräsen der Hüftkopfflanken entsprechend der implantierten Pfanne.
- Resektion der Kappenbegrenzung und Fräsen der Kappenkanten.
- Abschließende Bearbeitung des Hüftkopfes mit Anbringung von Verankerungszapfen und Pulslavage (Abb. 10).
- Einbringen des niedrigviskösen Zementes in die Hüftkappe (Abb. 2).
- Positionierung der Hüftkappe bis zur Markierung mit kontrollierten Hammerschlägen exakt in Richtung der Kappenachse (Abb. 11).
- Reposition des Kopfes und Rekonstruktion der Außenrotatoren.

- Naht der Aponeurose des Glutaeus maximus.
- Einlage eines Schmerzkatheters in Seldinger-Technik an den Nervus ischiadicus.
- Fasciennaht, Hautnaht, Kompressionsverband.

Nachbehandlung

Bei unkompliziertem intraoperativen Verlauf ist grundsätzlich eine sofortige schmerzadaptierte Vollbelastung möglich; allerdings hat sich für den praktischen Ablauf in unserer Klinik bewährt, die erste Woche zwei Unterarmgehstützen zu empfehlen, in der zweiten Woche eine und ab der dritten Woche Vollbelastung. Zur Schonung der Außenrotatoren und stabilen Ausbildung der Gelenkkapsel limitieren wir für die ersten 6 Wochen die Flexion auf 90 Grad und die Innenrotation auf 0 Grad. Aktive Außenrotation ist ebenfalls untersagt. Die Nachbehandlung erfolgt in der Regel ambulant.

Klinische Ergebnisse

Nahezu monatlich werden in renommierten Zeitschriften revisionsfreie Standzeiten von Oberflächenersatzprothesen publiziert, die aber alle nur kurz- oder mittelfristige Ergebnisse aufweisen (Tabelle 2). Trotzdem sind die Ergebnisse ausgezeichnet und liegen über den Mitteilungen für Standardprothesen, insbesondere unter Berücksichtigung der zu Grunde liegenden Indikationen (junge Patienten, Deformierungen des Hüftkopfes, Hüftkopfnekrosen).

Tabelle 2. Klinische Ergebnisse nach Oberflächenersatz

Autor	Publikationsjahr	Nachbeobachtungszeitraum (Jahre)	Anzahl	Erfolgsrate
Daniel et al.	2004	3,2 (1–8,2)	446	99,8
Amstutz et al.	2004	3,5 (2,2–6,2)	400	94,4
De Smet et al.	2002	0,5–3,5	200	99,5
Witzleb et al.	2003	1,5 (1–4)	278	98,6
Little et al.	2004	0–6	377	96,0
Back et al.	2004	3,0 (2,0–4,4)	230	99,1
Beaulé et al. [a]	2004	3,0 (2–5)	83	96,4
McMinn	2003	7–8	?	97,0
Treacy et al.	2005	5	144	98,0
Lilikakis et al.	2005	> 2	70	98,6
Beaulé et al. [b]	2004	4,9 (2,3–8,3)	56	96,4

[a] Alter 34,2 (15–40)
[b] ausschließlich Patienten mit Hüftkopfnekrose

Den Mangel an Langzeitergebnissen versuchen einige Autoren durch Röntgen-Stereophotographie-Analysen (RSA) auszugleichen und konnten eine geringe (0,2 mm) oder fehlende Migration nachweisen [14, 18]. Die Autoren prognostizieren auf Grund dieser Analysen gute Langzeitergebnisse. Auch die Bestimmung der Knochendichte im Vergleich zu Standardprothesen zeigte, dass der Knochen-Mineralsalz-Gehalt bei Oberflächenersatzprothesen erhalten bleibt und eine gute Langzeitprognose erwarten lässt [19].

Komplikationen

Eine umfassende Auflistung der möglichen Komplikationen findet sich in wenigen Arbeiten [4, 6, 34]. Die in der Endoprothetik allgemein bekannten Komplikationen scheinen in gleicher oder eventuell sogar geringerer Inzidenz aufzutreten, wie z. B. thromboembolische Ereignisse. Einige Komplikationen treten vermutlich gehäuft auf und sind dem Zugangsweg und der technisch aufwendigen Exposition der Pfanne anzulasten. Darüber hinaus gibt es Komplikationen, die ausschließlich bei Oberflächenersatzprothesen auftreten können (Tabelle 3). Insgesamt muss die relevante Komplikationsrate aber als sehr gering bezeichnet werden, zumal die eventuellen Revisionen in den o. g. klinischen Ergebnissen enthalten sind (Tabelle 2).

Tabelle 3. Komplikationen nach Oberflächenersatz am Hüftgelenk

- **Allgemeine Komplikationen**
  - Infekt
  - Heterotope Ossifikationen
  - thromboembolische Ereignisse
- **Operationstechnische Komplikationen**
  - Nervenschaden (reversibel/irreversibel)
    - N. ischiadicus
    - N. peronaeus
    - N. femoralis
  - Gefäßschäden (A.+V. femoralis)
- **Spezifische Komplikationen beim Oberflächenersatz**
  - Varische Einstellung (< 130°)
  - Notching
  - Vergessener Pin
  - Inkompatibilität von Pfanne und Kappe
  - Schenkelhalsfraktur

Rückzugsmöglichkeiten und Revisionsoperationen

Bei Versagen der Hüftkopfkappe durch Lockerung oder Fraktur aber korrekt sitzender Pfanne kann ein Standardschaft mit einem auf den Konus aufgesetzten größenadaptierten Kopf implantiert werden. Sofern die Oberflächenersatzprothese längere Zeit in Funktion war, wird diskutiert, ob der bis dahin eingetretene Metallabrieb in der Pfanne auch den Austausch der Pfanne notwendig macht [21].

Diskussion

Fast alle Autoren, die über klinische Ergebnisse berichten, merken kritisch an, dass noch keine Langzeitergebnisse vorliegen. Alle bisher publizierten klinischen Ergebnisse liegen aber deutlich besser als die Standzeiten von Standardprothesen zum gleichen Nachbeobachtungszeitpunkt. Auch mittlerweile vorliegende Arbeiten mit standardisierten Röntgenanalysen lassen gute Langzeitergebnisse erwarten. Im Übrigen gibt es bisher keine Mitteilungen mit kritischen Ergebnissen und auch die beschriebenen Komplikationen sind gering. Insgesamt sind also die Erfahrungen mit Oberflächenersatzprothesen außerordentlich positiv und man kann sie für geeignete Patienten empfehlen, wie dies in Großbritannien durch den NICE-Report bereits geschehen ist.

Gesicherte Zahlen über die zur Zeit in Deutschland implantierten Oberflächenersatzprothesen sind nicht zu erhalten. Ob die von der Industrie angestrebten 10% der jährlich in Deutschland implantierten Hüftprothesen in Zukunft Oberflächenersatzprothesen sind, wird die nahe Zukunft zeigen.

Allerdings stellte schon Amstutz et al. 1986 [3] zukunftsweisend fest, dass die Versagensrate neben dem Alter des Patienten und der Diagnose von der Erfahrung des Operateurs entscheidend beeinflusst wird. Die Implantation einer Oberflächenersatzprothese ist technisch schwierig [21] und es bleibt abzuwarten, ob die bisherigen ausgezeichneten Ergebnisse, die von spezialisierten Zentren mitgeteilt wurden, auch dann Bestand haben, wenn durch Marketing der Industrie und medienwirksame Präsentation [32] die Oberflächenersatzprothese von zahlreichen Operateuren mit persönlich eher geringen Fallzahlen implantiert wird. Eine standardisierte Schulung der Operateure (Workshops, OP-Begleitung, Gastoperationen) erscheint notwendig.

Offene Fragen für die Zukunft sind neben den wissenschaftlich abgesicherten Langzeitergebnissen die Analyse des Metallabriebs und seine Folgen [35], auch im Hinblick auf die Allergie-Diskussion. Minimalinvasive Zugangswege werden ebenfalls ein Diskussionspunkt bleiben [2] und sollten im Zusammenhang mit navigierten Operationstechniken [16] beurteilt werden.

Literatur

1. Adili A, Trousdale RT (2003) Femoral head resurfacing for the treatment of osteonecrosis in the young patient. Clinical Orthopaedics and Related Research 417:93–101
2. Allison C (2005) Minimally invasive hip resurfacing. Issues Emerg Health Technol 65:1–4
3. Amstutz HC, Dorey F, O'Carroll PF (1986) THARIES Resurfacing Arthroplasty, Evolution and long-term results. Clinical Orthopaedics and Related Research 213:92–114
4. Amstutz HC, Beaulé PE, Dorey FJ, Le Duff MJ, Campbell PA, Gruen TA (2004) Metal-on metal hybrid surface arthroplasty: Two to six-year Follow-up study. J Bone Joint Surg [Br] 86-B:28–39
5. Amstutz HC, Su EP, Le Duff MJ (2005) Surface arthroplasty in young patients with hip arthritis secondary to childhood disorders. Orthop Clin North Am 36(2):223–230
6. Back DL, Dalziel R, Young D, Shimmin A (2005) Early results of primary Birmingham hip resurfacings. J Bone Joint Surg [Br] 87-B:324–329
7. Beaulé PE, Amstutz HC, Le Duff M, Dorey F (2004) Surface arthroplasty for osteonecrosis of the hip: hemiresurfacing versus metal-on-metal hybrid resurfacing. J Arthroplasty 19(8 Suppl 3):54–58
8. Beaulé PE, Dorey FJ, Le Duff M, Gruen T, Amstutz HC (2004) Risk factors affecting outcome of metal-on-metal surface arthroplasty of the hip. Clin Orthop 418:87–93
9. Breusch SJ, Berghof R, Schneider U, Weiß G, Simank HG, Lukoschek M, Ewerbeck V (1999) Der Stand der Zementiertechnik bei Hüfttotalendoprothesen in Deutschland. Z Orthop 137:101–107
10. Cuckler JM, Moore KD, Estrada L (2004) Outcome of hemiresurfacing in osteonecrosis of the femoral head. Clinical Orthopaedics and Related Research 429:146–150
11. Daniel J, Pynsent PB, McMinn DJW (2004) Metal-on metal resurfacing of the hip in patients under the age of 55 years with osteoarthritis. J Bone Joint Surg [Br] 86-B:177–184
12. De Smet KA, Pattyn C, Verdonk R (2002) Early results of primary Birmingham hip resurfacing using a hybrid metal-on-metal couple. Hip international/ Vol. 12 no. 2:158–162
13. Freeman MAR, Bradley GW (1983) ICLH surface replacement of the hip: an analysis of the first 10 years. J Bone Joint Surg [Br] 65-B:405–411
14. Glyn-Jones S, Gill HS, McLardy P, Murray DW (2004) Roentgen stereophotogrammetric analysis of the Birmingham hip resurfacing arthroplasty. J Bone Joint Surg [Br] 86-B:172–176
15. Grecula MJ (2005) Resurfacing arthroplasty in osteonecrosis of the hip. Orthop Clin North Am 36(2):231–242
16. Hess T, Gampe T, Köttgen C, Szawlowski B (2004) Einsatz der Navigation beim Oberflächenersatz des Hüftgelenkes. Der Orthopäde 33:1183–1193
17. Howie DW, Cornish BL, Vernon-Roberts B (1990) Resurfacing hip arthroplasty. Clinical Orthopaedics and Related Research 255:144–159
18. Itayem R, Arndt A, Nistor L, McMinn D, Lundberg A (2005) Stability of the Birmingham hip resurfacing arthroplasty at two years. J Bone Joint Surg [Br] 87-B:158–162
19. Kishida Y, Sugano N, Nishii T, Miki H, Yamaguchi K, Yoshikawa H (2004) Preservation of the bone mineral density of the femur after surface replacement of the hip. J Bone Joint Surg [Br] 86-B:185–189
20. Knecht A, Witzleb WC, Beichler T, Günther KP (2004) Funktionelle Ergebnisse Behandlungsergebnisse nach Oberflächenersatz am Hüftgelenk: Vergleich zwischen Dysplasie- und idiopathischer Koxarthrosen. Z Orthop 142:279–285
21. Knecht A, Witzleb WC, Günther KP (2005) Oberflächenersatz am Hüftgelenk. Der Orthopäde 1:79–89
22. Lilikakis AK, Vowler SL, Villar RN (2005) Hydroxyapatit coated femoral implant in metal-on-metal resurfacing hip arthroplasty: minimum of two years follow-up. Orthop Clin North Am 36(2):215–222
23. Little CP, Ruiz AL, Harding IJ, McLardy-Smith, Gundle R, Murray DW, Athanasou NA (2005) Osteonecrosis in retrieved femoral heads after failed resurfacing arthroplasty of the hip. J Bone Joint Surg [Br] 87-B:320–323
24. McMinn DJW (2003) Devolopment of metal/metal hip resurfacing. Hip International Vol. 13 1(suppl 2):S 41–53
25. McMinn DJW, Treacy R, Lin K, Pynsent P (1996) Metal on metal surface replacement of the hip: Clinical Orthopaedics and Related Research 329:S89–98
26. NICE (2002) Final appraisal determination metal on metal hip resurfacing arthroplasty. http://www.nice.org.uk
27. Nork SE, Schar M, Pfander G, Beck M, Djonov V, Ganz R, Leunig M (2005) Anatomic considerations for the choice of surgical approach for hip resurfacing arthroplasty. Orthop Clin North Am 36(2):163–170
28. Schmalzried TP, Peters PC, Maurer BT, Bragdon CR, Harris WH (1996) Long-duration metal-on-metal total hip arthroplasties with low wear of the articulating surfaces. J Arthroplasty 11(3):322–331

29. Schmalzried TP (2004) Total resurfacing for osteonecrosis of the hip. Clinical Orthopaedics and Related Research 429:151–156
30. Thomas W, Benecke P (2004) Der mediale Zugang zum Hüftgelenk zur Implantation von Endoprothesen. Operat Orthop Traumatol 16:288–299
31. Treacy RBC, McBryde CW, Pynsent PB (2005) Birmingham hip resurfacing arthroplasty. J Bone Joint Surg [Br] 87-B:167–170
32. Villar R (2004) Resurfacing arthroplasty of the hip. J Bone Joint Surg [Br] 86-B:157–158
33. Wagner M, Wagner H (1996) Preliminary results of uncemented metal on metal stemmed and resurfacing hip replacement arthroplasty. Clinical Orthopaedics and Related Research 329:S78–88
34. Witzleb WC, Knecht A, Beichler T, Köhler T, Günther KP (2004) Hüft-Oberflächenersatz. Der Orthopäde 33:1236–1242
35. Ziegler J, Witzleb W, Günther KP (2004) Metal ion serum concentration after metasul-THR and Birmingham Hip Resurfacing metal-on-metal hip arthroplasty. European hip society 2004 domestic meeting

KAPITEL 13

Erste Erfahrungen mit dem Oberflächenersatz an der Hüfte

O. Niggemeyer, J. Steinhagen, W. Rüther

Einleitung

Der koxarthrosebedingte Hüftgelenkschmerz stellt neben den degenerativen Wirbelsäulenerkrankungen und den Kniebinnenschäden mit die häufigste Ursache für orthopädische Beschwerden dar. Symptomatische Koxarthrosen bei Patienten über 55 Jahren wurden in mehreren Studien mit einer Inzidenz von 4,1 bis 5,2% für Männer und 5,4 bis 6,0% für Frauen angegeben [22]. In der Altersgruppe zwischen 35 und 85 Jahren leiden über 1,5% aller Menschen an operationspflichtigen Hüftgelenkschmerzen [9].

Trotz der verschiedensten konservativen Therapieverfahren sowie gelenkerhaltender orthopädisch-chirurgischer Eingriffe ist bei vielen Patienten die Implantation eines Kunstgelenkes nicht zu vermeiden. Weltweit liegt diese Ziffer bei 1,15 Millionen, in der Bundesrepublik bei 180 000 Operationen pro Jahr. Bedingt durch die befristete Lebensdauer der Implantate und der dadurch bedingten Notwendigkeit von Wechseloperationen, erscheint es sinnvoll, Implantate zu verwenden, die eine möglichst geringe Knochenresektion verlangen. Aus diesem Grund sind in der Vergangenheit Oberflächenendoprothesen zur Behandlung der Koxarthrose entwickelt worden, bei denen femoral auf eine metaphysäre oder gar diaphysäre Verankerung verzichtet wird.

Darüber hinaus werden mit dem Oberflächenersatz des Hüftgelenkes weitere Vorteile verbunden:
- physiologische Krafteinleitung in den Knochen und damit Vermeidung des stress shielding.
- Wiederherstellung der normalen Gelenkbiomechanik und Propriozeption.
- geringeres Luxationsrisiko.
- einfachere femorale Revisionsmöglichkeit im Falle einer Komplikation.

Die erste Umsetzung dieses Konzeptes versuchte Smith-Petersen [20] in den 30er Jahren des vergangenen Jahrhunderts mit der nach ihm benannten Hüftkappe, einer aus Vitallium bestehenden „mould arthroplasty". Sir John Charnley entwickelte dann 1951 einen Oberflächenersatz, wobei er Hüftkopf und Hüftgelenkpfanne mit einer Teflon-Teflon-Gleitpaarung versah. Es kam jedoch innerhalb kürzester Zeit aufgrund des rapiden Materialverschleißes zu Lockerungen.

1968 berichteten Müller und Boltz über eine Serie von 18 Double-Cup-Arthroplastiken, bei denen unzementierte Metallkomponenten verwendet wurden. Die Ergebnisse waren nicht zufriedenstellend, sodass das Verfahren verlassen wurde.

Auch bei den in den 70er Jahren entwickelten Oberflächenersatzendoprothesen, die auf einer Hart-Weich-Paarung aus Metall-Polyethylen bzw. Keramik-Polyethylen basierten [1, 10, 12, 13, 34], führte ein vermehrter Polyethylen-Abrieb zu Osteolysen und zu einer frühzeitigen Lockerung der Implantate [5, 31, 35]. Die Fortentwicklungen des Polyethylens zu hochverdichtetem Polyethylen [26], high density polyethylene HDPE und ultra high molecular weight polyethylene UHMWPE konnten nur ermutigende Frühresultate liefern, der längere Nachuntersuchungszeitraum zeigte in allen Fällen, auch bei optimierter OP-Technik und strengerer Indikationsstellung, nicht befriedigende Langzeitergebnisse.

Neben dem vermehrten Polyethylenabrieb als wesentlicher Lockerungsursache kam auch der damals üblichen Operationstechnik bzw. den verwendeten Instrumentarien eine gewisse Bedeutung zu [27]. Insbesondere eine Varusstellung der femoralen Implantatkomponente sowie das Notching des Femurhalses führten zu Frühversagen [11].

Mit der Renaissance der Metall-Metall-Gleitpaarung interessierten sich unterschiedliche Autoren in den 90er Jahren erneut für Oberflä-

Tabelle 1. Aktuell am Markt verfügbare Oberflächenersatzendo-prothesensysteme

Hersteller	Implantat
BIOMET	ReCap®
Corin Medical Ltd.	Cormet®
DePuy Inc.	ASR® (Artuicular Surface Replacement)
ESKA Implants GmbH & Co	BS® (Bionik System)
IO Holding GmbH	ICON OEP®
Smith & Nephew	BHR® (Birmingham Hip Replacement)
Wright Medical Technology Inc.	Conserve Plus®
Zimmer Inc.	Durom Hip®

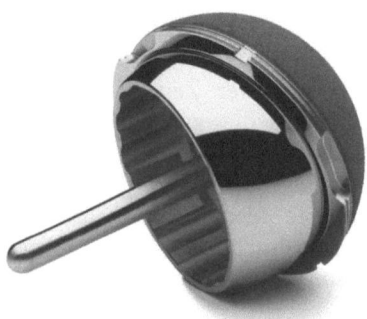

Abb. 1. Oberflächenersatz Typ Durom Hip® (Zimmer Inc., Warszawa, Indiana, USA).

chenersatz-Endoprothesen. Sie verwendeten neben der abriebarmen Tribologie verbesserte Instrumentarien. Nach den ersten ermutigenden Ergebnissen in England [24] werden so auch seit 1998 in Deutschland wieder Oberflächenersatz-Endoprothesen für das Hüftgelenk in zunehmendem Umfang implantiert. Bisher wurden jedoch kaum systematische Daten zum klinischen und radiologischen Verlauf nach der Implantation eines Oberflächenersatzes dieser neuen Generation erfasst. Die seither vor allem von McMinn publizierten Ergebnisse der eigenen Prothesenentwicklung (Birmingham hip prosthesis BHR) und des Nachfolgemodells Cormet 2000 (Corin) haben zu einer rasch ansteigenden Popularität und Verbreitung der Oberflächenprothese an der Hüfte geführt. Mittlerweile haben sich 8 verschiedene Hersteller am Markt etabliert.

Indikationen zum Oberflächenersatz und OP-Technik

Bislang gibt es nur in Großbritannien eine offizielle Empfehlung vom National Institute for Clinical Excellence NICE aus dem Jahr 2002 [25]. Hierin wird eine Anwendung des Oberflächenersatzes bei allen Patienten zugelassen, die zur endoprothetischen Versorgung der Hüfte anstehen und die eine die Standzeit der Prothese überdauernde Lebenserwartung aufweisen. Dabei sollte die Aktivität der Patienten und die derzeit nur für Patienten unter dem 65. Lebensjahr nachgewiesene klinische Effektivität und Kosteneffektivität beachtet werden.

An diesen Empfehlungen orientieren sich die meisten Hersteller und klinischen Studien mit ihren Richtlinien.

Unter den derzeit am Markt befindlichen Modellen verschiedener Hersteller gibt es große Unterschiede hinsichtlich Herstellung (Pressung, Gießen, Schmieden), Größenabmessungen, Wandstärke, Modularität, Verankerungstechnik, Empfehlung zur Zementiertechnik und vor allem des Instrumentariums bis hin zu roboterassistierten und computergestützen Möglichkeiten der Prothesennavigation [15, 17]. Aus letzterem resultieren Variationen der Zugangswege für die Operation, allgemein wird aber der hintere bzw. erweiterte hintere Zugangsweg empfohlen.

Die Ausrichtung der Implantate orientiert sich an der vorgegebenen Anatomie des betroffenen Hüftgelenkes. Mittels vom Hersteller be-

Tabelle 2. Ein- und Ausschlusskriterien am Beispiel der Durom-Hip®-Prothese

Einschlusskriterien	Ausschlusskriterien
Höchstalter von 65 Jahren	Alter von über 65 Jahren
Primäre Arthrose	Schwangerschaft
Posttraumatische Arthrose	Aktive Infektion des Gelenkes
Ischämische Hüftkopfnekrose, wenn die verbleibende Knochensubstanz adäquat ist	Zu erwartende Non-Compliance des Patienten, Alkohol- oder Drogenabusus
Arthritis, sofern die Knochenqualität adäquat ist	Unzureichende Knochenqualität oder Knochensubstanz
	Maligne lokale Tumoren
	Drohende oder bewiesene Niereninsuffizienz
	Allergie gegen Bestandteile des Implantats
	Rheumatoide Arthirits im floriden Stadium

reitgestellter Planungsschablonen sollte vor der Operation eine Vorplanung der Implantatpositionierung erfolgen. Allgemein gilt eine Positionierung der press fit verankerten Pfanne von 45° Inklination bei einer Anteversion von 20° als anatomiegerechte Rekonstruktion. Die Femurkomponente ist so zu platzieren, dass der Stift in der Mitte des Schenkelhalses sitzt und ein „notching" (= ein Anfräsen der Schenkelhalskortikalis) vermieden wird. Die Kappe sollte die Region des Kopf-Hals-Überganges überdecken und in einem Winkel von 130–140° zur Femurschaftachse ausgerichtet sein. Die Verlängerung der Stiftachse sollte die laterale Femurkortikalis in Höhe der Unterkante des Trochanter minor schneiden. Im Regelfall wird die Femurkomponente zementiert aufgebracht. Hierbei ist durch niedrigviskösen Zement eine tiefere Durchdringung des spongiösen Knochens gewährleistet, hochvisköser Zement hingegen bewirkt die Entstehung eines wenige Millimeter dicken Zementmantels [19].

Klinische Ergebnisse

Aufgrund der genannten Entwicklungen des Oberflächenersatzes ist bislang die Datenlage zu klinischen Studien noch auf Anwendungsbeobachtungen zahlreicher Gruppen beschränkt, langjährige Nachbeobachtungen sind bisher noch nicht publiziert, sodass eine objektive Aussage über die Wertigkeit des Verfahrens noch nicht möglich sind. Über die längsten Erfahrungen und größten Patientenzahlen können die Arbeitsgruppen um McMinn und Amstutz

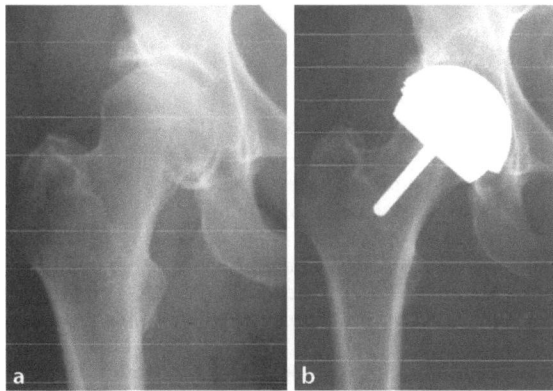

Abb. 2. Prä- und postoperative Röntgenbilder einer Durom®-Hüftprothese.

berichten. Allerdings werden in den jeweiligen Nachuntersuchungen oft Einzelaspekte besonders berücksichtigt.

Amstutz konnte in einer detaillierten radiologischen Analyse nachweisen, dass Patienten mit großen Kopfzysten, geringerer Körpergröße und weiblichem Geschlecht ein größeres Risiko für die Entwicklung radiologischer periprothetischer Lockerungssäume zu entwickeln [2]. Eine stereophotogrammetrische Röntgenanalyse an 22 konsekutiven Patienten über die ersten 2 postoperativen Jahre zeigte in der 3D-Analyse eine minimale Prothesenmigration, sodass hier von einem normalen Frühverlauf wie bei anderen Prothesensystemen ausgegangen werden kann [14, 16].

Beaulé aus der Arbeitsgruppe um Amstutz analysierte Risikofaktoren des Oberflächenersatzes bei Patienten unter 40 Jahren. In diesen „Surface Arthroplasty Risk Index" gehen femorale Knochenqualität, Voroperationen, Aktivitätslevel und Gewicht ein; hier konnte eindeutig eine Potenzierung der Risikofaktoren festgestellt werden [4].

Aus der Arbeitsgruppe von McMinn werden sehr gute Ergebnisse für Patienten unter 55 Jahren in den früh postoperativen Verläufen im Oxford-Score und im modifizierten UCLA-Aktivitätsindex berichtet [7]. Knecht und Witzleb haben gute Erfahrungen bei Dysplasiecoxarthrosen mit dem Oberflächenersatz gemacht, wobei eine Rekonstruktion des primären Drehzentrums als auch eine fortbestehende Fehlstellung des coxalen Femurendes nicht funktionell negativ waren [18]. Insgesamt jedoch sind die biomechanischen Möglichkeiten einer Gelenkrekonstruktion implantatbedingt eingeschränkt, eine wesentliche Offseterhöhung ist nicht möglich, eine Beinverlängerung ist auf etwa 1 cm beschränkt [30].

Übereinstimmend berichten die Autoren über eine Lernkurve hinsichtlich der Operationstechnik [3, 29] sowie gute Früherfahrungen, die durch eine niedriges Luxationsrisiko und ein gutes Bewegungsausmaß gekennzeichnet sind [32].

Insgesamt ist bei acetabulär vergleichbaren Implantatgrößen wie bei den konventionellen Hüftprothesen vor allem femoralseitig der potenziell mögliche Knochenerhalt nennenswert, allerdings bedingt dies eine geringe Implantatdicke, sodass die normale modulare Konstruktion mit Inlay und Außenschale der Endoprothese zugunsten einer Monoblocktechnik verändert werden musste. Hierdurch kann im Revisionsfall beim Versagen nur der femoralen Komponente auch eine Revision der fest integrierten Monoblockpfanne erforderlich werden, was gegenüber dem sonst möglichen Vorgehen mit Inlaywechsel und Belassen der Pfannenkomponente einen Mehraufwand bedeutet [36].

Eine exaktere Einschätzung der Ergebnisse des Oberflächenersatzes an der Hüfte wird erst möglich sein, wenn längere Verlaufskontrollen vorliegen. Die Wertigkeit des Verfahrens sollte dann in prospektiven Anwendungsbeobachtungen mit validierten Scores und standardisierten radiologischen Kontrollen erfolgen, um eine Vergleichbarkeit zu etablierten Prothesensystemen zu gewährleisten.

Zusammenfassung und Ausblick

Die Renaissance des Oberflächenersatzes an der Hüfte mittels Metall-Metall-Paarungen stellt eine Wiederentdeckung eines bereits vor Jahren erprobten Therapieprinzipes dar. Der Vorteil dieser operativen Versorgung liegt im Erhalt der femorale Metaphyse, wodurch operative Rückzugsstrategien am Femur erleichtert werden. Durch das Implantat gelingt im Regelfall eine Rekonstruktion der normalen Hüftanatomie, wodurch eine physiologische Krafteinleitung in das Prothesenlager erfolgen kann. Knöcherne Umbauvorgänge im Sinne eines stress shielding wie bei konventionellen Hüftendoprothesen, die eine Implantatlockerung begünstigen können, sind hierdurch in einem geringeren Ausmaß zu erwarten. Die dem natürlichen Gelenk entsprechende Gelenkgröße führt zu einem geringeren Luxationsrisiko, so dass Patienten allgemein ein größeres Bewegungsausmaß erreichen können als mit einer konventionellen Prothese.

Die aktuell verfügbare Datenlage zeigt gute Frühergebnisse, allerdings an einem im Regelfall selektionierten Patientengut. Mögliche Risiken, wie das Korrosions- und Abriebverhalten sowie das Lockerungsverhalten der Prothesen sind derzeit noch nicht bekannt. Inwiefern eine bei den meisten Herstellern nicht zur Verfügung stehende Modularität der Pfannenkomponente im Revisionsfall nachteilig sein wird, kann im Moment noch nicht abgeschätzt werden; es ist allerdings von einem erhöhten operativen Aufwand auszugehen.

Insgesamt bestehen also mögliche Vor- und Nachteile des Prothesensystems, deren Wertigkeit für die Einschätzung des Verfahrens erst mit einer verbesserten Datenlage beurteilbar ist.

Literatur

1. Amstutz HC, Graff-Radford A, Gruen TA, Clarke IC (1978) THARIES surface replacements: a review of the first 100 cases. Clin Orthop Relat Res 134:87–101
2. Amstutz HC, Beaule PE, Dorey FJ, Le Duff MJ, Campbell PA, Gruen TA (2004) Metal-on-metal hybrid surface arthroplasty: two to six-year follow-up study. J Bone Joint Surg Am 86-A:28–39
3. Back DL, Dalziel R, Young D, Shimmin A (2005) Early results of primary Birmingham hip resurfacings. An independent prospective study of the first 230 hips. J Bone Joint Surg Br 87:324–329
4. Beaule PE, Dorey FJ, LeDuff M, Gruen T, Amstutz HC (2004) Risk factors affecting outcome of metal-on-metal surface arthroplasty of the hip. Clin Orthop Relat Res 418:87–93
5. Bradley GW, Freeman MA (1983) Revision of failed hip resurfacing. Clin Orthop Relat Res 178:236–240
6. Clarke MT, Lee PT, Arora A, Villar RN (2003) Levels of metal ions after small- and large-diameter metal-on-metal hip arthroplasty. J Bone Joint Surg Br 85:913–917
7. Daniel J, Pynsent PB, McMinn DJ (2004) Metal-on-metal resurfacing of the hip in patients under the age of 55 years with osteoarthritis. J Bone Joint Surg Br 86:177–184
8. DeSmet KA, Pattyn C, Verdonck R (2002) Early results of primary Birmingham Hip Resurfacing using a hybrid metal on metal couple. Hip Int 12:158–182
9. Frankel S, Eachus J, Pearson N, Greenwood R, Chan P, Peters TJ, Donovan J, Smith GD, Dieppe P (1999) Population requirement for primary hip-replacement surgery: a cross-sectional study. Lancet 17(353):1304–1309
10. Freeman MA, Brown GC (1978) ICLH „Double Cup" arthroplasty of the hip using bone cement: results after the first 5 years (proceedings). Z Orthop Ihre Grenzgeb 116:593–594
11. Freeman MA, Plante-Bordeneuve P (1994) Early migration and late aseptic failure of proximal femoral prostheses. J Bone Joint Surg Br 76:432–438
12. Furuya K, Tsuchiya M, Kawachi S (1978) Socket-cup arthroplasty. Clin Orthop Relat Res 134:41–44
13. Gerard Y, Segal P, Bedoucha JS (1974) Arthroplasty of the hip with coupled cups. Rev Chir Orthop Reparatrice Appar Mot 60(Suppl 2):281–289
14. Glyn-Jones S, Gill HS, McLardy-Smith P, Murray DW (2004) Roentgen stereophotogrammetric analysis of the Birmingham hip resurfacing arthroplasty. A two-year study. J Bone Joint Surg Br 86:S172–176

15. Hess T, Gampe T, Kottgen C, Szawlowski B (2004) Intraoperative navigation for hip resurfacing. Methods and first results Orthopäde 33:1183–1193

16. Itayem R, Arndt A, Nistor L, McMinn D, Lundberg A (2005) Stability of the Birmingham hip resurfacing arthroplasty at two years. A radiostereophotogrammetric analysis study. J Bone Joint Surg Br 87:158–162

17. Kerschbaumer F (2004) III. Dresdner Syposium „Oberflächenersatz am Hüftgelenk", Vortrag

18. Knecht A, Witzleb WC, Beichler T, Gunther KP (2004) Functional results after surface replacement of the hip: comparison between dysplasia and idiopathic osteoarthritis. Z Orthop Ihre Grenzgeb 142:279–285

19. Knecht A, Witzleb WC, Gunther KP (2005) Resurfacing arthroplasty of the hip. Orthopäde 34:79–90

20. Law WA, Manzoni A (1970) Smith-Petersen mould arthroplasty of the hip: results after 12–21 years. Proc R Soc Med 63:583

21. Loughead JM, Chesney D, Holland JP, McCaskie AW (2005) Comparison of offset in Birmingham hip resurfacing and hybrid total hip arthroplasty. J Bone Joint Surg Br 87:163–166

22. Lühmann D, Hauschild B, Raspe H (2000) Hüftgelenkendoprothetik bei Osteoarthrose – Eine Verfahrensbewertung. Schriftenreihe Health Technology Assessment, Band 18. Baden-Baden

23. MacDonald SJ (2004) Can a safe level for metal ions in patients with metal-on-metal total hip arthroplasties be determined? J Arthroplasty 19 (8 Suppl 3):71–77

24. McMinn D, Treacy R, Lin K, Pynsent P (1996) Metal on Metal Surface Replacement of the Hip. Experience of the McMinn Prosthesis. Clin Orthop Relat Res 329:89–98

25. NICE (2002) Final appraisal determination metal in metal hip resurfacing arthroplasty. http:/www.nice.org.uk

26. Paltrinieri M, Trentani C (1971) Modification of hip arthroprothesis. Chir Organi Mov 60:85–95

27. Paul C (1998) Abschließende Beurteilung der Ergebnisse nach Implantation der Wagner-Schalenendoprothese als Prinzip des Oberflächenersatzes am Hüftgelenk. Inauguraldissertation, Medizinische Fakultät der Universität Dresden

28. Schaffer AW, Pilger A, Engelhardt C, Zweymueller K, Ruediger HW (1999) Increased blood cobalt and chromium after total hip replacement. J Toxicol Clin Toxicol 37:839–844

29. Shimmin AJ, Back D (2005) Femoral neck fractures following Birmingham hip resurfacing: A NATIONAL REVIEW OF 50 CASES. J Bone Joint Surg Br 87:463–464

30. Silva M, Lee KH, Heisel C, Dela Rosa MA, Schmalzried TP (2004) The biomechanical results of total hip resurfacing arthroplasty. J Bone Joint Surg Am-A 86:40–46

31. Thomas BJ, Amstutz HC (1982) Revision surgery for failed surface arthroplasty of the hip. Clin Orthop Relat Res 170:42–49

32. Treacy RB, McBryde CW, Pynsent PB (2005) Birmingham hip resurfacing arthroplasty. A minimum follow-up of five years. J Bone Joint Surg Br 87:167–170

33. Visuri T, Pukkala E, Pulkkinen P (2003) Decreased cancer risk in patients who have been operated on with total hip and knee arthroplasty for primary osteoarthrosis: a meta-analysis of 6 Nordic cohorts with 73 000 patients. Acta Orthop Scand 74:351–360

34. Wagner H (1978) Surface replacement arthroplasty of the hip. Clin Orthop Relat Res 134:102–130

35. Wiadrowski TP, McGee M, Cornish BL, Howie DW (1991) Peripheral wear of Wagner resurfacing hip arthroplasty acetabular components. J Arthroplasty 6:103–107

36. Witzleb WC, Knecht A, Beichler T, Kohler T, Gunther KP (2004) Hip resurfacing arthroplasty. Orthopäde 33:1236–1242

KAPITEL 14

Langzeitergebnisse des zementfreien CLS-Schaftes

P. R. Aldinger, D. Parsch, A. W. Jung, S. J. Breusch

Der künstliche Hüftgelenkersatz stellt ohne Zweifel einen der bemerkenswertesten medizinischen Fortschritte des letzten Jahrhunderts dar. Seit der klinischen Etablierung dieses Verfahrens vor über 40 Jahren sind über 6 Millionen Eingriffe weltweit durchgeführt worden [8, 9].

Mittlerweile werden in Europa knapp 500 000 Hüftendoprothesen jährlich implantiert, davon rund 150 000 in Deutschland. Dies entspricht weltweit etwa einem jährlichen Gesamtumsatz von 620 000 000 US Dollar. Für England schätzten Frankel et al. [31] die Prävalenz und Inzidenz von schweren Hüftgelenkerkrankungen, die einen Eingriff rechtfertigen lassen, auf 15 pro 1000 Einwohner (im Alter von 35 bis 85 Jahren).

Aufgrund der demographischen Entwicklung, insbesondere der zugenommenen Lebenserwartung und der stetig steigenden Zahl alter Menschen ist auch mit einem stetigen Anstieg der notwendigen Hüftgelenkersatzoperationen zu rechnen. In Großbritannien wurde z. B. bei gleich bleibender Indikationsstellung für die nächsten Jahrzehnte allein aufgrund demographischer Veränderungen eine Zunahme des Bedarfs an Hüftgelenkersatzoperationen um 40% vorhergesagt [6].

Dauerhafte Prothesenverankerung

Ziel beim künstlichen Hüftgelenkersatz ist die dauerhafte Fixation und schmerzfreie Funktion der Prothesenkomponenten im Knochen und die Minimierung des Abriebs zwischen den Gleitpartnern Kopf und Pfanne. In der letzten Dekade wurde immer deutlicher, dass der Partikelabrieb ein gravierendes Problem darstellt [37–39, 70, 71]. Dies gilt sowohl für zementierte wie auch für zementfreie Implantate.

Abgesehen von wenigen Ausnahmen (z. B. verbesserte Zementiertechniken) haben die unzähligen Neuerungen in der Hüftendoprothetik bisher zu keiner gesicherten Verbesserung der Über-

lebensraten geführt. In einer Zeit, in der Kostendruck auf das Gesundheitswesen immer stärker und der Ruf nach Evidenz basierter Medizin immer lauter wird, ist der Operateur mit immer neuen und teureren Implantaten und Implantationstechniken konfrontiert. Entsprechend der Forderung der National Institutes of Health (National Institute of health 1998) muss für ein Prothesensystem eine Überlebensrate von mindestens 95% nach 10 Jahren Beobachtungszeitraum zu Buche stehen, um dessen klinischen Einsatz weiterhin rechtfertigen zu können. Von dieser Marke sind insbesondere in Ermangelung verwertbarer kontrollierter Studien und ausreichender Beobachtungszeiträume viele zementfreie Implantate noch weit entfernt. In diesem Beitrag sollen die Resultate mit einem zementfreien, korundgestrahlten Titan-Geradschaft und dessen Langzeitergebnisse (> 15 Jahre) dargestellt werden.

Zementfreie Hüftprothesen zeigen in der Regel gute Kurzzeitergebnisse, die mit denen zementierter Prothesen, in Bezug auf Schmerzreduktion und Funktion zu vergleichen sind. Jedoch liegen Langzeitergebnisse mit einem Nachuntersuchungszeitraum von mehr als 10 Jahren nur für eine begrenzte Zahl von unzementierten Implantaten vor (siehe Tabelle 1) [10, 21, 30, 34, 42, 43, 46, 50, 63]. Davon müssen einige Studien mit Vorsicht interpretiert werden. Zum Beispiel haben viele Prothesen seit der ersten klinischen Einführung Änderungen im Design erfahren, oder es gingen zum Teil große Teile des Patientenkollektivs im Nachbeobachtungszeitraum verloren (lost to follow-up).

Der Zugang zu langfristigen klinischen Daten ist nicht nur für den Patienten, sondern auch für Operateure und das gesamte Gesundheitssystem von entscheidender Bedeutung. Erst das Vorhandensein dieser Ergebnisse erlaubt die richtige Auswahl des Implantates und rechtfertigt deren weiteren Einsatz [53].

Die Hüftendoprothetik in der Gruppe junger und aktiver Patienten bleibt, wegen höherer Ver-

Tabelle 1. Publizierte Langzeitergebnisse zementfreier Hüftendoprothesenschäfte

Prothesentyp	Autor	Jahr	Zeitraum (Jahre)	Alter (Jahre)	Anzahl Hüften (n)	Lost to follow-up (n)	HHS mean	Revisionen alle (n)	Revisionen aseptisch (n)	Survival %
Spotorno CLS	Romagnoli [61]	2002	13 (10–14)	58	300	5	–	19	2	95 (10a) 90 (14a)
	Aldinger [1]	2003	12 (10–15)	57 (14–81)	354	8	84	25	14	95
	Aldinger [5]	2003	12 (10–15)	47 (13–55)	154	7	84	5	3	98
Zweymüller Alloclassic	Cimbrelo [32]	2003	11 (10–13)	62 (25–77)	104	0	–	0	–	100
Alloclassic	Grübl [35]	2003	7 10	63	848	31	–	7	–	99,4 98,6
	Grübl [34]	2002	10	61 (22–84)	208	16	85	3	0	99
AML	Della Valle [22]	2002	14 (10–17)	53 (45–65)	372	24	-	2	-	99,4
AML	Engh [29]	2002	13 (10–17) 14 (10–22)	54 (21–87) 61 (16–97)	460 2854	– –	– –	2,8% 0,8%	– –	> 95 > 95
AML, Prodigy	McAuley [47]	2004	7 (0–19)	40 (16–50)	561	–	–	4	–	96,1
Individual CT-3D	Aldinger [2]	2005	11	35 (23–40)	41	3	94	0	0	100
Mallory Head	Reitman [59]	2003	13	70	81	19	90	1	0	–
	Mallory [46]	2001	12 (10–15)	49 (23–72)	120	0	–	3	3	97,5
Taperloc Stem	Parvizi [57]	2004	11 (6–15)	61 (32–79)	129	10	92	1	-	99,1
SBG	Effenberger [24]	2004	10 (9–11)	61	194	-	92	1	-	99,5
Harris Galante	Kim [41]	2005	13 (10–16)	53 (33–64)	81	16	91	9	–	80
	Parvizi [58]	2004	15 (12–18)	58 (23–80)	90	0	89	9	–	86,8
	Clohisy [18–20]	1999	10	54 (2,5–6)	88	–	89	15	14	82
Lord	Grant [33]	2004	18 (15–20)	62 (32–77)	116	–	–	3	–	98
Bi-Metric	Meding [51]	2004	(10–12)	56 (27–78)	129	4	92	0	–	100
Taperloc Stem	McLaughlin [48]	2000	10 (8–13)	37 (20–50)	108	0	89	2	0	98
JRI, Furlong	Singh [64]	2004	10 (5–14)	42 (22–49)	38	0	92	0	0	100
Anatomic Profile	Kim [44]	2003	10 (8–11)	47 (21–49)	118	0	92	1	–	99
Omnifit HA	Capello [15]	2003	11 (10–14)	39 (18–49)	164	8	92	6	–	94,6
Trilock	Teloken [69]	2002	15 (14,5–17)	50 (25–72)	67	3	92	9	0	–

sager-Raten, eine besonders große Herausforderung. Dies ist überwiegend durch Abrieb-induzierte Lockerungen bedingt und weniger in Abhängigkeit von der Verankerung zu sehen. Obwohl mit modernen Zementiertechniken auch bei jungen Patienten exzellente Langzeitergebnisse zementierter Schäfte (kein Versager nach 8–12 Jahren) zu Buche stehen [72], müssen eher enttäuschende Überlebensraten von anderen Zentren zu denken geben [65, 72].

Einige Autoren sehen deshalb in zementfreien Implantaten große Vorteile. Es wurden eine längere Überlebenszeit, der Erhalt von Knochensubstanz und „leichtere" Revisionen als Argumente für die zementfreie Versorgung angeführt [27, 52, 66], obwohl diese Aussagen mit Vorsicht bedacht werden. In Kollektiven junger Patienten veröffentlichten einige wenige Autoren gute kurz- und mittelfristige Ergebnisse, wobei es nur wenige Studien mit einem Nachuntersuchungszeitraum von mehr als 10 Jahren gibt [23, 49, 54].

Der CLS-Schaft

Unter orthopädischen Chirurgen hat der zementfreie CLS-Schaft (CLS; Zimmer Inc. Warsaw, USA) stark an Beliebtheit gewonnen. In Europa ist der CLS-Schaft in den vergangenen Jahren einer der am häufigsten verwendeten zementfreien Schäfte und es wurde über ausgezeichnete klinische Kurzzeitergebnisse berichtet [7, 60, 66, 67]. Das Verankerungsprinzip basiert auf einer proximalen Verankerung und Fixation ohne komplette Auffüllung des distalen Markraumes. Dies ist eine völlig andere Verankerungslösung als die in den USA sehr beliebte fit and fill Verankerung [28]. Oder die distale Verankerung [73].

Die primäre Stabilität des CLS-Schaftes wird durch eine Reihe von Rillen oder Rippen im anterior proximalen und posterior proximalen Bereich des sich verjüngenden, geraden, rauhgestrahlten Titanschaftes erreicht. Der wiederum durch seinen rechteckigen Querschnitt fest im Femur verankert werden kann. Bei diesem Implantat sind weder das Einwachsen von Knochen noch das völliges Ausfüllen des distalen Markraumes für die sekundäre Verankerung notwendig. Die Implantation des zementfreien Geradschaftes ist damit deutlich einfacher und weniger anfällig für technische Fehler als bei einem gut zementierter Prothesenschaft.

Patientenkollektiv

Die orthopädische Universitätsklinik Heidelberg gehörte zu den ersten Kliniken überhaupt, in denen der zementfreie CLS-Schaft eingeführt und implantiert wurde. Seit Januar 1985 wird dieses Implantat bis heute als Standardimplantat für die zementfreie Versorgung des Femur eingesetzt. Zwischen Januar 1985 und Dezember 1989, wurden in Heidelberg 326 Patienten (166 Männer, 160 Frauen) mit 354 Hüftprothesen mit CLS-Schaft versorgt. Das mittlere Alter der Männer (178 Hüften) betrug 57 Jahre (23–76) und das der Frauen (176 Hüften) ebenfalls 57 Jahre (13–81). Der mittlere Bodymass-Index lag bei 27 (19–38) bei den Männern und bei 27 (20–40) bei den Frauen. Bei allen Patienten wurde der zementfreie, Spotorno Titangeradschaft (CLS-Schaft) in Press-fit-Technik implantiert. Die Operation erfolgte über einen modifizierten Watson-Jones-Zugang oder einen transglutealen, lateralen Bauer-Zugang. Der femorale Kanal wurde mittels einer Dornahle und einem Satz Raspeln aufsteigender Größe präpariert. Es wurde kein Versuch unternommen eine feste kortikale Fixation zu erreichen. Postoperativ erfolgte eine Teilbelastung für 6 Wochen.

Auswertung Gesamtkollektiv

Zum letzten Nachuntersuchungszeitpunkt durchschnittlich 17 Jahre (15–20 Jahre) nach Operation waren von initial 326 Patienten 84 Patienten (88 Hüften) verstorben, und 12 Patienten konnten nicht erreicht werden. Bei 33 Patienten (34 Hüften) war ein Schaftwechsel durchgeführt worden. 8 (8) Schäfte wurden aufgrund einer tiefen Infektion, 8 (8) wegen periprothetischer Fraktur, ein (1) Schaft aufgrund traumatischer Lockerung und 16 (17) aufgrund aseptischer Lockerung re-

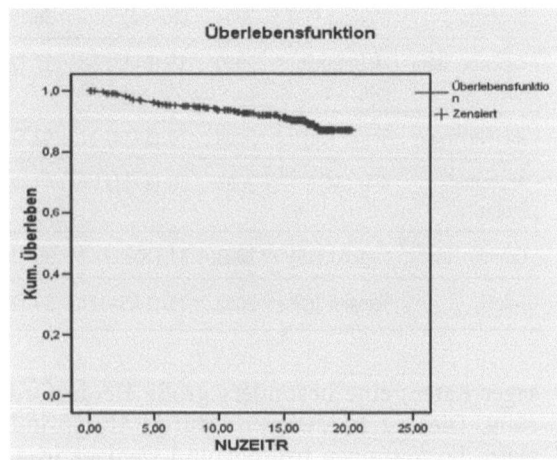

Abb. 1. Überlebensrate des Gesamtkollektivs für alle Revisionen (87 (85–89)% nach 17 Jahren).

vidiert. Die Überlebensrate betrug insgesamt 87% nach 17 Jahren (95%-Konfidenzintervall, 85–89%). Betrachtet man nur die Schäfte, die aufgrund aseptischer Lockerung revidiert wurden, zeigt sich eine Überlebensrate von 94% (95%-Konfidenzintervall, 92–95%).

Auswertung der jungen Patienten

Betrachtet man nur das Patientenkollektiv, welches zum Zeitpunkt der Operation unter 55 Jahren alt war, im Durchschnitt 47 Jahre (13–55), zeigten sich erstaunliche Ergebnisse. Zum letzten Nachuntersuchungszeitpunkt waren von 153 Patienten 20 Patienten (20 Hüften) verstorben, und 7 Patienten konnten nicht ausfindig gemacht werden. Bei 10 Patienten (10 Hüften) wurde ein Schaftwechsel durchgeführt: Einer (1) aufgrund einer Infektion, 4 (4) wegen periprothetischer Fraktur und 5 (5) aufgrund aseptischer Lockerung.

Die Überlebensrate dieses jungen und aktiven Kollektivs betrug insgesamt 91% nach 17 Jahren (95%-Konfidenzintervall, 88–94%). Betrachtet man nur die Schäfte die wegen aseptischer Lockerung revidiert wurden, zeigt sich eine Überlebensrate von 95% (95%-Konfidenzintervall, 93–98%) nach Kaplan Meier. Zum Nachuntersuchungszeitpunkt wurden bei keinem Schaft die radiologischen oder klinischen Kriterien einer Schaftlockerung festgestellt. Diese gute Überlebensrate, die sogar diejeniger älterer Patienten übertrifft, ist bei einem so jungen und aktiven Patientenkollektiv bemerkenswert.

Gibt es „Stress-Shielding"?

Die proximale femorale Knochenatrophie als Ausdruck der veränderten Kraftübertragung auf den Knochen („strain-adaptive bone remodelings") ist ein Problem vieler zementfreier Endoprothesenschäfte [26, 42]. In einer prospektiven Studie untersuchten wir bei 26 Patienten die periprothetische Knochendichte mittels DEXA im Langzeitverlauf (bis 7 Jahre) sowie einen Patientenquerschnitt mindestens 10 Jahre postoperativ [3]. Wir fanden einen initialen Abfall der periprothetischen Knochendichte direkt postoperativ, der durch die periprothetische Umstrukturierung des Knochens bedingt ist. Anschließend fand sich im Langzeitverlauf keine wesentliche Verringerung der Knochendichte,

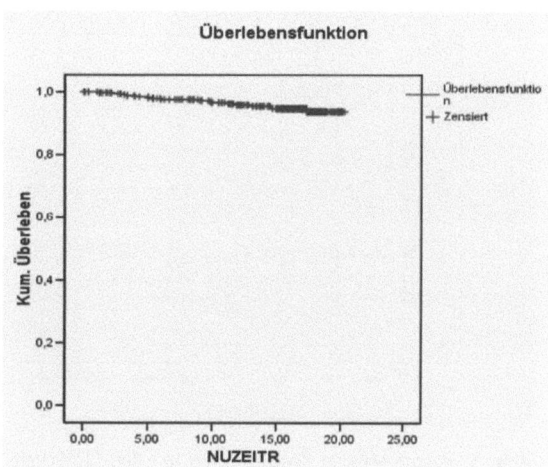

Abb. 2. Überlebensrate des Gesamtkollektivs für aseptische Lockerung (94 (92–95)% nach 17 Jahren).

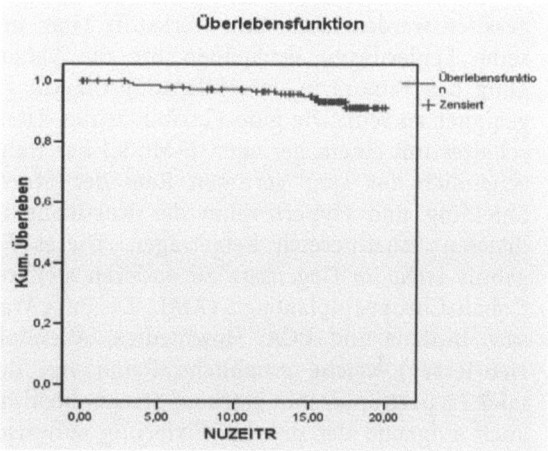

Abb. 3. Überlebensrate Patienten unter 55 Jahre für alle Revisionen (91 (88–94)% nach 17 Jahren).

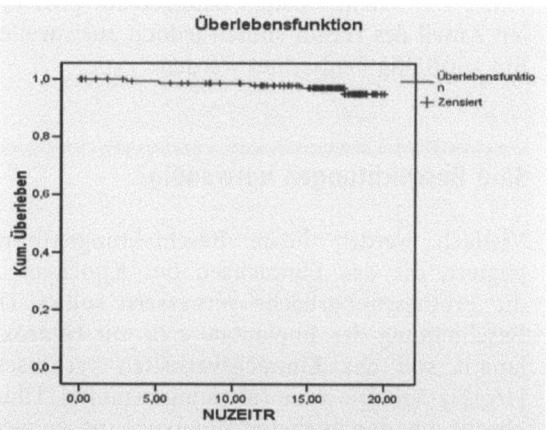

Abb. 4. Überlebensrate Patienten unter 55 Jahre für aseptische Lockerung (95 (93–98)% nach 17 Jahren).

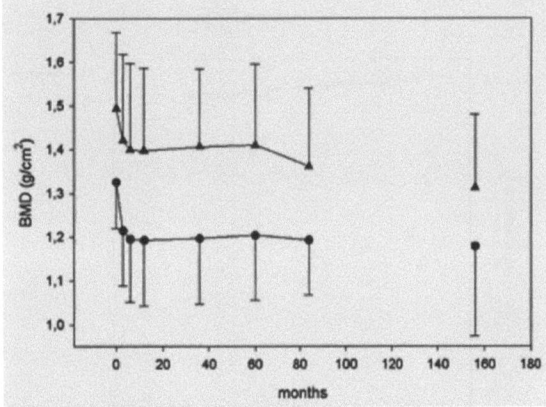

Abb. 5. Periprothetische Knochendichte um den CLS-Schaft im Langzeitverlauf [3].

sodass das „Stress-Shielding"-Phänomen bei Implantation eines CLS-Schaftes als minimal angesehen werden kann. Der Werkstoff Titan und seine Legierungen erscheinen für die Versorgung des Femurs in der Hüftendoprothetik gut geeignet zu sein. Die gute Flexibilität des Titanschaftes mit einem geringen E-Modul hat wahrscheinlich zur sehr geringen Rate des Stress-Shielding und Hypertrophie der Kortikalis im distalen Schaftbereich beigetragen. Dieses Ergebnis steht im Gegensatz zu anderen steiferen Cobalt-Chrom-Implantaten (AML, De Puy; Warsaw, Indiana und PCA; Howmedica, Allendale, Neu-Jersey) welche erhebliche Raten von distaler Hypertrophie mit starkem Stress-shielding, auch aufgrund der distalen Fixierung aufweisen [26, 43]. Der recht schmale diaphysäre Teil des Schaftes, ohne distale Markraumfüllung, erlaubt eine meta/diaphysale Kraftübertragung ohne distale kortikale Hypertrophie über 15 bis 20 Jahre. Die leichten Saumbildungen im proximalen Anteil des Femur sollten jedoch auch weiterhin sorgfältig beobachtet werden.

Sind Beschichtungen notwendig?

Vielfach werden heute Beschichtungen propagiert, die das Einwachsen des Knochens in die Prothesenoberfläche verbessern sollen. Die Beschichtung der Implantate z. B. mit Hydroxylapatit soll das Einwachsverhalten verbessern [16, 21, 50]. Die raue (korundgestrahlte) Titanoberfläche, der in dieser Untersuchung verwendeten CLS-Schäfte scheint eine ausreichende Fixierung für bis zu 20 Jahre zu bieten.

Hohe Nachuntersuchungsrate

In unserer Untersuchung wurde eine hohe klinische Follow-up-Rate erreicht. Nur 12 Patienten (3% der implantierten Hüften) konnten nicht erreicht werden. Unter diesen befanden sich 8 Patienten aus dem Ausland. In der Vergangenheit hatte sich gezeigt, dass Patienten die während der Nachuntersuchung verloren gehen schlechtere Ergebnisse hatten, als Patienten die routinemäßig nachuntersucht wurden. Wohingegen die Patienten die während der Nachuntersuchungsperiode versterben mit der überlebenden Population zu vergleichen sind [13]. Aufgrund dieser kleinen Anzahl von Patienten die während der Studie verloren gingen können die Daten als sehr zuverlässig angesehen werde.

Gute Standzeit auch bei seltenen Indikationen

Aufgrund des niedrigen Altersdurchschnittes der Patienten dieser Studie unterscheiden sich die Diagnosen die zur Operation führten von denen anderer Autoren. Fast 40% der Operationen wurden aufgrund von Hüftdysplasie, avaskulärer Hüftkopfnekrose oder posttraumatischer Arthrose durchgeführt. Berücksichtigt man die hohe Rate der vorhergehenden Osteotomien, die hohe Anzahl von anormalen proximalen Femur Anatomien und die nicht unwesentliche Anzahl verschiedener Operateure (23, wobei 49% der Operationen von 2 erfahrenen Chirurgen und 51% von Chirurgen die weniger als 30 CLS-Schäften implantiert haben vorgenommen wurden), mit der daraus folgenden Implantation während der Lernkurve, ist die Überlebensrate des zementfreien CLS-Schaftes ausgezeichnet.

Selbst in einem Kollektiv mit stark veränderter Anatomie nach vorausgegangener femoraler Umstellungsosteotomie zeigt der CLS-Schaft mit einer Überlebensrate von 96% nach 11 Jahren ein sehr gutes Langzeitergebnis [11, 12].

Gibt es die aseptische Lockerung beim Titangeradschaft?

In unserer Serie wurde bei der Implantation des CLS-Schaftes der Versuch unternommen einen direkten distalen Kontakt mit der Kortikalis zu vermeiden. Dies erfolgte damals aus der Überlegung heraus ein Stress-Shielding möglichst zu verhindern und Knochensubstanz zu erhalten. Aufgrund dieser Fixationsstrategie waren jedoch, im Rückblick, einige femorale Implantate erheblich unterdimensioniert. Dies scheint ein wichtiger Faktor zu sein, der zum Einsinken und zur Lockerung der unterdimensionierten Implantate führte. Dies könnte die etwas schlechtere Überlebensrate bei den älteren (> 55 Jahre bei OP) Patienten erklären deren weichere Knochensubstanz die Unterdimensionierung nicht kompensieren konnte. Bei Schäften, die 1 Jahr postoperativ radiologisch fest erschienen wurde im gesamten Langzeitverlauf kein Fall der aseptischen Lockerung gefunden.

Der Wert für das Einsinken wurde auf 5 Millimeter festgelegt, da die Genauigkeit der serienmäßigen radiologischen Untersuchung begrenzt ist [56, 68]. Nur eine Ein-Bild-Röntgen-Analyse (EBRA) [45], oder die Röntgenstereophotogrammetrie [40] erlauben eine genauere Einschätzung des Einsinkverhaltens (< 1 Millimeter). In 2 Fällen zeigte sich ein Einsinken von mehr als 5 Millimetern die sich dann zum Zeitpunkt der Jahreskontrolle stabilisiert hatten. Im weiteren Nachbeobachtungszeitraum zeigte sich in beiden Fällen kein weiteres Einsinken und eine stabile Verankerung für bisher > 17 Jahre. Der sich verjüngende Schaft könnte durch den Klemmeffekt zu einer sekundären Verkeilung der Prothese geführt haben. Die Bedeutung der Absenkung ist folglich recht zweifelhaft und wird nur bei Progression im Verlauf von Bedeutung sein.

Femorale Versiegelung beim CLS-Schaft?

Distale femorale Osteolysen wurde nur in einer Hüfte sechs Jahre nach Revision einer Wagner-Schale beobachtet. Es ist wahrscheinlich, dass Abriebspartikel bei Implantation des CLS-Schaftes in den femoralen Kanal gelangt sind und im Verlauf eine Osteolyse verursacht haben. Ansonsten wurden im gesamten Kollektiv im ap. Röntgenbild keine weiteren distalen Osteolysen beobachtet. Lediglich kleine „scoop"-Läsionen, kleine scharf begrenzte Läsionen unter 1 cm im Kalcarbereich wurden gelegentlich beobachtet. Bei von uns durchgeführten Revisionen von Mecron-Schraubpfannen, konnten wir jedoch, ohne, dass dies wissenschaftlich belegt wäre, in ca. 15–20% der Fälle begrenzte proximale Osteoly-

sen und leichte Femursubstanzverluste bis zu den anterioren Rippen der Prothese feststellen.

Nur mäßige klinische Ergebnisse

Im Gegensatz zu der ausgezeichneten Überlebensrate und den guten radiologischen Resultaten waren die klinischen Resultate eher mäßig. Die Gründe hierfür sind vielfältig und letztlich nicht exakt zu bestimmen. Da die Pfannenkomponente in diesem Kollektiv eine hohe Lockerungs- und Wanderungsrate aufwies, erscheint es logisch die Schmerzen und den relativ niedrigen HHS auf die Pfannen zurück zu führen [4]. Interessant ist, dass die Hälfte der Patienten über Schmerzen klagte und fast ein Viertel mäßige bis starke Schmerzen angaben. Andere Studien zeigten etwas bessere klinische Ergebnisse [62, 63]. Da der Zusammenhang zwischen Wanderung, Lockerung der Pfanne und den bestehenden Schmerzen nicht geklärt ist, bleibt unklar ob nicht die Aktivität der Patienten eine entscheidende Rolle spielt. Die meisten Patienten mit Pfannenwanderung litten nur unter leichten oder gar keinen Schmerz und stellten sich mit einer Beinlängenverkürzung und muskulären Schwäche vor. Folglich ist es nicht gerechtfertigt, die schlechten klinischen Resultate ausschließlich dem Pfannenproblem zuzuschreiben. Andererseits zeigte sich trotz der hohen Ausfallrate der Pfannenkomponente eine ausgezeichnete Überlebensrate der Schaftkomponente. Neben implantatspezifischen Parametern, hatte eine beträchtliche Anzahl von Patienten in unserer Studie andere Krankheiten, wie Arthritiden anderer Gelenke, oder tieflumbale Rückenschmerzen, die zum mäßigen klinischen Ergebnis beigetragen haben könnten [17]. Der Ursprung der Hüftschmerzen kann im verwendeten Score nicht aufgelöst werden. Als Folge könnten die Schmerzen auch gar nicht mit der operierten Hüfte zusammenhängen.

Verwendet man die Hüftschmerzen, unabhängig von deren Ursprung, als Endpunkt der Überlebensrate, erhält man deutlich schlechtere Resultate. Dies zeigt die eingeschränkte Güte des HHS, wenn der klinische Erfolg beurteilt werden soll. Wichtig ist die Einschätzung der Oberschenkelschmerzen die separat während der klinischen Prüfung erfasst wurden. Es trat kein Fall von Schenkelschmerz auf, ganz im Gegensatz zu Studien anderer erfolgreicher zementfreier Schäfte

[13, 26, 36, 42]. Hier wurde von Oberschenkelschmerzen in bis zu 30% und Raten von femoralen Osteolysen von bis zu 59%, mit erheblichen Raten von aseptischer Lockerung bei mittlerer Nachbeobachtungszeit berichtet.

Der zu dieser Zeit ausschließlich verfügbare CCD-Winkel von 145° für den CLS-Schaft erlaubte in den meisten Fällen keine ausreichende Rekonstruktion des Offsets und hat sicherlich einen Einfluss auf das klinischer Ergebnis gehabt. Hieraus resultierte oft eine Beinverlängerung um das fehlende Offset auszugleichen. Seit 1998 wurde daher eine größere Offsetversion eingeführt.

Wie sind die Ergebnisse im Vergleich?

Das einzig harte Kriterium für die Qualität eines Endoprothesensystems ist die Langzeitüberlebensrate. Daher hat sich das weltweit größte Endoprothesenregister in Schweden dieses Zielkriterium für die Analyse verschiedener Implantate ausgewählt. Die 10-Jahres-Überlebensrate der 551 CLS-Schäfte im Schwedenregister liegt bei 99% (SHAR 2004). Im Vergleich hierzu liegt die 13 Jahres-Überlebensrate von allen zwischen 1992 und 2004 in Schweden implantierten zementfreien Schäften bei lediglich 79%; bei Patienten unter 50 Jahren sogar nur zwischen 60 und 70%. Der CLS-Schaft nimmt in dieser Untersuchung bezüglich der Langzeitüberlebensrate einen Spitzenplatz ein.

In Tabelle 1 sind die publizierten Ergebnisse der zementfreien Hüftendoprothesen-Schäfte mit mehr als 10 Jahren Nachbeobachtungszeit zusammengestellt.

Fazit für die klinische Praxis

Bis heute sind Langzeitergebnisse (15 Jahre) nur für eine begrenzte Zahl von zementfreien Implantaten vorhanden [10, 21, 30, 46, 50]. Mittlerweile sind die Resultate mit dem von uns verwendeten CLS-System mit den ausgezeichneten Langzeitergebnissen der besten zementierten Implantate [14, 25, 55, 72] vergleichbar. Hierbei handelt es sich jedoch meist um Serien einzelner hochspezialisierter Operateure. An unserer Serie haben über 20 Operateure mitgewirkt. Dennoch konnte nach 15–20 Jahren eine sehr niedrige Revisionsrate aufgrund aseptischer Lockerung mit dem CLS-Schaft erzielt werden. Obwohl die Lockerungsrate der Pfannenkomponente hoch war zeigte sich eine ausgezeichnete Überlebensrate der Schaftkomponente. Besonders auffällig erscheint die gute Überlebensrate bei Betrachtung des jungen Patientenkollektives unter 55 Jahren bei Operation (Median 47 Jahre). Bei diesem jungen und aktiven Kollektiv konnte im Vergleich zum Kollektiv über 55 Jahren bei Operation eine niedrigere Revisionsrate erzielt werden.

Unserer Meinung nach ist der zementfreie CLS-Schaft im Vergleich mit guten zementierten Prothesenschäften als mindestens gleichwertig anzusehen und bei jungen, aktiven Patienten der zementierten Versorgung wahrscheinlich überlegen. Dabei ist die Implantation des CLS-Schaftes technisch wesentlich einfacher und schneller als die Implantation eines gut zementierten Prothesenschaftes. Selbst in einem Kollektiv das von über 20 verschiedenen Chirurgen, mit vielen Auszubildenden, operiert wurde, waren die langfristigen Überlebensraten konstant, obwohl selbst die ersten in Heidelberg operierten Patienten in die Studie eingeschlossen wurden.

Literatur

1. Aldinger PR et al (2003) A ten- to 15-year follow-up of the cementless spotorno stem. J Bone Joint Surg Br 85(2):209–214
2. Aldinger PR et al (2005) „Sinn und Unsinn der Individualprothese." In: Endoprothetik Forum Münster. Münster
3. Aldinger PR et al (2003) Pattern of periprosthetic bone remodeling around stable uncemented tapered hip stems: a prospective 84-month follow-up study and a median 156-month cross-sectional study with DXA. Calcif Tissue Int 73(2):115–121
4. Aldinger PR et al (2004) Long-term fate of uncemented, threaded acetabular components with smooth surface treatment: minimum 10-year follow-up of two different designs. Arch Orthop Trauma Surg 124(7):469–475
5. Aldinger PR et al (2003) Cementless Spotorno tapered titanium stems: excellent 10-15-year survival in 141 young patients. Acta Orthop Scand 74(3):253–258
6. Birrell F, Johnell O, Silman A (1999) Projecting the need for hip replacement over the next three decades: influence of changing demography and threshold for surgery. Ann Rheum Dis 58(9):569-572
7. Blasius K et al (1993) CLS multicenter study–8-year results. Z Orthop Ihre Grenzgeb 131(6):547–552

8. Bourne RB (1999) The planning and implementation of the Canadian Joint Replacement Registry. Bull Hosp Jt Dis 58(3):128–132

9. Bourne RB, Rorabeck CH (1999) Assessing the outcomes: what really works? Orthopedics 22(9):823–825

10. Bourne RB et al (2001) Tapered titanium cementless total hip replacements: a 10- to 13-year follow-up study. Clin Orthop Relat Res (393):112–120

11. Breusch SJ et al (2000) Anchoring principles in hip endoprostheses. I: Prosthesis stem. Unfallchirurg 103(11):918–931

12. Breusch SJ et al (2005) Ten-year results of uncemented hip stems for failed intertrochanteric osteotomy. Arch Orthop Trauma Surg 125(5):304–309

13. Britton AR (1997) Pain levels after total hip replacement: their use as endpoints for survival analysis. J Bone Joint Surg Br 79(1):93–98

14. Callaghan JJ et al (2000) Charnley total hip arthroplasty with cement. Minimum twenty-five-year follow-up. J Bone Joint Surg Am 82(4):487–497

15. Capello WN et al (2003) Ten-year results with hydroxyapatite-coated total hip femoral components in patients less than fifty years old. A concise follow-up of a previous report. J Bone Joint Surg Am 85-A(5):885–889

16. Capello WN et al (1998) Hydroxyapatite in total hip arthroplasty. Clinical results and critical issues. Clin Orthop Relat Res (355):200–211

17. Charnley J (1972) The long-term results of low-friction arthroplasty of the hip performed as a primary intervention. J Bone Joint Surg Br 54(1):61–76

18. Clohisy JC, Harris WH (1999) The Harris-Galante porous-coated acetabular component with screw fixation. An average ten-year follow-up study. J Bone Joint Surg Am 81(1):66–73

19. Clohisy JC, Harris WH (1999) The Harris-Galante uncemented femoral component in primary total hip replacement at 10 years. J Arthroplasty 14(8):915–917

20. Clohisy JC, Harris WH (1999) Primary hybrid total hip replacement, performed with insertion of the acetabular component without cement and a precoat femoral component with cement. An average ten-year follow-up study. J Bone Joint Surg Am 81(2):247–255

21. D'Antonio JA et al (2001) Hydroxyapatite femoral stems for total hip arthroplasty: 10- to 13-year followup. Clin Orthop Relat Res (393):101–111

22. Della Valle CJ, Paprosky WG (2002) The middle-aged patient with hip arthritis: the case for extensively coated stems. Clin Orthop Relat Res (405):101–107

23. Duffy GP et al (2001) Primary uncemented total hip arthroplasty in patients < 40 years old: 10- to 14-year results using first-generation proximally porous-coated implants. J Arthroplasty 16(8 Suppl 1): 140–144

24. Effenberger H et al (2004) Anatomically adapted, HA coated SBG stem–ten years of successful implantation. Biomed Tech (Berl) 49(10):290–294

25. Emery D et al (1997) The Stanmore total hip arthroplasty. A 15- to 20-year follow-up study. J Arthroplasty 12(7):728–735

26. Engh CA, Bobyn JD (1988) The influence of stem size and extent of porous coating on femoral bone resorption after primary cementless hip arthroplasty. Clin Orthop Relat Res (231):7–28

27. Engh CA, Bobyn JD, Glassman AH (1987) Porous-coated hip replacement. The factors governing bone ingrowth, stress shielding, and clinical results. J Bone Joint Surg Br 69(1):45–55

28. Engh CA et al (1994) Porous-coated total hip replacement. Clin Orthop Relat Res (298):89–96

29. Engh CA, Hopper RH Jr (2002) The odyssey of porous-coated fixation. J Arthroplasty 17(4 Suppl 1): 102–107

30. Engh CA Jr et al (2001) Long-term results using the anatomic medullary locking hip prosthesis. Clin Orthop Relat Res (393):137–146

31. Frankel S et al (1999) Population requirement for primary hip-replacement surgery: a cross-sectional study. Lancet 353(9161):1304–1309

32. Garcia-Cimbrelo E et al (2003) Total hip arthroplasty with use of the cementless Zweymuller Alloclassic system. A ten to thirteen-year follow-up study. J Bone Joint Surg Am 85-A(2):296–303

33. Grant, P, Nordsletten L (2004) Total hip arthroplasty with the Lord prosthesis. A long-term follow-up study. J Bone Joint Surg Am 86-A(12):2636–2641

34. Grubl A et al (2002) Cementless total hip arthroplasty with a tapered, rectangular titanium stem and a threaded cup: a minimum ten-year follow-up. J Bone Joint Surg Am 84-A(3):425–431

35. Grubl A et al (2003) Six to ten year results of use of the alloclassic hip prosthesis – a multicentre survival analysis. Z Orthop Ihre Grenzgeb 141(3):303–308

36. Haddad RJ Jr et al (1990) Clinical and roentgenographic evaluation of noncemented porous-coated anatomic medullary locking (AML) and porous-coated anatomic (PCA) total hip arthroplasties. Clin Orthop Relat Res (258):176–182

37. Harris WH (1991) Aseptic loosening in total hip arthroplasty secondary to osteolysis induced by wear debris from titanium-alloy modular femoral heads. J Bone Joint Surg Am 73(3):470–472

38. Jasty M et al (1994) Etiology of osteolysis around porous-coated cementless total hip arthroplasties. Clin Orthop Relat Res (308):111–126

39. Jasty M et al (1997) Wear of polyethylene acetabular components in total hip arthroplasty. An analysis of one hundred and twenty-eight components retrieved at autopsy or revision operations. J Bone Joint Surg Am 79(3):349–358

40. Karrholm J et al (1994) Does early micromotion of femoral stem prostheses matter? 4–7-year stereoradiographic follow-up of 84 cemented prostheses. J Bone Joint Surg Br 76(6):912–917

41. Kim YG et al (2005) Uncemented Harris-Galante total hip arthroplasty in patients with osteonecrosis of the femoral head. A 10–16-year follow-up study. Acta Orthop Scand 76(1):42–48

42. Kim YH, Kim JS, Cho SH (1999) Primary total hip arthroplasty with a cementless porous-coated anatomic total hip prosthesis: 10- to 12-year results of prospective and consecutive series. J Arthroplasty 14(5):538–548

43. Kim YH, Kim JS, Cho SH (1999) Primary total hip arthroplasty with the AML total hip prosthesis. Clin Orthop Relat Res (360):147–158

44. Kim YH et al (2003) Comparison of porous-coated titanium femoral stems with and without hydroxyapatite coating. J Bone Joint Surg Am 85-A(9):1682–1688

45. Krismer M et al (1999) The prediction of failure of the stem in THR by measurement of early migration using EBRA-FCA. Einzel-Bild-Roentgen-Analyse-femoral component analysis. J Bone Joint Surg Br 81(2):273–280

46. Mallory TH et al (2001) Minimal 10-year results of a tapered cementless femoral component in total hip arthroplasty. J Arthroplasty 16(8 Suppl 1):49–54

47. McAuley JP et al (2004) Total hip arthroplasty in patients 50 years and younger. Clin Orthop Relat Res (418):119–125

48. McLaughlin JR, Lee KR (2000) Total hip arthroplasty in young patients. 8- to 13-year results using an uncemented stem. Clin Orthop Relat Res (373):153–163

49. McLaughlin JR, Lee KR (2000) Total hip arthroplasty in young patients. 8- to 13-year results using an uncemented stem. Clin Orthop (373):153–163

50. McNally SA et al (2000) The results at nine to twelve years of the use of a hydroxyapatite-coated femoral stem. J Bone Joint Surg Br 82(3):378–382

51. Meding JB et al (2004) Minimum ten-year follow-up of a straight-stemmed, plasma-sprayed, titanium-alloy, uncemented femoral component in primary total hip arthroplasty. J Bone Joint Surg Am 86-A(1):92–97

52. Morscher E (1987) Experiences, requirements and development of cement-free hip endoprostheses. Orthopade 16(3):185–196

53. Murray DW, Carr AJ, Bulstrode CJ (1995) Which primary total hip replacement? J Bone Joint Surg Br 77(4):520–527

54. Nercessian OA, Wu WH, Sarkissian H (2001) Clinical and radiographic results of cementless AML total hip arthroplasty in young patients. J Arthroplasty 16(3):312–316

55. Neumann L, Freund KG, Sorenson KH (1994) Long-term results of Charnley total hip replacement. Review of 92 patients at 15 to 20 years. J Bone Joint Surg Br 76(2):245–251

56. Nunn D et al (1989) The measurement of migration of the acetabular component of hip prostheses. J Bone Joint Surg Br 71(4):629–631

57. Parvizi J et al (2004) Primary total hip arthroplasty with an uncemented femoral component: a long-term study of the Taperloc stem. J Arthroplasty 19(2):151–156

58. Parvizi J et al (2004) Fifteen-year clinical survivorship of Harris-Galante total hip arthroplasty. J Arthroplasty 19(6):672–677

59. Reitman RD et al (2003) Thirteen year results of total hip arthroplasty using a tapered titanium femoral component inserted without cement in patients with type C bone. J Arthroplasty 18(7 Suppl 1):116–121

60. Robinson RP, Lovell TP, Green TM (1994) Hip arthroplasty using the cementless CLS stem. A 2–4-year experience. J Arthroplasty 9(2):177–192

61. Romagnoli S (2002) Press-fit hip arthroplasty: a European alternative. J Arthroplasty 17(4 Suppl 1):108–112

62. Schramm M et al (2000) Total hip arthroplasty using an uncemented femoral component with taper design: outcome at 10-year follow-up. Arch Orthop Trauma Surg 120(7-8):407–412

63. Siebold R et al (2001) Long-term results with the cement-free Spotorno CLS shaft. Orthopade 30(5):317–322

64. Singh S, Trikha SP, Edge AJ (2004) Hydroxyapatite ceramic-coated femoral stems in young patients. A prospective ten-year study. J Bone Joint Surg Br 86(8):1118–1123

65. Smith SE, Estok DM 2nd, Harris WH (2000) 20-year experience with cemented primary and conversion total hip arthroplasty using so-called second-generation cementing techniques in patients aged 50 years or younger. J Arthroplasty 15(3):263–273

66. Spotorno L et al (1993) The CLS system. Theoretical concept and results. Acta Orthop Belg 59 Suppl 1:144–148

67. Spotorno L et al (1987) Personal experiences with uncemented prostheses. Orthopade 16(3):225–238

68. Sutherland CJ et al (1982) A ten-year follow-up of one hundred consecutive Muller curved-stem total hip-replacement arthroplasties. J Bone Joint Surg Am 64(7):970–982

69. Teloken MA et al (2002) Ten to fifteen-year follow-up after total hip arthroplasty with a tapered cobalt-chromium femoral component (tri-lock) inserted without cement. J Bone Joint Surg Am 84-A(12):2140–2144

70. Willert HG, Bertram H, Buchhorn GH (1990) Osteolysis in alloarthroplasty of the hip. The role of bone cement fragmentation. Clin Orthop Relat Res (258):108–121

71. Willert HG, Bertram H, Buchhorn GH (1990) Osteolysis in alloarthroplasty of the hip. The role of ultra-high molecular weight polyethylene wear particles. Clin Orthop Relat Res (258):95–107

72. Williams HD et al (2002) The Exeter universal cemented femoral component at 8 to 12 years. A study of the first 325 hips. J Bone Joint Surg Br 84(3):324–334

73. Zweymuller K (1986) A cementless titanium hip endoprosthesis system based on press-fit fixation: basic research and clinical results. Instr Course Lect 35:203–225

KAPITEL 15

Der Cup Navigator –
Ein neues Implantationskonzept bei Hüftendoprothesen

R. Graf

Einleitung und Problem

An Hüfttotalendoprothesen werden immer höhere Ansprüche hinsichtlich Belastbarkeit und Beweglichkeit gestellt. Fehlpositionen der Gelenkspartner sind Ursachen für Luxationen, Einschränkung der Beweglichkeit, Impingement und vermehrtem Abrieb. An das Aligment werden besonders durch die Verwendung von Hartpaarungen immer größere Ansprüche gestellt.

Die Literaturangaben hinsichtlich der Schaftgeometrie und der Schaftpositionierung einerseits, der Pfannenpositionierung im Becken sind weit gestreut [1–3]. Um dieses Problem zu lösen werden zum Teil kosten- und zeitintensive, oft auch nicht einfach zu handhabende elektronische Navigationssysteme seit längerer Zeit mit wechselndem Aufwand und Erfolg eingesetzt [6].

Herkömmliche Implantationstechnik

Unabhängig vom operativen Zugang wird meistens zuerst die Pfanne implantiert. Die Ausrichtung der Pfanne erfolgt nach den Körperachsen, hinsichtlich Inklination und Anteversion. Die Position des Prothesenschaftes ist vorwiegend durch die Dimensionen des Femurrohres definiert, wobei der Varus- und Valgusposition aufgrund der anatomischen Gegebenheiten engere Grenzen gesetzt sind als der Retro-, oder Antetorsion. Um das mechanische System zwischen Pfanne und Schaft in sich zu schließen und optimale biomechanische Verhältnisse zu erhalten, stehen zusätzlich beim Schaft verschieden lange Halslängen, Offset-Schäfte, oder modulare Schäfte, bzw. Schenkelhälse zur Verfügung, die nach der Implantation des Schaftes eine sekundäre Adaptierung ermöglichen. Andererseits kann das biomechanische System auch durch Dysplasie- oder Offset-Inlays in der Pfanne positiv beeinflusst werden.

Alle diese nachträglich eingebrachten Hilfsmittel dienen allerdings nur dazu primär nicht optimale mechanische Verhältnisse unter Berücksichtigung der Muskulatur und Beinlänge, Beweglichkeit und Gelenkstabilität unter Vermeidung von Impingements zu optimieren.

Neues Implantationskonzept

Hüftpfanne und Schaft werden in sich als geschlossenes aufeinander hinsichtlich Beweglichkeit, Stabilität und Impingementgefahr abgestimmtes mechanisches System betrachtet und „in toto" in den vorgegebenen Muskelrahmen implantiert. Weder die Schaftposition noch die Pfannenposition darf für sich allein betrachtet werden. Die optimale Schaft-Pfannenposition ergibt sich aus einer Kombination aus Pfannenanteversion, Pfanneninklination, Varus- und Valgus-, sowie Schafttorsionsverhältnissen. Die optimale Implantatausrichtung konnte in einer mathematisch geometrischen Simulation eindrucksvoll nachgewiesen werden [8]. Pfannenanteversion und Schaftantetorsion, sowie Schaftvarus -valgus sind mit der Pfanneninklination hochgradig linear korreliert.

Kompensationsmechanik

■ Um eine vermehrte Antetorsion bei gleicher ROM und Stabilität zu kompensieren, braucht es ein „mehr" an vorderer Kopfüberdachung. D.h. eine verminderte Pfannenanteversion. Eine verringerte Antetorsion, bzw. eine Null-, oder sogar Retrotorsion des Schaftes würde, um die gleiche ROM zu erzielen, und eine evtl. Luxation nach dorsal hintanzuhalten ei-

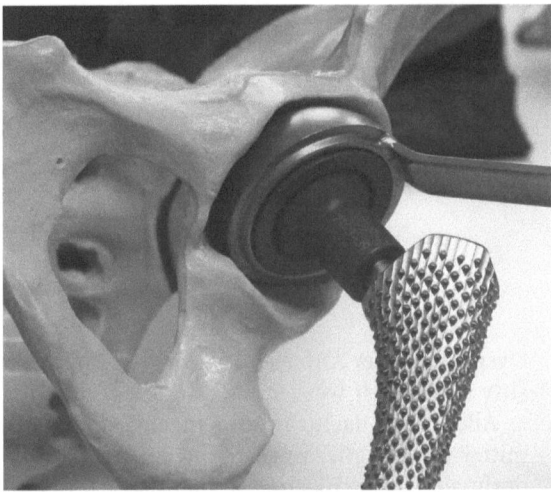

Abb. 1. Beispiel eines Kompensationsmechanismus: Eine verstärkte Valgusstellung kann durch verminderte Pfanneninklination kompensiert werden.

ne vermehrte Anteversion der Pfanne benötigen.

■ Eine verstärkte Varusposition des Schaftes ganz gleich ob beabsichtigt oder nicht, kann mit einer vermehrten Inklination bei gleicher ROM kompensiert werden.

■ Eine verstärkte Valgusposition wird dementsprechend durch eine verminderte Inklination ausgeglichen (Abb. 1).

Vorläufige Schlussfolgerung

■ Die in der Literatur angegebenen Richtwerte für Schaftposition hinsichtlich Varus, Valgus und Torsionen, sowie die Angaben für die Pfanne hinsichtlich Anteversion und Inklination sind Mittelwerte von individuell höchst unterschiedlichen geometrischen Verhältnissen [5].

■ Pfanne und Schaft bilden ein in sich geschlossenes mechanisches System. Eine Abweichung nur einer einzigen Komponente führt zur negativen Beeinflussung des gesamten Systems.

■ Der Prothesenschaft hat hinsichtlich seiner Positionierbarkeit im Vergleich zur Pfanne ungleich geringere Variationsmöglichkeiten. Aus diesem Grund sollte die Pfannenposition der Schaftposition angepasst werden und die Pfanne somit in „best position" zum Schaft und nicht in Richtung der Körperachsen ausgerichtet werden.

■ Dies verlangt prinzipiell Pfannensysteme, die auch bei schlechten Knochenlagern eine entsprechende Stabilität gewährleisten.

■ Die Muskulatur mit ihren Hebelverhältnissen bildet den Rahmen, in dem sich das sich aufeinander in „best position" abgestimmte Pfannen-Schaft-System befindet.

■ Befolgung des Prinzip der Pfannenschwenk-Osteotomien bei gelenkserhaltenden-Operationen: Neu Orientierung des Acetabulums und Schwenkung desselben über den Hüftkopf unter Berücksichtigung der Hüftkopfüberdachung sowohl hinsichtlich Inklination als auch Anteversion.

Entwicklungsziel

Die Hauptforderungen an ein neu zu entwickelndes Operationssystems, um die vorher zitierten Forderungen zu erfüllen, waren:

■ Optimale Pfannenposition abgestimmt hinsichtlich Inklination und Anteversion auf die Schaftverhältnisse.

■ Vermeidung von Luxationen und Impingement bei optimaler ROM durch optimierte Pfannenposition [7].

■ Minimal intraoperativer Zeitaufwand.

■ Einfachste Handhabung durch „single shot demonstration".

■ Unabhängig von der Lagerung und Position des Patienten.

■ Rein mechanisches System.

■ Unhabhängig vom operativen Zugang.

■ Kostengünstig, dadurch bei mehreren Operationen gleichzeitig einsetzbar, für minimal invasive Zugänge geeignet.

■ Geeignet für Schraub- und Press-fit-Pfannen.

Instrumentarium

Das Pfannennavigationssystem wurde beispielhaft für den SBG-Schaft und die MPF-Press-fit-Pfanne (Hersteller Plus Orthopedics, Schweiz) entwickelt. Das System besteht aus Manipulierpfannen verschiedener Größe mit entsprechenden Kunststoffeinsätzen. Die Pfannen sind mit einem speziell gebogenen Hebelarm versehen, an dem ein Navigationsblock fixiert werden kann. Dieser weist verschiedene Bohrungen und frei schwenkbare Adapter, die eine Fixierung

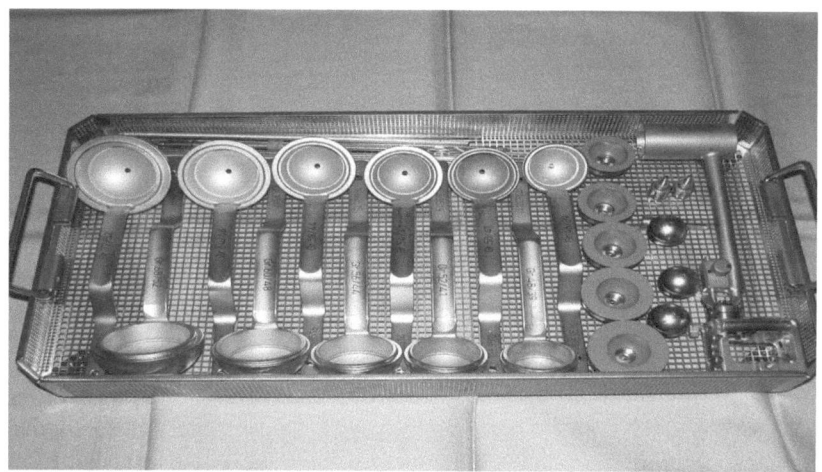

Abb. 2. Instrumentenset des Cup-Navigators, Probepfannen mit Inlays, Probeköpfe, Navigationsblock und Zielinstrumentarium.

des Systems mittels speziell adaptierter Schanz-schrauben in jeder beliebigen Position und un-abhängig vom gewählten operativen Zugang er-möglichen. Ein, im Navigationsblock einführba-rer Ausrichtstab, der die Fräs- bzw. Einschraub-, respektive Einschlagrichtung mittels einer spe-ziellen Zielinstrumentes überträgt, komplettiert das System (Abb. 2).

Operationstechnik

- Beliebiger Zugang zum Hüftgelenk, Resektion am Schenkelhals an typischer Stelle, Entfer-nung des Hüftkopfes und leichtes Anfräsen der Pfanne zur Entfernung der randständigen Exophyten und des restlichen Knorpelbela-ges.
- Einlegen der Probepfanne entsprechender Größe in das Acetabulum und Montage des Navigationsblockes (Abb. 3).
- Präparation des Femurschaftes. Die letzte Raspel wird mit dem Probekopf mit einer Winkelgraduierung versehen und das System reponiert (Abb. 4).
- Das Bein wird in Neutral-Null-Stellung ge-bracht und die Pfanne anhand der, am Pro-bekopf angebrachten Winkelgraduierung, hin-sichtlich Inklination und Anteversion auf die Schenkelhals- bzw. Kopfverhältnisse, durch Drehen und Schwenken der Pfanne aus-gerichtet.
- Ein Navigationsblock wird mit Hilfe der Schanzenschrauben am Os ilium fixiert, die Überprüfung der optimalen Pfannenposition erfolgt durch Bewegung des Beines in sämt-

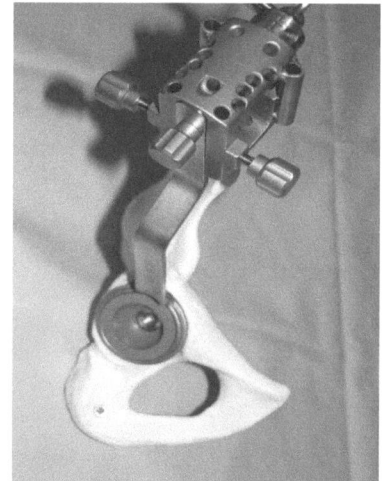

Abb. 3. In das Acetabulum eingelegte Probepfanne mit angeschraubten Navigationsblock.

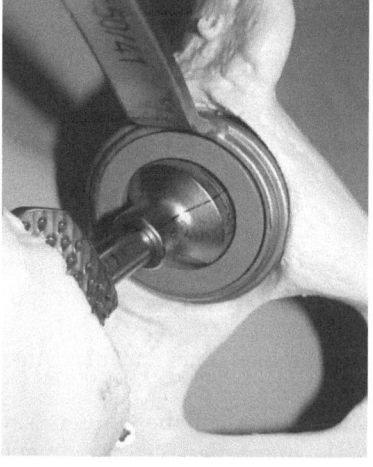

Abb. 4. Raspel mit graduiertem Probekopf und einrotierter Probepfanne.

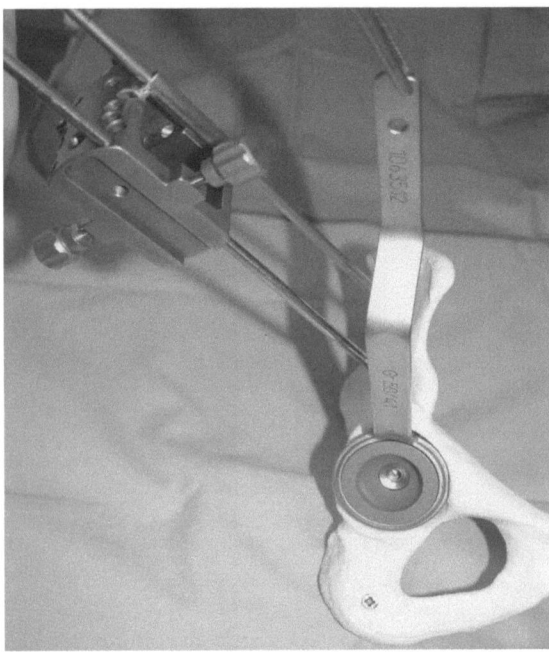

Abb. 5. Entfernung der Probepfanne vom, mit zwei Schanzen-schrauben montiertem Navigationsblock.

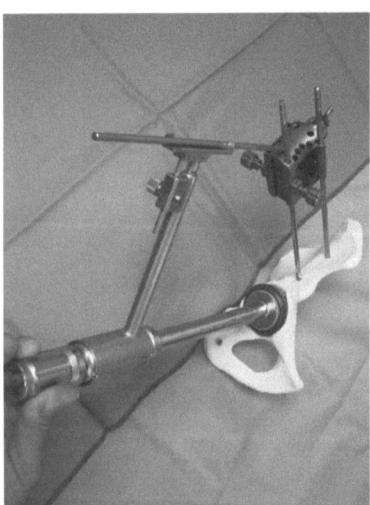

Abb. 6. Einschlagen der Probepfanne mit Hilfe des Zielinstru-ments anhand des, in den Navigationsblockes eingeführten Richtstabes.

liche Richtungen, ggf. kann die Pfannenposi-tion nachkorrigiert werden.

■ Entfernung der Probepfanne und der Schaft-raspel (Abb. 5).

■ Einschieben des Führungsstabes in den Navi-gationsblock, Montage des Zielinstrumentes auf die Fräswelle und Ausrichten des System am Richtstab (Abb. 6).

■ Fräsen des Pfannenlagers und Einschlagen bzw. Eindrehen der Pfanne mit Hilfe des Führungsinstrumentes, Entfernung des Navi-gationsblockes und Fortsetzung der Operati-on in üblicher Weise.

Diskussion, Erfahrungen und Ergebnisse

Die Implantationstechnik geht von einem völlig neuem Gesichtspunkt aus: Nicht die Einzelkom-ponenten werden nach den Körperachsen aus-gerichtet, sondern die Komponenten bilden ein auf sich optimal abgestimmtes System, wobei der Schaft als jene Komponente, die weniger Va-riabilität zulässt, als Punktum fixum betrachtet wird. Ähnlich wie bei der gelenkserhaltenden, re-konstruktiven Pfannenschwenk-Osteotomie wird die Pfanne, aufgrund ihrer Positions-Variabilität nach der Schaftposition und somit nach den in-dividuellen Winkel- u. Geometrieverhältnisse ausgerichtet. Ähnlich wie bei Kniegelenksendo-prothesen wird vor der definitiven Implantation, die Position der Implantate mit Hilfe von Pro-beteilen unter Berücksichtigung von ROM, Band-stabilität und Achsverhältnisse getestet.

Durch diese Implantationstechnik sind schlagartig bei den bisher operierten Patienten, Dysplasie- und Antiluxations-Inlays sowie Im-pingements und Bewegungseinschränkungen verschwunden.

Das System wird heute routinemäßig einge-setzt. Der Zeitaufwand für Montage, Manipulati-on und Entfernung beträgt durchschnittlich 4 Minuten.

Bei 96 in einer prospektiven Studie durch-geführten Operationen war der CCD-Winkel präoperativ zwar im Durchschnitt 128°, die in-dividuelle Streubreite jedoch 97–144°, die Pfan-neninklination im Durchschnitt 41° der indivi-duelle Streuwert immerhin 20–64°. Diese Werte demonstrieren eindrucksvoll, dass bei üblichen Implantationstechniken, sowohl hinsichtlich CCD-Winkel als auch Pfannenneigung mit Mit-telwerten gearbeitet wird, die erheblichen indi-viduellen Streuwerte aber völlig unberücksich-tigt blieben.

Die nach diesem System operierten Patienten wiesen postoperativ eine Pfanneninklination von durchschnittlich 42,7° auf, der individuelle Streuwert betrug immerhin 28–62°!

Ähnlich die Anteversionsverhältnisse: Sie be-trugen postoperativ 19,3° schwanken aber individuell durch die Berücksichtigung der Schenkelhals-Torsionsverhältnisse zwischen –5 und +44°.

Die bisherigen Implantationstechniken berücksichtigen die individuellen zum Teil höchst verschiedenen Winkelverhältnisse nicht, sondern gehen von einem einheitlichen Mittelwert aus. Dem zur Folge, muss postoperativ mit Beinlängendifferenzen, Luxationen, evtl. mangelndem Offset und Muskelinsuffizienzen gerechnet werden. Das vorgestellte und mittlerweile vielfach erprobte Implantationskonzept ermöglicht es, auf die individuellen Gegebenheiten optimal einzugehen und zusätzlich auf Schwenkadapter, Hülsensysteme und Dysplasie-Inlays zu verzichten.

Das System selbst besteht aus wenigen übersichtlich angeordneten Instrumenten, kann auf mehreren Tassen vorgehalten und mitsterilisiert werden, sodass mehrere Operationen gleichzeitig durchgeführt werden können. Es ist vergleichsweise billig, kann für jedes TEP-System adaptiert werden, sofern Schaftraspeln als Probeschäfte vorhanden sind. Die postoperative Röntgenbeurteilung zwingt zum Umdenken:

Durch die Orientierung der Pfanne nach den individuell verschiedenen Schaftverhältnissen, ist auch eine höhere Positionsvariabilität der Pfannen vorhanden. Wird die Pfannenposition am Röntgenbild entsprechend den Körperachsen beurteilt, so können die Pfannen durchaus auf den ersten Blick als „zu steil" oder „zu flach" implantiert erscheinen. Durch die Erfahrungen mit dem Pfannennavigator erscheinen allerdings die Literaturangaben über die best-position der Pfanne im neuen Licht:

Die zum Teil weit auseinander liegenden Winkelangaben hinsichtlich Inklination und Anteversion gruppieren sich in einem „sicheren Bereich" [4], der auf einen mittleren CCD- und Anteversionswinkel Bezug nimmt.

Da aber nicht alle Schäfte hinsichtlich ihrer Winkelverhältnisse und auch ihrer Position im Femurschaft identisch sind, müssen die Pfannenpositionen bei gleicher ROM und zur Vermeidung einer Luxation hinsichtlich ihrer Winkelverhältnisse individuell angepasst werden.

Der Cupnavigator geht von einem „sicheren Mittelwert" aus, berücksichtigt die individuelle Schaftposition und optimiert die Pfannenposition hinsichtlich der individuellen biomechanischen Verhältnisse.

Literatur

1. Bernsmann Kl, Langlotz U, Ansari B, Wiese M (2001) Computer-assistierte navigierte Platzierung von verschiedenen Pfannentypen in der Hüftendoprothetik – eine randomisierte kontrollierte Studie. Z Orthop 139:512–516
2. DiGioia AM, Jaramaz B, Blackwell M, Simon DA, Morgan F, Moody JE, Nikou C, Colgan BD, Aston CA, Labarca RS, Kischell E, Kanade T (1998) The Otto Aufranc Award. Image guided navigation system to measure intraoperatively acetabular implant alignment. Clin Orthop 355:8–22
3. Jaramaz B, DiGioia AM, Blackwell M, Nikou C (1998) Computer assisted measurement of cup placement in total hip replacement. Clin Orthop 354:70–80
4. Konermann W, Haaker R (Hrsg) (2003) Navigation und Robotic in der Gelenk- und Wirbelsäulenchirurgie. Springer, Berlin Heidelberg New York
5. Von Lanz T (1950) Anatomische und entwicklungsgeschichtliche Probleme am Hüftgelenk. Verh Dtsch Orthop Ges 37. Kongress 1949. Z Orthop (Beilagenheft) 79:7–40
6. Miam SW, Truchly G, Pflum FA (1992) Computed tomography measurement of acetabular cup anteversion and retroversion in total hip arthroplasty. Clin Orthop 276:206–209
7. Seki M, Yuasa N, Ohkuni K (1998) Analysis of optimal range of socket orientations in total hip arthroplasty with use of computer-aided design simulation. J Orthop Res 16(16):513–517
8. Widmer K-H (2001) Die optimale Implantationsposition von Hüftendoprothesen in Abhängigkeit von Prothesendesign und angestrebtem Bewegungsspielraum. Z Orthop 139:109

KAPITEL 16

Navigation in der Hüftendoprothetik

T. Kalteis, J. Grifka

Eine ungünstige Implantatposition ist die häufigste Ursache für Luxationen nach Implantation einer Hüfttotalendoprothese, schränkt den Bewegungsumfang eines künstlichen Hüftgelenkes ein und kann zu einem erhöhten Abrieb der Gleitflächen und somit zu einer vorzeitigen aseptischen Prothesenlockerung führen [2–4, 13, 16, 17, 24]. Lewinnek hat in klinischen und anatomischen Studien die Komplikationsraten der Hüftgelenkendoprothetik mit der Pfannenausrichtung korreliert und die so genannte „safe zone" der Pfannenimplantation mit einer Inklinationsstellung von $40 \pm 10°$ und einer Anteversion von $15 \pm 10°$ definiert [19]. Auch wenn sicherlich diskutiert werden kann, ob diese statistisch und radiologisch ermittelte safe-zone für jeden Patienten die optimale Pfannenposition umfasst, oder ob nicht besser individuellere Parameter herangezogen werden sollten, so ist die Lewinnek' safe-zone gegenwärtig jedoch der in Studien zu computer-assistierten Operationstechniken am häufigsten zitierte Zielbereich und erlaubt einen Vergleich der publizierten Ergebnisse.

In zahlreichen Studien konnte zwischenzeitlich auf Grundlage von computertomographischen Messungen nachgewiesen werden, dass eine Pfannenimplantation innerhalb dieser „safe zone" bei einer konventionellen Operationstechnik auch bei erfahrenen Operateuren zu einem erheblichen Anteil nicht gewährleistet ist [1, 6, 8, 25]. Als Erklärung hierfür wird die fehlende Information des Operateurs über die tatsächliche und vor allem auch während der einzelnen Operationsschritte variable Beckenposition des Patienten angeführt. Die Orientierung bei vermeintlich gerade liegenden Patienten ist intraoperativ nur bedingt möglich, die eigentliche Beckeninklination oder -reklination bleiben dabei weitgehend unberücksichtigt [11, 20].

Mit der computerassistierten Navigation steht dem Operateur ein technisches Verfahren zur Verfügung, welches die intraoperativen Ungenauigkeiten bei der Endoprothesenimplantation entscheidend verringern kann. Für CT-basierte Navigationssysteme konnten in zahlreichen Studien bereits signifikante Vorteile gegenüber der konventionellen Operationstechnik nachgewiesen werden [5, 11, 18]. Allerdings erfordern die CT-basierten Navigationssysteme ein präoperatives Computertomogramm zur Operationsplanung und sind somit mit einer zusätzlichen Strahlenbelastung der Patienten, mit einem höheren prä- und intraoperativen Zeitaufwand und mit vermehrten Kosten verbunden. Ähnliches gilt für die Fluoroskopie-basierte Navigation, bei welcher intraoperativ zur Bestimmung der knöchernen Landmarken zusätzliche Bildwandlerbilder erforderlich sind und eine Strahlenexposition von Patient und OP-Team in Kauf genommen werden muss. Aufgrund dieser Nachteile haben die bild-basierten Navigationssysteme, also die CT-basierte sowie die Fluoroskopie-basierte Navigation, in der Hüftendoprothetik bislang nur eine eingeschränkte Verbreitung gefunden.

Nach Weiterentwicklungen stehen nunmehr, ähnlich wie in der Knieendoprothetik, auch für die Implantation von Hüftendoprothesen bildfreie Navigationssysteme zur Verfügung. Die bildfreie Navigation benötigt keine zusätzliche prä- oder intraoperative Bildgebung und ist mit nur wenigen zusätzlichen intraoperativen Arbeitsschritten verbunden, so dass eine Anwendung auch in der klinischen Routine möglich erscheint.

Anterior-pelvic-plane Konzept

Grundlage der computerunterstützten Navigation für die Pfannenimplantation ist die Reduktion der komplexen Beckenanatomie auf die anteriore Beckenebene entsprechend dem „anterior-pelvic-plane" -Konzept nach Jaramaz et al. [11].

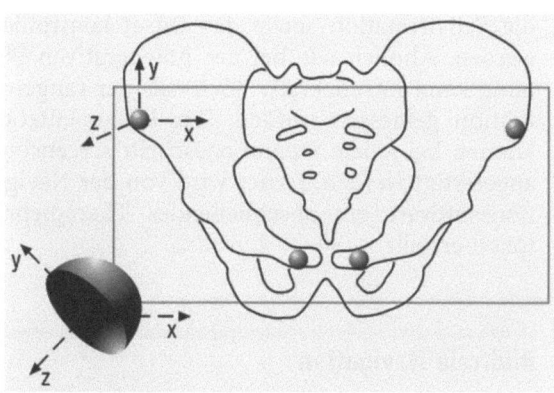

Abb. 1. Anterior-pelvic-plane-Konzept nach Jaramaz et al. (1998).

Diese Bezugsebene, zu welcher die künstliche Gelenkpfanne ausgerichtet werden soll, wird durch vier anatomische Landmarken, den Spinae iliacae anteriores superiores und den Tubercula pubica definiert (Abb. 1). Intraoperativ kann diese Ebene bei computerunterstützten Operationsverfahren durch ein per- oder transkutanes Abgreifen der aufgeführten Knochenpunkte mit einem referenzierten Pointer bestimmt und dem Navigationssystem aufgezeigt werden. Durch die Festlegung dieser Bezugsebene wird die Pfannenpositionierung reproduzierbar und unabhängig von Patientenlagerung, Gelenkkontrakturen, LWS-Lordosierung und Beckenkippung.

Systembeschreibung

Gegenwärtig werden zahlreiche Navigationssysteme von unterschiedlichen Herstellern angeboten. Die Ausführungen in der vorliegenden Arbeit hinsichtlich der technischen Eigenschaften, des work-flow und der eigenen klinischen Ergebnisse beruhen auf Erfahrungen bei der Anwendung des CT-basierten bzw. bildfreien Moduls zur Hüftnavigation des VectorVision® Systems (BrainLAB, Heimstetten, D) bei mehr als 200 Hüfttotalendoprothesenimplantationen. Die Grundprinzipien der Fixierung der dynamischen Referenzbasen (DRB), der Akquisition der Landmarken, der Referenzebenen und der intraoperativen Durchführung der computerassistierten Navigation ähneln sich bei den gegenwärtig klinisch angewendeten Navigationssystemen für die Hüftnavigation jedoch weitgehend.

Das VectorVision® System ist ein optoelektronisches System, bei welchem über eine Infrarotkamera die Positionen u. a. von Becken und Femur erfasst werden, an welchen intraoperativ die Referenzbasen mit Infrarotlicht reflektierenden Markern angebracht werden. Ferner werden die entscheidenden Arbeitsinstrumente, wie Pfannenfräsen und Pfanneneinschlaginstrumentarium, referenziert, um deren räumliche Position im Verhältnis zu den Knochenstrukturen in Echtzeit auf dem Monitor anzeigen zu können. Die Bedienung des Systems erfolgt über einen steril abgedeckten und berührungsempfindlichen Monitor. Fußschalter oder zusätzliche Kabelverbindungen sind im Operationsbereich nicht erforderlich.

Operatives Vorgehen

Grundsätzlich kann die computerassistierte Navigation bei Hüftprothesenimplantationen bei jedem Zugangsweg und sowohl bei Eingriffen in Rückenlage als auch in Seitenlage durchgeführt werden. Für Standardoperationen bevorzugen wir einen modifizierten transglutealen Zugang nach Bauer in Rückenlage des Patienten, wobei hierfür auch bei Anwendung des Navigationsverfahrens Lagerung, Hautdesinfektion und Abdeckung in gewohnter Weise erfolgen können. Bei Operationen in Seitenlage, beispielsweise für minimal-invasive Operationen oder Revisionen, referenzieren wir die erforderlichen Landmarken in der endgültigen Lagerung des Patienten. Alternativ wird die sog. flip-Technik beschrieben, bei welcher zunächst die pelvine Referenzbasis in Rückenlage des Patienten an der Crista iliaca fixiert, die vordere Beckenebene in Rückenlage des Patienten abgegriffen und der Patient nachfolgend umgelagert wird.

Unabhängig von der Lagerung wird der pelvine Referenzstern mittels zweier Kirschnerdrähte über Stichinzisionen an der ipsilateralen Crista iliaca fixiert (sog. two-pin-fixation), alternativ mittels einer Schanzschraube supraacetabular ohne eine zusätzliche Inzision. Der femorale Referenzstern wird zumeist am ipsilateralen distalen Femur befestigt.

CT-basierte Navigation

Für die CT-basierte Implantation von Hüfttotalendoprothesen müssen präoperativ das Becken, der proximale Femur und die Femurkondylen nach speziellen Protokollen computertomographisch gescannt und die Daten auf eine Transfer- und Arbeitsstation übertragen werden. Im Rahmen einer zeitaufwendigen präoperativen Planung können auf Grundlage der CT-Datensätze die individuell geeigneten Implantatpositionen gewählt sowie der resultierende range-of-motion und die Beinlänge präoperativ getestet werden (Abb. 2). Das Überführen dieser virtuellen Planung auf den Operationssitus erfolgt intraoperativ durch das Abgreifen von Knochenpunkten mit referenzierten Pointern von der ipsilateralen Crista iliaca, den beiden Spinae iliacae anteriores superiores sowie zahlreichen Punkten auf dem proximalen Femur und im Acetabulum. Dieses so genannte „matching" ermöglicht das Fräsen des knöchernen Pfannenlagers sowie die Implantation der Hüftpfanne jeweils unter Berücksichtigung von Inklination, Anteversion und Pfannentiefe sowie einer Medialisierung, Lateralisierung, Kranialisierung oder Kaudalisierung des Drehzentrums. Während der Schaftimplantation können bei Verwendung von referenzierten Handgriffen die Abweichungen von der vorgesehenen Implantationstiefe, eine Varus- oder Valgusfehlstellung,

die Schaftrotation sowie das Offset kontrolliert werden. Ähnlich wie bei der präoperativen Planung kann intraoperativ nochmals der range-of-motion gemessen werden. Zur Dokumentation können bei jedem Operationsschritt screenshots angefertigt werden, ferner wird von der Navigationssoftware ein abschließendes Therapieprotokoll erstellt.

Bildfreie Navigation

Bei der bildfreien Navigation beruht die Berechnung des virtuellen 3D-Beckenmodelles allein auf den vom Operateur intraoperativ mit dem Referenzpointer abgegriffenen Oberflächen- bzw. Knochenpunkten (sog. surgeon-defined anatomy). Im Gegensatz zur CT-basierten oder Fluoroskopie-basierten Navigation sind bei der bildfreien Navigation somit keine zusätzliche prä- oder intraoperative Bildgebung und keine spezielle präoperative Planung erforderlich. Intraoperativ wird die vordere Beckenebene als Referenzebene für die Pfannenausrichtung durch ein epi- oder transkutanes Abgreifen der Spinae iliacae anteriores superiores sowie der Tubercula pubica bestimmt, das Drehzentrum des Hüftgelenkes kinematisch durch pivot-Bewegungen gemessen und Knochenpunkte am proximalen Femur sowie ggf. im femoralen Markkanal zur Schaftnavigation abgegriffen. Ähnlich wie

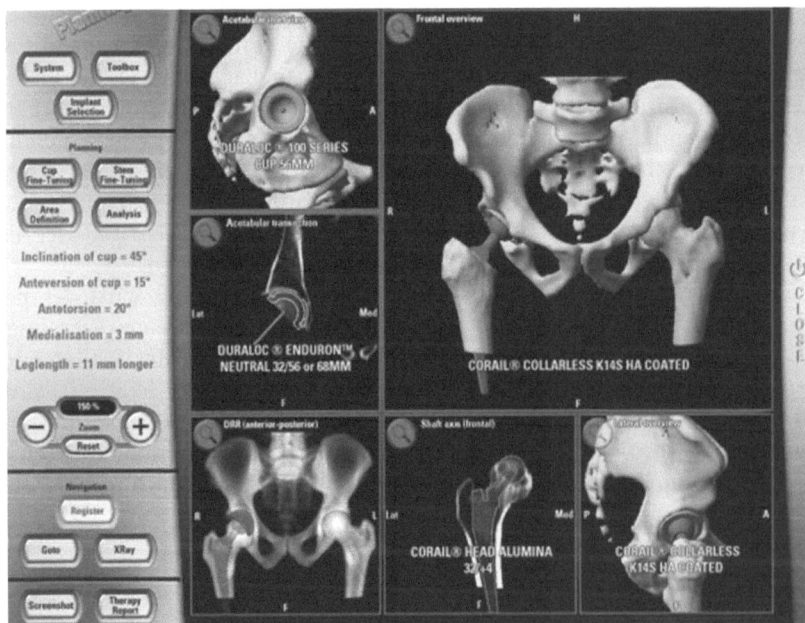

Abb. 2. Planung für die CT-basierte navigierte Hüfttotalendoprothesenimplantation.

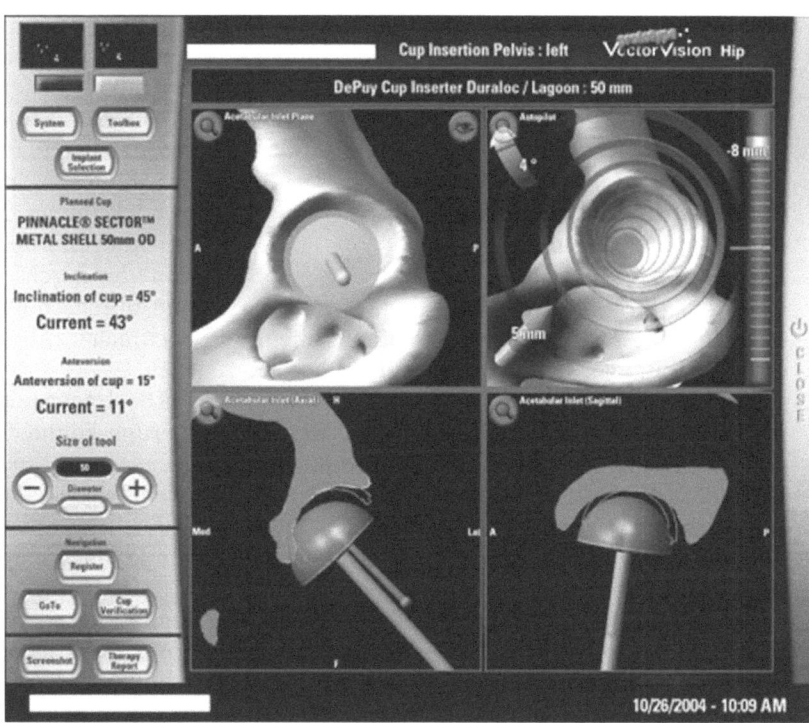

Abb. 3. Bildfreie Navigation für die Pfannenimplantation.

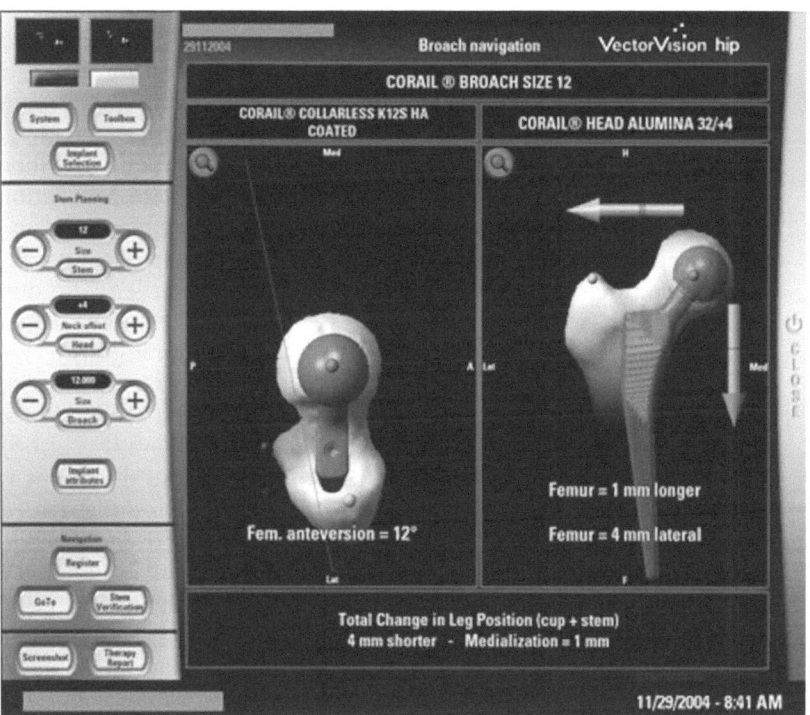

Abb. 4. Bildfreie Navigation für die Schaftimplantation.

bei der CT-basierten Navigation können die Implantate somit auch bei dem bildfreien Navigationsverfahren unter computer-assistierter Kontrolle von Pfanneninklination, -anteversion, Pfannentiefe und Position des Drehzentrums (Abb. 3) sowie Messung von Schafttorsion, Varus- oder Valgusabweichung und Beinlänge ausgerichtet und eingesetzt werden (Abb. 4). Auch die bildfreie Navigation ermöglicht eine abschließende intraoperative Messung des range-of-motion. Alle Operationsschritte können mittels screenshots dokumentiert und ein abschließendes Therapieprotokoll erstellt werden.

Definition und Bestimmung der Pfannenposition

Um aussagekräftige, vergleichbare Resultate zu erhalten ist es wichtig, dass die unterschiedlichen Definitionen der Pfannenposition berücksichtigt werden.

Murray beschreibt eine anatomische, eine radiologische und eine operative Pfannenposition [22]. Für die Beschreibung von implantierten Hüftprothesen sollten die *operative* Inklination und die *operative* Anteversion verwendet werden. Um einen Vergleich bzw. eine Umrechnung der unterschiedlichen Definitionen zu ermöglichen, wurden von Murray ferner Normogramme und Umrechnungsformeln angegeben.

Wie in mehreren Studien nachgewiesen werden konnte, ist eine Bestimmung der Hüftpfannenposition anhand von konventionellen Röntgenaufnahmen mit erheblichen Ungenauigkeiten verbunden und für die exakte Analyse von Implantationsergebnissen ungeeignet [9, 21, 24, 26, 28]. Daher sind für Studien, in welchen die Genauigkeit von konventionellen oder computerassistierten Operationstechniken für die Hüfttotalendoprothesenimplantation ermittelt werden soll, aussagekräftigere, gegenwärtig in erster Linie computertomographische Nachuntersuchungen erforderlich.

Klinische Ergebnisse nach konventioneller und computerassistierter Hüftpfannenimplantation

In einer Multicenterstudie von Saxler et al. lagen nur 27 von 105 (26%) von konventionell implantierten Hüftpfannen innerhalb der „safezone" nach Lewinnek. Die Inklinationen und Anteversionen der computertomographisch vermessenen Pfannenpositionen zeigten mit $45,8° \pm 10,1°$ (Spanne: 23°–71°) bzw. $27,3 \pm 15,0°$ (Spanne: –23°–59.0°) eine große Variabilität und beträchtliche Abweichungen von der angestrebten Implantatposition [25]. In einer Studie von Hassan et al. lagen trotz Zuhilfenahme einer mechanischen Ausrichthilfe 42% der implantierten Pfannen außerhalb der angestrebten safezone [8]. DiGioia et al. bestimmten intraoperativ mit Hilfe einer computerassistierten Kontrollmessung in 78% eine Fehlposition bei konventioneller Pfannenausrichtung [6]. Und in einer aktuellen in-vitro Studie wurden bei Verwendung einer mechanischen Ausrichthilfe Abweichungen von der angestrebten Pfannenposition von durchschnittlich 8° für die Anteversion und durchschnittlich 4° für die Inklination mit maximalen Abweichungen bis 29,6° gemessen [12].

Die Ungenauigkeiten bei der Pfannenpositionierung konnten durch die Anwendung von CT-basierten computerassistierten Operationstechniken signifikant verringert werden. In einer Untersuchung von Widmer und Grützner konnten Pfannenfehlpositionen bei CT-basierter Navigation völlig vermieden und die Pfannenpositionierung signifikant verbessert werden. Allerdings beobachteten die Autoren eine durchschnittliche Verlängerung der Operationszeit um 46 min und einen verstärkten Blutverlust. Aufgrund der mit der CT-basierten Navigation verbundenen Nachteile zogen die Autoren trotz der nachgewiesenen Verbesserung der Pfannenpositionierung eine kritische Schlussfolgerung hinsichtlich einer Routineanwendung eines CT-basierten Navigationsverfahrens [27]. In einer Arbeit von Hube et al. konnte durch die CT-basierte Navigation die Abweichung bezüglich der Inklination von der präoperativen Planung auf durchschnittlich 2,7° (Spanne 0–8°) gemindert werden. Die durchschnittliche Verlängerung der Operationsdauer lag in dieser Untersuchung bei 9 min [10].

Gegen eine Routineanwendung der CT-basierten Navigation sprechen unter anderem die präoperativ erforderliche Computertomographie und die damit verbundene zusätzliche Strahlenbelastung des Patienten, die zusätzlichen Kosten und der erhebliche Zeitaufwand für die präoperative Planung. Allerdings wird die CT-basierte Navigation gegenwärtig aufgrund der Möglichkeit einer exakten präoperativen Planung und einer scheinbar genauen Überführung dieser Planung durch das so genannte matching auf den Operationssitus häufig als der „golden standard" der computerassistierten Operationstechniken in der Hüftendoprothetik angesehen.

Zur bildfreien Navigation in der Hüftendoprothetik wurden bislang in erster Linie nur in-vitro und anatomische Studien mit verlässlicher postoperativer Auswertung veröffentlicht [12,

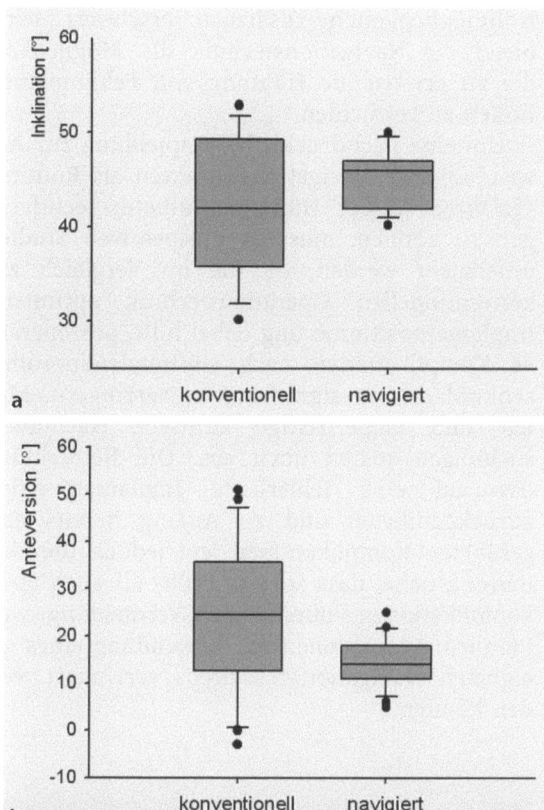

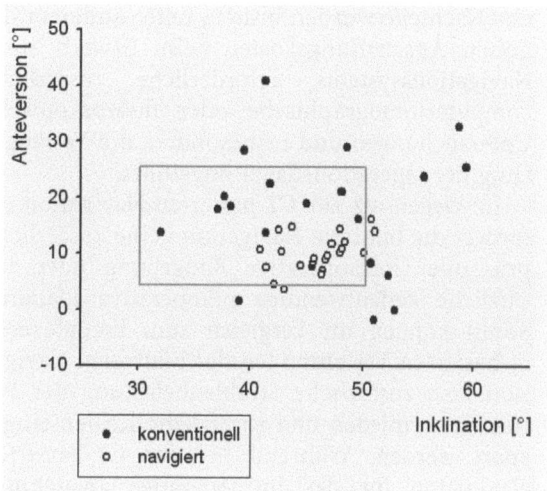

Abb. 6. Verteilung der Pfannenpositionen nach konventioneller und bildfrei navigierter Pfannenimplantation.

Abb. 5. a Ergebnisse für die operative Inklination nach konventioneller Pfannenimplantation und Pfannenimplantation mit Hilfe der bildfreien Navigation. **b** Ergebnisse für die operative Anteversion nach konventioneller bzw. bildfrei navigierter Pfannenimplantation.

14, 23]. In einer eigenen prospektiven und randomisierten Untersuchung zum Vergleich der Ergebnisse nach konventioneller Pfannenimplantation (n=22) und bildfreier Navigation (n=23) mit postoperativ computertomographischer Auswertung konnten zusammengefasst folgende Ergebnisse erzielt werden [15]: Bei den konventionell operierten Patienten wurde eine durchschnittliche operative Inklination von 42,3° ±7.0° (Spanne: 30–53°) und eine durchschnittliche operative Anteversion von 24,0°± 15,0° (Spanne: -3–51°) gemessen, bei den Patienten mit bildfrei navigationsunterstützter Pfannenimplantation eine durchschnittliche operative Inklination von 45,0°±2,8° (Spanne: 40–50°) und eine durchschnittliche operative Anteversion von 14,4°±5.0° (Spanne: 5–25°). Die Abweichungen von der angestrebten Pfannenposition mit 45° Inklination und 15° Anteversion waren in der Patientengruppe mit com-

puterassistierter Implantatausrichtung hoch signifikant geringer als bei den Patienten der konventionell operierten Kontrollgruppe (p < 0.001) (Abb. 5a,b). Während gemäß der radiologischen Definition der Pfannenposition nach Murray 1993 nur 50% (11/22) der konventionell implantierten Pfannen innerhalb der safe-zone nach Lewinnek lagen, konnten durch die Verwendung der bildfreien Navigation „Ausreißer" weitgehend vermieden werden (Abb. 6). Die durchschnittliche Verlängerung der Operationszeit lag in dieser Studie bei Verwendung des bildfreien Navigationssystems bei 8 min. Hinsichtlich des intraoperativen Blutverlustes ergab sich zwischen Kontroll- und Versuchsgruppe kein signifikanter Unterschied (p=0,67).

Diskussion

Beinahe alle Veröffentlichungen zur computerassistierten Navigation in der Hüftendoprothetik belegen eine im Vergleich zur konventionellen Operationstechnik signifikant höhere Genauigkeit der Pfannenpositionierung. Gelistete Studien zur Genauigkeit der Schaftimplantation durch Verwendung bildfreier Navigationsverfahren wurden bislang noch nicht veröffentlicht. Trotz der offensichtlichen Vorteile der navigierten Pfannenimplantation wird die routinemäßige Anwendung der Navigationstechnik für die Hüfttotalendoprothesenimplantation gegenwärtig häufig noch kritisch diskutiert. Als wesentliche Nachteile wurden bislang unter anderem die hohen Anschaffungskosten beim Erwerb eines Navigationssystems, erforderliche zusätzliche computertomographische oder fluoroskopische Untersuchungen und insbesondere die Verlängerung der Operationsdauer angeführt.

Im Gegensatz zur CT-basierten Navigation erfordert die bildfreie Navigation keine zusätzliche prä- oder intraoperative Bildgebung oder zusätzliche zeitaufwendige präoperative Planung. Somit können im Vergleich zum komplexeren ct-basierten Verfahren bei der bildfreien Navigation eine zusätzliche Strahlenbelastung der Patienten vermieden und zusätzliche Kosten eingespart werden. Während bei der CT-basierten Navigation für das intraoperative „matching" zahlreiche pelvine und femorale Knochenpunkte einzeln abgegriffen werden müssen, genügt für die bildfreie Navigation intraoperativ die kinematische Bestimmung des Hüftdrehzentrums, die Referenzierung der Spinae iliacae anteriores superiores, der Tubercula pubica sowie das Abgreifen einer Punktwolke im Acetabulum, um ein virtuelles Pfannenmodell zu generieren und die Referenzebene, die anteriore Beckenebene zu bestimmen. Diese Vereinfachung der intraoperativen Arbeitsschritte erklärt den auch intraoperativ geringeren Zeitbedarf für das bildfreie Navigationsverfahren im Vergleich zur CT-basierten Navigation.

Die Ergebnisse der bereits publizierten Untersuchungen unterstreichen, dass die bildfreie Navigation ein zuverlässiges technisches Hilfsmittel ist, um die Variabilität der Pfannenpositionierung im Vergleich zur konventionellen Operationstechnik zu optimieren. Unserer Meinung nach stellt die bildfreie Navigation eine einfach durchführbare und vor allem vergleichbar genaue Alternative zu den aufwendigeren bildbasierten Navigationsverfahren dar, die bislang aufgrund ihrer Nachteile nur eine begrenzte Akzeptanz im klinischen Routinealltag gefunden haben.

Die Vorteile der CT-basierten Navigation liegen möglicherweise bei der endoprothetischen Versorgung von Patienten mit Dysplasiekoxarthrosen oder posttraumatischen Deformitäten sowie bei Revisionsoperationen [7].

Insbesondere auch in Hinblick auf die momentan aus unterschiedlichen Gründen stark propagierten weniger- oder minimal-invasiven Operationstechniken, bei welchen die konventionelle Implantatpositionierung durch die eingeschränkten visuellen und palpatorischen Kon-

trollmöglichkeiten zusätzlich erschwert wird, bietet die Navigationstechnik die Möglichkeit, die zu erwartende Häufung von Fehlimplantationen zu vermeiden.

Um eine nachdrückliche Empfehlung zur Anwendung der Navigationsverfahren als Routineverfahren in der Hüftendoprothetik rechtfertigen zu können, muss in prospektiven Studien untersucht werden, ob die im Vergleich zur konventionellen Operationstechnik optimierte Implantatpositionierung dabei hilft, postoperative Komplikationen nach Hüfttotalendoprothesenimplantation signifikant zu verringern. Mittel- und längerfristige klinische Nachuntersuchungen stehen noch aus. Die Betrachtung der auf eine fehlerhafte Implantatposition zurückgeführten und zu Anfang bereits aufgeführten Komplikationen legt jedoch die Vermutung nahe, dass sowohl Früh- als auch Spätkomplikationen durch die Vermeidung von Pfannenfehlpositionen bei Anwendung eines geeigneten Navigationsverfahrens verringert werden können.

Literatur

1. Bernsmann K, Langlotz U, Ansari B, Wiese M (2001) Computer-assisted navigated cup placement of different cup types in hip arthroplasty – a randomised controlled trial. Z Orthop Ihre Grenzgeb 139:512–517
2. D'Lima DD, Urquhart AG, Buehler KO, Walker RH, Colwell CW Jr (2000) The effect of the orientation of the acetabular and femoral components on the range of motion of the hip at different head-neck ratios. J Bone Joint Surg Am 82:315–321
3. Del Schutte H Jr, Lipman AJ, Bannar SM, Livermore JT, Ilstrup D, Morrey BF (1998) Effects of acetabular abduction on cup wear rates in total hip arthroplasty. J Arthroplasty 13:621–626
4. DeWal H, Su E, DiCesare PE (2003) Instability following total hip arthroplasty. Am J Orthop 32:377–382
5. DiGioia AM, Jaramaz B, Blackwell M, Simon DA, Morgan F, Moody JE, Nikou C, Colgan BD, Aston CA, Labarca RS, Kischell E, Kanade T (1998) The Otto Aufranc Award. Image-guided navigation system to measure intraoperatively acetabular implant alignment. Clin Orthop Relat Res 355:8–22
6. DiGioia AM, Jaramaz B, Plakseychuk AY, Moody JE, Nikou C, LaBarca RS, Levison TJ, Picard F (2002) Comparison of a mechanical acetabular alignment guide with computer placement of the socket. J Arthroplasty 17:359–364
7. Haaker R, Tiedjen K, Rubenthaler F, Stockheim M (2003) Computer-assisted navigated cup placement

in primary and secondary dysplastic hips. Z Orthop Ihre Grenzgeb 141:105–111

8. Hassan DM, Johnston GH, Dust WN, Watson G, Dolovich AT (1998) Accuracy of intraoperative assessment of acetabular prosthesis placement. J Arthroplasty 13:80–84

9. Herrlin K, Pettersson H, Selvik G (1988) Comparison of two- and three-dimensional methods for assessment of orientation of the total hip prosthesis. Acta Radiol 29:357–361

10. Hube R, Birke A, Hein W, Klima S (2003) CT-based and fluoroscopy-based navigation for cup implantation in total hip arthroplasty (THA). Surg Technol Int 11:275–280

11. Jaramaz B, DiGioia AM 3rd, Blackwell M, Nikou C (1998) Computer assisted measurement of cup placement in total hip replacement. Clin Orthop Relat Res 354:70–81

12. Jolles BM, Genoud P, Hoffmeyer P (2004) Computer-assisted cup placement techniques in total hip arthroplasty improve accuracy of placement. Clin Orthop Relat Res 426:174–179

13. Jolles BM, Zangger P, Leyvraz PF (2002) Factors predisposing to dislocation after primary arthroplasty: a multivariate analysis. J Arthroplasty 17:282–288

14. Kalteis T, Beckmann J, Herold T, Zysk S, Bäthis H, Perlick L, Grifka J (2004) Accuracy of an image-free cup navigation system – an anatomical study. Biomed Tech 49:257–262

15. Kalteis T, Handel M, Herold T, Perlick L, Baethis H, Grifka J (2005) Higher accuracy of cup positioning by using an image-free navigation system. Int Orthop (in press)

16. Kennedy JG, Rogers WB, Soffe KE, Sullivan RJ, Griffen DG, Sheehan LJ (1998) Effect of acetabular component orientation on recurrent dislocation, pelvic osteolysis, polyethylene wear, and component migration. J Arthroplasty 13:530–534

17. Kummer FJ, Shah S, Iyer S, DiCesare PE (1999) The effect of acetabular cup orientations on limiting hip rotation. J Arthroplasty 14:509–513

18. Leenders T, Vandevelde D, Mahieu G, Nuyts R (2002) Reduction in variability of acetabular cup abduction using computer-assisted surgery: a prospective and randomized study. Comput Aided Surg 7:99–106

19. Lewinnek GE, Lewis JL, Tarr R, Compere CL, Zimmerman JR (1978) Dislocations after total hip replacement arthroplasties. J Bone Joint Surg Am 60:217–220

20. McCollum DE, Gray WJ (1990) Dislocation after total hip arthroplasty: Causes and prevention. Clin Orthop Relat Res 261:159–170

21. Mian SW, Truchly G, Pflum FA (1992) Computed tomography measurement of acetabular cup anteversion and retroversion in total hip arthroplasty. Clin Orthop Relat Res 276:206–209

22. Murray DW (1993) The definition and measurement of acetabular orientation. J Bone Joint Surg Br 75:228–232

23. Nogler M, Kessler O, Prassl A, Donnelly B, Streicher R, Sledge JB, Krismer M (2004) Reduced variability of acetabular cup positioning with use of an imageless navigation system. Clin Orthop Relat Res 426:159–163

24. Paterno SA, Lachiewicz PF, Kelley SS (1997) The influence of patient-related factors and the position of the acetabular component on the rate of dislocation after total hip replacement. J Bone Joint Surg Am 79:1202–1210

25. Saxler G, Marx A, Vandevelde D, Langlotz U, Tannast M, Wiese M, Michaelis U, Kemper G, Grützner PA, Steffen R, von Knoch M, Holland-Letz T, Bernsmann K (2004) The accuracy of free-hand cup positioning – a CT based measurement of cup placement in 105 total hip arthroplasties. Int Orthop 28:198–201

26. Seradge H, Nagle KR, Miller RJ (1982) Analysis of version in the acetabular cup. Clin Orthop 198:152

27. Widmer KH, Grutzner PA (2004) Joint replacement-total hip replacement with CT-based navigation. Injury 35(Suppl 1):S-A84–89

28. Yao L, Yao J, Gold RH (1995) Measurement of acetabular version on the axiolateral radiograph. Clin Orthop Relat Res 316:106–111

KAPITEL 17

Endoprothesenregister – Organisation, Ergebnisse und Limits

G. Labek, N. Böhler

Einleitung

Nationale Endoprothesenregister haben seit vielen Jahren einen festen Platz in der Bewertung von Implantaten und chirurgischen Techniken. Die Daten zu diesen Veröffentlichungen kommen derzeit primär aus skandinavischen Ländern, wo der Aufbau entsprechender Strukturen schon Anfang der 80-er Jahre des letzten Jahrhunderts mit großem Erfolg gelang.

Die Ergebnisse der skandinavischen Register sind in Quantität und Qualität weltweit einzigartig.

■ Die Revisionsrate bezogen auf die Lebenszeit des Patienten konnte in Schweden von 18% 1979 auf 6,4% 2001 reduziert werden (Abb. 1). In den USA beträgt die Revisionsrate derzeit unverändert etwa 18%. In vielen Ländern liegen keinerlei gesicherte Daten zu diesem fundamentalen Punkt in der Beurteilung der Qualität von Endoprothetik vor.

Ein wesentlicher Punkt für diesen Erfolg war die Konzentration auf jene Implantate, welche die besten Standzeiten zeigten. 1979 waren etwa 60 Hüftimplantate auf dem schwedischen Markt, 2003 hatten 5 Systeme einen Marktanteil von über 70% erobert. Alle konnten gute Langzeitergebnisse vorweisen.

■ Die Bandbreite der Revisionsraten in einzelnen Abteilungen konnte reduziert werden, wobei die schwächeren Abteilungen überdurchschnittlich profitieren konnten. 1979–1991 lag der Durchschnitt der Überlebensrate nach 7 Jahren in Schweden bei 93,5%, wobei 25% der Abteilungen signifikant schlechtere Ergebnisse als der Durchschnitt zeigten.

1992–2002 zeigte sich eine Verbesserung der Überlebensrate auf 95,8%, wobei nur noch 13% der Abteilungen signifikant schlechter als die nun verbesserte Benchmark abschnitten.

Durch die kontinuierliche Rückmeldung an die Abteilungen, bei der darauf geachtet wurde, keine Schuldzuweisungen oder das Ansehen beeinträchtigende Informationen zu ver-

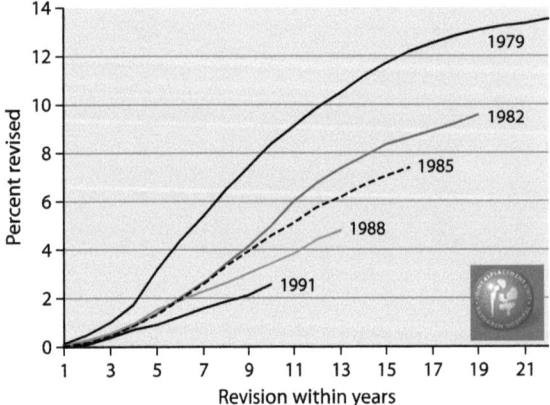

Abb. 1. Entwicklung der Revisionsraten in Schweden (Ref: Schwedisches Hüftregister, Göteborg).

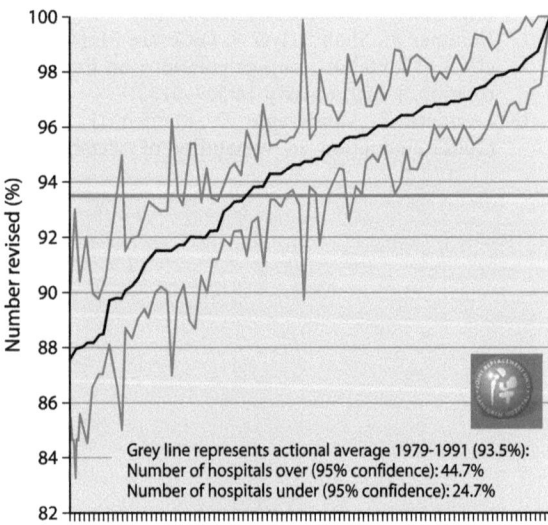

Grey line represents actional average 1979-1991 (93.5%):
Number of hospitals over (95% confidence): 44.7%
Number of hospitals under (95% confidence): 24.7%

Each mark represents one unit

Abb. 2. Revisionsraten bezogen auf einzelne Abteilungen 1979–1991 (Durchschnittswerte und Konfidenzintervalle; Ref: Schwedisches Hüftregister, Göteborg).

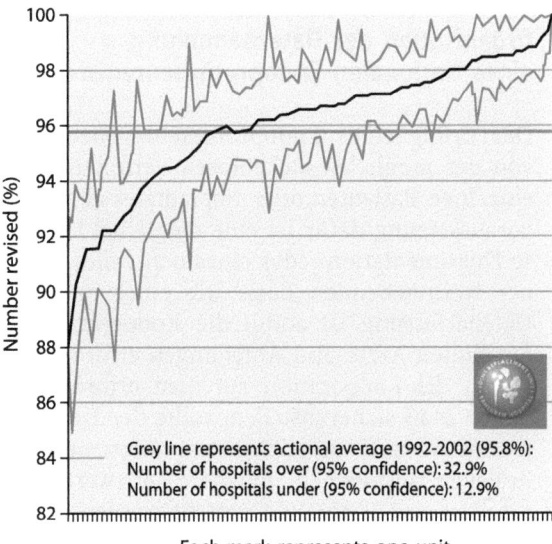

Abb 3. Revisionsraten bezogen auf einzelne Abteilungen 1992–2002 (Durchschnittswerte und Konfidenzintervalle; Ref: Schwedisches Hüftregister, Göteborg).

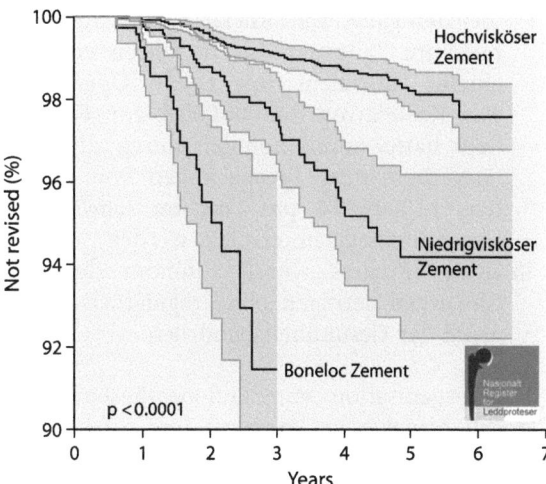

Abb 4. Revisionsraten verschiedener Knochenzementprodukte, Durchschnitt und Konfidenzintervall (Ref: Norwegisches Endoprothesenregister).

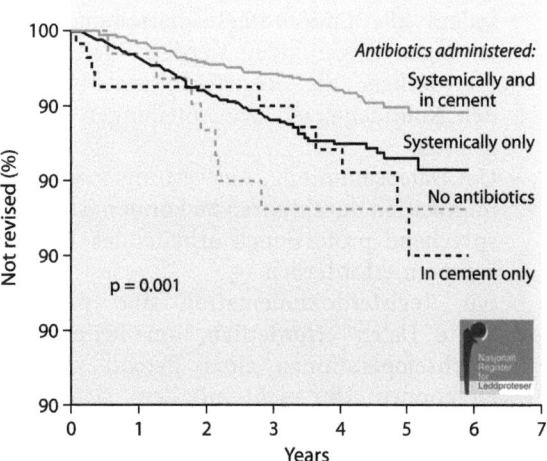

Abb 5. Survival rate bei verschiedenen Antibiotikaregime zementierter Hüfttotalendoprothesen (Ref: Norwegisches Endoprothesenregister).

öffentlichen, konnten Verbesserungspotentiale optimal realisiert werden.

Dieser Prozess wurde von den einzelnen Abteilungen autonom ohne Eingriffe von außen vorangetrieben (Abb. 2, 3).

- Minderwertige Produkte konnten früh erkannt werden und entsprechende Maßnahmen eingeleitet werden. Das norwegische Register konnte beispielsweise unterlegene Langzeitergebnisse von niedrigviskösem Zement im Vergleich zu hochviskösen Produkten nachweisen. Boneloc-Zement, der als viel versprechende Innovation galt, wurde vom Hersteller vom Markt genommen, nachdem signifikant höhere Reoperationsraten festgestellt werden mussten (Abb. 4).

- Auch perioperative Behandlungsschemen können auf ihre Auswirkungen hin überprüft werden. Das norwegische Register konnte beispielsweise nachweisen, dass Antibiotikazusätze im Zement gemeinsam mit systemischer Gabe die geringsten Revisionsraten erzielten, während die singuläre Beimischung zum Zement sogar schlechtere Ergebnisse erbrachte als der gänzliche Verzicht auf eine Antibiotikagabe (Abb. 5).

- Zusätzlich zum Qualitätsgewinn für die Patienten konnten im Gesundheitssystem auch deutliche Einsparungen erzielt werden. Der Aufwand das schwedische Hüftregister in Göteborg zu betreiben, wird auf etwa

400 000 $ pro Jahr geschätzt, wobei in dieser Summe neben dem Budget für den Betrieb des Registers auch der zeitliche Aufwand für die Dokumentation in den Abteilungen berücksichtigt wurde. Auf Basis dieser umfassenden Kostenschätzung ist eine Deckung durch die Vermeidung von 40 Revisionsoperationen pro Jahr gegeben. Die Einsparungspotentiale wurden von den schwedischen Kollegen konservativ berechnet. Es wurden lediglich im Rahmen des stationären Aufenthalts anfallende Kosten berücksichtigt, keine Kosten für Rehabilitation, Invalidität oder Ver-

dienstentgang. Der Rückgang der Revisionsraten im Zeitraum von 10 Jahren entspricht einem Äquivalent von 11 630 Operationen, was Kosten von 140 000 000 $ zur Folge gehabt hätte. Somit konnten durch die Qualitätsverbesserung Einsparungen von mindestens 14 000 000 $ pro Jahr im schwedischen Gesundheitssystem erreicht werden.

■ Dieser Prozess wurde autonom durch die Chirurgen getragen ohne regulatorische Eingriffe der Gesundheitsbehörden.

Die Organisation von Endoprothesenregistern ist allerdings sehr komplex, was offensichtlich ein Hindernis für die weitere Verbreitung von Registern bedeutete.

■ Eine flächendeckende Erfassung aller Primär- und Revisionsoperationen ist Grundvoraussetzung für valide Ergebnisse. Mindestens 95% Dokumentationsdichte kann als Grenze angesehen werden. Das ist nur zu erreichen indem alle Endoprothetik-betreibenden Abteilungen eingebunden werden. Weiter ist es erforderlich, die Registerdokumentation in den Routinebetrieb der Abteilungen zu integrieren.

■ Um Datensammlung, Auswertung sowie Kommunikation durchführen zu können ist ein entsprechend professionell arbeitendes Registerzentrum erforderlich.

■ Für Registerdokumentation sind personalisierte Daten erforderlich, um Primär- und Wechseloperationen einer Person zuordnen zu können. Um nicht mit dem Datenschutz in Konflikt zu geraten ist die Unterstützung seitens Gesetzgeber oder staatlicher Gesundheitsbehörden sinnvoll.

Die Komplexität von Datenerhebung und Kommunikation steigt naturgemäß mit der Größe des Landes. Das könnte ein wesentlicher Punkt sein, warum die Umsetzung bisher primär in kleineren und mittleren Ländern gelungen ist.

Der technische Fortschritt und die zunehmende und standarisierte Dokumentation in den Kliniken hat allerdings die Realisierbarkeit erleichtert.

Organisation der Datensammlung eines Nationalen Endoprothesenregisters

Der Erfolg eines Endoprothesenregisters hängt von der möglichst lückenlosen Verfolgung jedes einzelnen Patienten oder Implantates ab. Grundvoraussetzung dafür ist eine möglichst lückenlose Dokumentation jedes einzelnen Falles. Auf einer weitreichenden Basis wie einer nationalen Datenerfassung ist somit die Kooperation aller beteiligten Ärzte und Abteilungen erforderlich.

Um die Kooperation auf dem erforderlichen hohen Maß sicherzustellen, sollte der Dokumentationsaufwand möglichst minimiert und den Kollegen individuell nutzbare Auswertungsergebnisse zur Verfügung gestellt werden. Negative Verstärkung wie öffentliche Kritik ist dabei ebenso schädlich wie undifferenzierter Gebrauch von vergleichenden Statistiken, ohne die Umstände unter denen sie zustande gekommen sind zu berücksichtigen.

Die Dokumentation muss klar strukturiert sein und sich auf einfache und klare Definitionen stützen. Große subjektive Entscheidungsspielräume in der Dokumentation würden zu Unschärfen in den Auswertungen führen, die in den großen Datensätzen auf nationaler Ebene kaum noch korrigierbar sind. EFORT-EAR empfiehlt daher, sich auf objektive Inhalte zu konzentrieren.

Indikation zur Operation, Seite oder verwendete Produkte sind klar definierbar und bei Bedarf auch retrospektiv aus der Routinedokumentation zu erheben.

Die Registerdokumentation sollte in die Routineabläufe der Abteilungen integriert sein. Das steigert nicht nur die Dokumentationsdichte sondern im Regelfall auch die Qualität der erhobenen Daten.

Das hat aber zur Folge, dass Registererhebungen hinsichtlich der Dokumentationsinhalte und Erhebungsbögen wenig flexibel sind. Jede Veränderung hätte einen Eingriff in die Routineabläufe jeder einzelnen Abteilung zur Folge, was Anpassungsprobleme mit sich bringt.

Deutschland verfügt mit der BQS über ein bereits etabliertes Datensammlungssystem, das für Registerzwecke gut geeignet wäre. In großen Ländern müsste ansonsten mit einem jahrelangen und schwierigen Aufbauprozess gerechnet werden, wie er derzeit beim National Joint Registry (NJR) in England zu beobachten ist.

Verbesserungspotential bestünde in einer zeitnäheren Dokumentation und Weiterleitung der Daten im System, um Auswertungen rascher durchführen zu können. Das betrifft weniger Routineauswertungen über Standzeiten oder epidemiologische Daten, wie sie aus den schwedischen Reports bekannt sind, sondern eher Zusatzauswertungen für Qualitätssicherung, die detaillierter im Kapitel „Auswertung der Datensätze" noch beschrieben werden.

In Schweden und anderen Ländern wurde es von wissenschaftlich aktiven Kollegen gut angenommen, wenn die Datensätze der jeweiligen Abteilung zugänglich sind. Dort können die Datensätze der jeweiligen Abteilung von einer autorisierten Person aufgerufen, sortiert und als Liste von Patienten, die in einem bestimmten Zeitraum mit einer bestimmten Prothese versorgt wurden, als Excel- oder Word Datei exportiert werden, um z. B. die Planung klinischer Studien zu unterstützen.

In Rumänien werden derzeit viel versprechende Versuche mit einem online und real time arbeitenden Auswertungssystem unternommen. Die Abteilungen haben dabei nach einem Stufenmodell Zugang zu Abteilungsdaten und für sie relevanten Auswertungen. Als Benchmarks werden nicht nur nationale Durchschnittswerte, sondern auch ähnlich strukturierte Kliniken diskutiert. Das könnte für die Zukunft eine sinnvolle Weiterentwicklung des derzeit üblichen Berichtswesens sein. Die Grenzen dieses Systems sind allerdings erreicht, wenn die Anonymität des einzelnen Teilnehmers in der Gesamtauswertung nicht mehr gewährleistet werden kann.

Auswertung der Datensätze

Aus Registerdatensätzen können sehr unterschiedliche Auswertungen durchgeführt werden.
- ■ Auswertungen zu Standzeiten von Implantaten, wie sie aus den schwedischen Jahresberichten bekannt sind. Sie werden üblicherweise als Kaplan-Meier-Kurven mit Konfidenzintervall angegeben und sind häufig genutzte Basisdaten für Aussagen zur Qualität von Implantaten.
- ■ Epidemiologische Daten wie Versorgungsdichte, Patientenströme vom Heimatort zur Versorgungsregion oder Patientenwanderungen nach Primärer Implantation zur Revisionsoperation können ebenfalls aus Registerdatenbänken abgeleitet werden.

Sie sind primär für Entscheidungsträger im Gesundheitsbereich wichtig und werden, ausgenommen in Finnland, in Registerreports derzeit wenig berücksichtigt.

In Zeiten zunehmenden Kostendrucks und Organisationsveränderungen im Gesundheitssystem vieler Länder könnten diese Auswertungen zu einer Objektivierung in der Diskussion hinsichtlich Angebot und Nachfrage nach orthopädischen Operationsleistungen beitragen.

- ■ Registerdatensätze können weiter zur unmittelbaren Qualitätskontrolle beitragen.
  - – Neben den bekannten Jahresberichten nationaler Register werden im Regelfall auch abteilungsspezifische Berichte erstellt. Diese stellen die Survivalkurve jener Patienten, die an einer bestimmten Abteilung operiert wurden, im Vergleich zum nationalen Durchschnitt dar. Dabei sind auch jene Patienten berücksichtigt, die an anderen Abteilungen revidiert wurden. Mit dieser Benchmark ist es einfach, den Status einer Abteilung im Vergleich zum nationalen Durchschnitt zu belegen, ohne Daten anderer Abteilungen offenzulegen. Da die Personendaten der revidierten Patienten verfügbar sind, kann eine autonome Suche der Abteilung nach Verbesserungspotential unterstützt werden, ohne dass äußere Einflüsse wie Audits erforderlich wären.
  - – Implantatbezogen können schwerwiegende Probleme rasch erkannt werden.
    Im Jahr 2000 wurde das primär in den USA verkaufte InterOp-Pfannenimplantat sowie ein zementfreies Tibiaimplantat vom Hersteller vom Markt zurückgerufen. Durch Probleme im Produktionsbereich waren Schmiermittelrückstände auf der Oberfläche des Implantates zurückgeblieben, die eine Osteointegration behinderten. Nach Pressemitteilungen des Herstellers wurden 17 000 Produkte in den USA verkauft, bis Februar 2002 mussten 2786 Hüft- und 561 Knieimplantate revidiert werden. In Summe rechnete der Hersteller mit 4000 Reoperationen. Zur Beilegung von Sammelklagen müssten 725 Mio. $ an Wiedergutmachung bereitgestellt werden. Eine kleine Anzahl von InterOp-Pfannen wurde auch nach Schweden exportiert. Im Register waren nach 30 Erstimplantationen

und 5 Revisionen innerhalb von 1,5 Jahren statistisch signifikante Ergebnisse verfügbar. Das schwedische Register errechnete, dass ein derartiger Fall in den USA durch ein Register in 4–6 Monaten entdeckt worden wäre.

Eine seriöse Auswertung der umfangreichen Datensätze nationaler Register ist ohne detailliertes Wissen über den Hintergrund, vor dem sie zustande gekommen sind, kaum möglich. Die Einbindung aller wesentlichen Gruppen ist dafür erforderlich.

Hierbei zeigen sich starke Überlappungen zwischen den Know How-Trägern und jenen Gruppen, die für die Umsetzung im Verbesserungsprozess erforderlich sind.

Es ist empfehlenswert die gesamte Kette von der Datenerhebung über die Auswertung bis hin zu Kommunikation und Umsetzung in der Planung zu berücksichtigen.

- Organisationen des öffentlichen Gesundheitssystems wie die BQS haben durch ihren rechtlichen Status sowie die personelle und finanzielle Ausstattung gute Voraussetzungen für die Sammlung sensibler, personenbezogener Daten und deren Vernetzung mit anderen Datenbanken, die für den Betrieb eines Registers erforderlich sind. Ein Beispiel wäre das Sterberegister, um Personen zu erfassen, die ohne Revision aus unabhängigen Gründen verstorben sind.

- Auswertungen, die sich auf Implantate oder chirurgische Standards beziehen, sind ohne Einbeziehung entsprechender Experten schwer vorstellbar. In der Wertung von Ergebnissen, der Einbeziehung allgemeiner Umstände und der Formulierung von Verbesserungsvorschlägen sind aktive orthopädische Chirurgen unverzichtbar. Da die Ergebnisse in der Folge der gesamten Fachgesellschaft möglichst rasch und kompetent kommuniziert werden sollten, ist die Einbindung der Fachgesellschaften unbedingt zu fordern. Nur die bestehenden Kommunikationsstrukturen der Fachgesellschaften haben bisher (in Skandinavien) nachweisen können, dass ein interner Qualitätsverbesserungsprozess effizient umgesetzt werden kann.

- Auswertungen aus orthopädischen Registern, die sich auf epidemiologische Daten, Versorgungsqualität und gesundheitspolitische Inhalte beziehen, sind ohne Berücksichtigung weitergehender Daten nur eingeschränkt nutzbar. Hier haben die entsprechenden Organisationen im Gesundheitssystem bessere Voraussetzungen und einen besser strukturierten Zugang zu Entscheidungsträgern als wissenschaftliche Vereinigungen.

- Für den Fall von schwerwiegenden Produktmängeln sollte der Hersteller in die Problemanalyse zumindest einbezogen werden.

- Die Einbindung aller angesprochenen Partner in Auswertung, Kommunikation und Umsetzung bietet gute Voraussetzungen für eine effiziente und umfassende Organisationsstruktur.

Die entsprechenden Kernkompetenzen zeigen relativ geringe Überschneidungen, sodass es möglich ist, die primären Auswertungen in den jeweiligen Kompetenzzentren autonom durchzuführen.

Im zweiten Schritt sollten die jeweiligen Ergebnisse unter Einbeziehung von Fachgesellschaften und Gesundheitssystem diskutiert werden und ein konsensueller Gesamtbericht erstellt werden.

Für Kommunikation und Umsetzung sollten Experten des jeweils anderen Partners in Diskussion und Umsetzung einbezogen werden.

Diskussion und Kommunikation von Registerreports

Aus Registerdatensätzen können Reports für unterschiedliche Interessengruppen erstellt werden.

- Abteilungsreports:
  Darin werden individuellen Kliniken oder Abteilungen Informationen bezüglich Qualität und Reoperationsraten gegeben. Als Benchmark können nationale, regionale oder organisationsadaptierte Durchschnittswerte herangezogen werden.
  In skandinavischen Ländern ist bedingt durch deren Größe nur ein nationaler Durchschnitt praktikabel, ohne die Anonymität anderer Kliniken zu gefährden.
  In Staaten von der Größe Deutschlands würden auch weitere Möglichkeiten realistisch erscheinen. Eine sorgfältige Diskussion der allgemeinen Einflussfaktoren und Gruppierungen ist hier aber unbedingt erforderlich.

- Nationale Reports:
  Sollten als Gesamtberichte die wichtigsten Ergebnisse präsentieren. Hier liegen bereits etablierte Standards vor.

■ Supranationale Reports:
Auswertungen auf Basis mehrerer nationaler Reports oder Datensätze sind derzeit mangels Standardisierung in Datenerhebung und Auswertung sowie Unterschieden in den verwendeten Implantaten und chirurgischen Methoden kaum möglich. Eine entsprechende Arbeit, präsentiert im Rahmen des Registermeetings auf dem EFORT – Kongress in Lissabon, zeigte dass schon einfache Vergleiche der orthopädischen Aktivitäten in verschiedenen Ländern sehr schwierig war, da die Definitionen von Schwerpunktkrankenhäusern oder Peripheriespitälern nicht harmonisiert waren. In Rumänien ist eine Pfanne namens „Omnifit" Marktführer. Ein Implantat gleichen Namens ist nach schlechten Ergebnissen im schwedischen Register Mitte der 90-er Jahre in Westeuropa weitgehend vom Markt verschwunden. Nachforschungen ergaben, dass es sich bei dem in Rumänien verwendeten Produkt um eine zementierte All-Poly-Pfanne handelt, während in Schweden zementfreie Produkte verwendet wurden. Die Verwendung des selben Namens für verschiedene Implantate ist bei vielen Herstellern üblich. Auch in diesem Gebiet ist eine standardisierte genaue Definition in Zukunft erforderlich. Im Rahmen des Aufbaus des deutschen Prothesenregisters wurden dazu durch BV-Med und DGOOC wesentliche Vorarbeiten geleistet. Dieses Konzept hat ausgezeichnete Chancen, in den nächsten Jahren zum internationalen Standard zu werden.

Registerauswertungen sind Observanzdaten, die entsprechend den lokalen Gegebenheiten in der Qualitätsverbesserung verwendet werden können. Meist sind aber keine allgemein gültigen groben Leitlinien direkt daraus ableitbar. Aus diesem Grund müssen Registerdaten offensiv und breit diskutiert werden. Erst dieser Prozess erlaubt individuell abgestimmte Verhaltensänderungen.

Die Erfahrungen aus bestehenden Registern zeigen klar, dass die Fachgesellschaften mit ihren etablierten Diskussionsforen unverzichtbare Instrumente für die Umsetzung sind.

Regelmäßige Treffen der Registerverantwortlichen der Abteilungen, Nationale Kongresse, Journalpublikationen und die Veröffentlichung von Reports im Internet sind die wesentlichsten Instrumente in der Kommunikation auf nationaler Basis. Mit zunehmender Anzahl nationaler Register werden auch internationale und regionale Veranstaltungen zunehmend wichtiger werden.

Diese breite Diskussion sollte offensiv geführt werden und sich nicht nur auf mit der Datensammlung und -auswertung unmittelbar beschäftigten Personen beschränken. Die Auswertungen sollten mit statistischen Interpretationen versehen und möglichst zeitnah verfügbar sein. Aus diesen Anforderungen ist abzuleiten, dass ein breites Netzwerk interessierter Kollegen in den Prozess von Auswertung, Interpretation und Diskussion eingebunden werden sollte.

Registerauswertungen in der wissenschaftlichen Diskussion

Registerreports wie die oft zitierte „Schwedenstudie" stellen zweifellos eine sehr wertvolle Grundlage für die Bewertung von Implantaten dar. Die Anwendung der Ergebnisse in der wissenschaftlichen Diskussion zeigt aber teilweise Unschärfen.

Mitunter werden Schlussfolgerungen ausschließlich auf das Implantat bezogen. Das Implantat stellt zweifellos einen wesentlichen Einflussfaktor dar, ist aber nicht der einzige Faktor, der über das Ergebnis einer Operation entscheidet.

Der finale Endpunkt von Registerauswertungen ist die Revisionsoperation. Die Ursachen für die Revision können neben dem verwendeten Implantat auch in chirurgischen Techniken, Erfahrung des Operateurs, Standards in Pflege und Hygiene, der technischen Ausstattung der Abteilung oder allgemeinen Umständen im Gesundheitssystem liegen.

Derartige Einflussfaktoren sind bei Betrachtung einer Entwicklung auf Ebenen der Abteilung oder nationaler Auswertungen für die im jeweiligen System arbeitenden Personen relativ stabil. Für Schlussfolgerungen für andere Länder können sie aber wesentliche Fehlerquellen beinhalten.

Durch die fehlende Standardisierung in Datensammlung, Auswertung und Berichtswesen ist derzeit eine Übertragung von Daten auf andere Länder oder eine Metaanalyse von Registerreports ohne wesentlichen Qualitätsverlust kaum möglich.

EFORT und EAR haben es sich zum Ziel gesetzt diese Situation zu verbessern.

Eine Standardisierung hinsichtlich Definitionen ist ein Hauptziel. Dieses Ziel wird nur in einem Prozess erreichbar sein. Da erarbeitete Standards aber auch retrospektiv auf bestehende Datensätze anwendbar sind, sollte hier Qualität vor Geschwindigkeit den Vorzug erhalten.

Zwei wesentliche Aspekte sollten in der Diskussion beachtet werden.

1. Die Aussagekraft von Auswertungen der verschiedenen Ebenen für bestimmte Fragestellungen
2. Die Abgrenzung von Registerreports zu klinischen Follow Up-Studien.

Aussagekraft von Auswertungen verschiedener Ebenen

Ein mehrstufiges Auswertungssystem, wie in Registern üblich, spiegelt eine Vielzahl an allgemeinen Einflussfaktoren wieder. Je allgemeiner die Auswertungen werden, desto stärker vermischen sich die verschiedenen Faktoren und senken damit die konkrete Aussagekraft.

Für die Entscheidung, ein konkretes Produkt zu verwenden, sollte es für den einzelnen Chirurgen primär interessant sein, welche Ergebnisse unter seinen individuellen Bedingungen erzielbar sind.

Wenn beispielsweise ein Produkt an seiner Abteilung (= unter seinen gegebenen Bedingungen) gute Ergebnisse zeigt, ist es bestenfalls von akademischem Interesse der Frage nachzugehen, warum diese Ergebnisse unter anderen Bedingungen nicht zu erzielen sind.

Für Aussagen hinsichtlich der allgemeinen Ergebnisse eines Implantates könnte es aber wünschenswert sein, derartige lokale Einflüsse zu nivellieren. Metaanalysen klinischer Studien hinsichtlich Standzeiten zeigen beispielsweise im Durchschnitt hervorragende Ergebnisse in US-amerikanischen Publikationen. Andererseits ist die globale Revisionsrate in den USA deutlich höher als in Skandinavien. Eine Ursache könnte sein, dass die Mehrzahl der Publikationen aus Kompetenzzentren kommt, während über 50% der Operationen durch Chirurgen durchgeführt werden, die weniger als 7–10 Eingriffe pro Jahr durchführen. Über dieses Patientenkollektiv liegen kaum Daten vor.

Auf Basis des Falles der Inter-OP-Pfanne wurde in Kooperation mit dem norwegischen Register errechnet, wie viele Fälle erforderlich wären, um einen derartigen Vorfall zu erkennen. Etwa 100 Implantationen pro Jahr wären als Minimum anzusehen, um zeitnahe statistisch signifikante Ergebnisse präsentieren zu können. Dieses Limit wird in Schweden von 9 Pfannen und 7 Schäften erreicht. 2002 wurden 158 verschiedene Pfannen- und 163 verschiedene Schaftimplantate verwendet. In Norwegen (je 13) oder Rumänien (je 9) sind ähnliche Ergebnisse erhebbar.

Ein nationales Endoprothesenregister ist in der Lage, zu häufig verwendeten Produkten Daten zu liefern. Seltene Implantate wie neu eingeführte Systeme oder Revisionsimplantate entziehen sich aber diesem Kontrollsystem. Hier könnten übernationale Sammelauswertungen Vorteile bringen.

Die Wertigkeit von Registerauswertungen hängt also von der jeweiligen Fragestellung ab.

Abteilungsauswertungen oder nationale Reports können niemals durch große übernationale Sammelauswertungen abgelöst werden. Für konkrete Entscheidungen, in denen allgemeine Einflüsse eine wesentliche Rolle spielen, sind Auswertungen, die diese Einflüsse widerspiegeln, immer überlegen.

Übernationale Auswertungen können aber unter bestimmten Umständen sinnvoll sein, wenn Systemeinflüsse beurteilt oder bereinigt werden sollen, selten verwendete Implantate untersucht oder große Fallzahlen erforderlich sind.

Weiter können europaweite Datensätze Aussagen über die regionale Verteilung von Lockerungen anbieten. Gleichmäßige Verteilungen würden eher für das Implantat als Ursache sprechen, regionale Häufungen eher für andere Einflussfaktoren.

Wertigkeit von Registerreports im Vergleich zu klinischen Follow Up-Studien

Standzeiten sind ein wesentlicher Aspekt in der Wertung eines Implantates, aber bei Weitem nicht ausreichend für eine umfassende Aussage. Klinische Ergebnisse und subjektive Zufriedenheit des Patienten sind ebenfalls zu berücksichtigen.

Für Auswertungen zu diesen Aspekten sind in der Regel unterschiedliche Grunddaten erforderlich, die auch Auswirkungen auf die Organisation der Erhebungen haben.

Die Basis für Überlebenskurven stellen nominale (ja/nein Entscheidungen) und ordinale (Ranglisten wie z.B. von Exzellenz bis Unakzeptabel) Datensätze dar. Diese Grunddaten benötigen relativ große Fallzahlen, um zu statistisch signifikanten Ergebnissen zu gelangen. Im Fall von Registerdokumentationen erfassen sie objektive Dateninhalte wie Diagnose, Seite oder verwendete Produkte. Diese Informationen sind wenig sensibel bezüglich des Erfassungszeitpunktes, da sie in der Routinedokumentation enthalten sind und kaum Interpretationsspielräume offen lassen. Entsprechende Erhebungsbögen können also ohne Qualitätsverlust retrospektiv überprüft oder vervollständigt werden. Der Endpunkt mit Produktversagen ist mit einer Revisionsoperation klar definiert. Die erforderliche umfassende Routinedokumentation in diesen Fällen unterstützen eventuelle retrospektive Nachdokumentationen oder Korrekturen. Nationale Register, die in den letzten Jahren den Vollbetrieb aufgenommen haben, mussten etwa 5% der eingehenden Bögen als unvollständig, falsch oder unklar dokumentiert beanstanden.

Die Basis klinischer Ergebnisse sind häufig metrische Daten, die wesentlich geringere Fallzahlen benötigen, um statistisch signifikante Ergebnisse zu bieten. Sie sind aber wesentlich sensibler hinsichtlich des Erhebungszeitpunktes. Verzögerungen führen in der Regel rasch zu Qualitätsverlusten. Die Kontrolle der Datenqualität stellt eine große Herausforderung dar und ist durch die Einschaltung von Monitoren in die Datenerhebung auch kostenintensiv. Nachuntersuchungszeitpunkte sind nicht eindeutig definiert und sind im Routinebetrieb nicht klar erkennbar. Retrospektive Datenkontrolle durch ein Registerzentrum stellt daher eine große Herausforderung dar.

Die Definition von erforderlichen Erhebungsinhalten ist nicht standardisiert. Die Scores wie HHS oder WOMAC sind auf bestimmte Fragestellungen ausgerichtet.

Die Vorteile von klinischen Studien liegen aber in der Flexibilität und der Freiheit beteiligte Kliniken frei wählen zu können.

Die Konfidenzintervalle klinischer Studien für Survivalanalysen sind bedingt durch die meist eingeschränkten Fallzahlen breit. Die Aussagekraft entsprechend gering. Hier haben zweifellos Registererhebungen Vorteile.

Subjektive Patientenzufriedenheit und funktionelle Ergebnisse sind aus organisatorischen Gründen durch Endoprothesenregister derzeit kaum mit zufriedenstellender Grunddatenqualität erhebbar.

Ein möglicher Weg, beide Themenbereiche zu verknüpfen, wird derzeit im schwedischen Hüftregister in Göteborg beschritten.

Touchscreen Terminals werden in Wartezonen installiert und die Patienten gebeten, einen Quality of Live-Score selbständig zu dokumentieren. Genauere Informationen dazu sind im Jahresbericht 2003 veröffentlicht.

Regionale Register

Der Aufbau von Nationalen Endoprothesenregistern ist ohne Zweifel komplex und schwierig. Die Einbindung einer Vielzahl an Kliniken, Personen und Institutionen ist mühsam und langwierig.

Je größer das Land desto schwieriger und desto größer die Wahrscheinlichkeit, den geforderten Konsens nicht erreichen zu können.

Das Erfassungsgebiet einzuschränken könnte als eine Möglichkeit angesehen werden, den Grad an Komplexität auf ein erträgliches Maß zu reduzieren.

Professor Kienapfel und Fr. Dr. Lang, die sich viele Jahre mit großem persönlichen Einsatz bemüht haben das Göttinger Register zum Erfolg zu führen, gebührt Dank für die mit großer wissenschaftlicher Redlichkeit durchgeführte Aufarbeitung der Ergebnisse nach Einstellung des operativen Betriebs dieses Registers. Diese Erkenntnisse zeigen eindrucksvoll die strukturellen Probleme, vor denen regionale Erfassungssysteme stehen.

Ca. 40% der in den angeschlossenen Kliniken durchgeführten Revisionsoperationen wurden außerhalb des überwachten Bereiches primär versorgt. Informationen über den gegenläufigen Patientenstrom liegen nicht vor.

Auf dieser Basis ist eine implantatbezogene Auswertung der Datensätze mit großen Unsicherheiten behaftet. Diese Auswertungen stellen aber den Kern eines Prothesenregisters dar und stellen den Hauptnutzen für die beteiligten Chirurgen und Abteilungen dar.

Die Kontrolle der Grenzen ist daher eine fundamentale Voraussetzung für aussagekräftige Ergebnisse. In nationalen Registern wird diese Kontrolle durch rechtliche, abrechnungstechnische oder sprachliche Gründe ausreichend sichergestellt.

Italien hat durch die Übertragung der Gesundheitskompetenzen an die Regionen relativ günstige Grundbedingungen für den Betrieb regionaler Register. Unter diesen Bedingungen können durch Rückgriff auf Abrechnungsunterlagen zumindest jene Patienten ausgeforscht werden, die einer Revisionsoperation außerhalb der Region unterzogen wurden. Bisher wurden diese Patienten individuell nachuntersucht. Dieses System ist zwar in der Datenqualität ausreichend, verursacht jedoch zusätzliche Kosten, die für wissenschaftliche Zwecke schwer aufzubringen sind. Unter Führung des Instituto Superiore di Sanita wurde daher mit der Verknüpfung der regionalen Register zu einem nationalen Datensatz begonnen, wobei in bisher nicht eingebundenen Regionen ebenfalls Register errichtet werden sollen.

Es scheint die Schlussfolgerung naheliegend, dass Nationale Prothesenregister einen optimalen Weg zwischen Qualität der Ergebnisse und Aufwand darstellen.

Registeraktivitäten in Europa

Von 1975 bis 1995 wurden Nationale Endoprothesenregister in Schweden, Norwegen, Finnland und Dänemark errichtet.

Seit 1998 wurden in Ungarn, Tschechien, Rumänien, Moldawien, der Slowakei und Österreich nationale Register gestartet. Die letzten 4 unter tatkräftiger Mithilfe durch EFORT und sein Projekt European Arthroplasty Register (EAR).

Deutschland hat ein konsistentes Konzept in Zusammenarbeit von BQS, DGOOC, EAR und BV-Med erstellt. Der Vorschlag liegt dem Bundeskuratorium vor.

Italien, Türkei und Litauen haben entsprechende Projekte in Kooperation zwischen nationalen Fachgesellschaften und Gesundheitsbehörden initiiert.

In den Niederlanden und Estland bestehen ernsthafte Bemühungen innerhalb der orthopädischen Gesellschaften.

SOFCOT befindet sich in Organisation eines Registers in Frankreich, möchte dies derzeit jedoch ohne Kooperation mit Gesundheitsbehörden durchführen.

Portugal, Belgien und Bulgarien haben umfassende Information und Kooperation durch EFORT-EAR angefordert mit dem Ziel ein nationales Endoprothesenregister zu errichten.

England und Wales haben 2003 das National Joint Registry (NJR) gestartet. In Schottland existiert eine ähnliche Initiative.

Zum derzeitigen Zeitpunkt existieren in Europa 11 operativ tätige nationale Endoprothesenregister.

In 5 weiteren Ländern sind konkrete Projekte zur Organisation eines Endoprothesenregisters im fortgeschrittenen Stadium.

Weitere 5 Länder bemühen sich intensiv um die Erstellung eines Konzeptes innerhalb der orthopädischen Gesellschaft, um in weiterer Folge an die Gesundheitsbehörden heranzutreten.

Abgesehen von Großbritannien sind alle Register und Projekte im Projekt European Arthroplasty Register (EAR) von EFORT zusammengeschlossen.

EAR ist eine freiwillige Kooperation nationaler Register.

Ziel dieses Projektes ist es, ein Kooperations- und Kommunikationsnetzwerk zu errichten sowie neue Register im Aufbau zu unterstützen. Weiter wird technische Unterstützung sowie das EFORT-Netzwerk für Publikationen zur Verfügung gestellt.

Darüber hinaus bemüht sich EFORT-EAR Register als Qualitätssicherungsinstrument zu fördern.

Die Aktivitäten sind in einem gemeinnützigen Verein EFORT-EAR, der eng an EFORT angelehnt ist, organisiert. Das EFORT-EAR Executive Committee ist personenident mit dem EAR Committee von EFORT. Die Aufsichtsratsfunktion dieses Vereins nimmt das EFORT Executive Committee wahr.

Registeraktivitäten international

Neuseeland, Australien und Kanada haben von 1997–2001 nationale Register etabliert.

In den USA hat die AAOS eine Arbeitsgruppe eingerichtet, die unter der Leitung von Prof. Henrik Malchau steht. Er war über viele Jahre ein führendes Mitglied der schwedischen Registergruppe in Göteborg und wurde dieses Jahr als Professor nach Harvard berufen. Diese Arbeitsgruppe kooperiert mit der FDA und hat einige Pilotprojekt gestartet, um technische, logistische und organisatorische Anfangsprobleme zu lösen.

Auf einer Sitzung im Rahmen des AAOS-Kongresses 2005 in Washington wurde die Schaffung einer Internationalen Registergesellschaft beschlossen. Ziel ist eine lose Kooperation nationaler Register, gegenseitige Unterstützung auf organisatorischem und technischem Gebiet sowie die Festlegung gemeinsamer Standards. EFORT-EAR stellt die technische Kommunikationsstruktur sowie das EFORT-Portal als zentrale Publikationsplattform zur Verfügung.

Informationsquellen

Die wichtigsten Ergebnisse, Jahresberichte und wissenschaftlichen Publikationen aus Nationalen Endoprothesenregistern sind im Internet auf den jeweiligen Homepages verfügbar.

EAR hat im Rahmen des EFORT-Portales in Kooperation mit der Internationalen Registergesellschaft alle weltweit verfügbaren Homepages auf einer Seite vereint.

Sie ist über die Startseite des EFORT-Portals (*www.efort.org*) leicht erreichbar.

■ Unter „Research and Library" finden Sie einen Shortcup zu „Arthroplasty Registers".

Dort sind alle weltweit verfügbaren Seiten kompakt mit Kurzvorstellungen mit Links zur Startseite sowie Hyperlinks zu den interessantesten Teilen verfügbar.

■ In der selben Sektion unter European Arthroplasty Register (direkte Adresse: *www.ear. efort.org*) finden Sie die Homepage des European Arthroplasty Register.

Auf dieser Seite sind weitere Informationen zu dieser Initiative sowie weitere Informationen aus Registern zu finden. Ziel ist es, rasch interessante, nicht in Journalen oder Reports veröffentlichte Informationen, Grundlageninformation oder Zusammenfassungen anzubieten.

Weiter werden in Zukunft EAR-Publikationen oder im Bedarfsfall Warnhinweise zu bestimmten Produkten dort verfügbar sein.

■ Alle EAR-Aktivitäten sind durch das Logo erkennbar (Abb. 6).

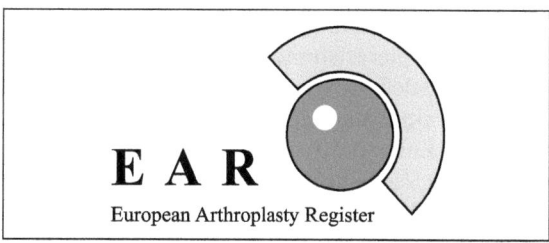

Abb. 6. EAR-Logo.

KAPITEL 18

Standardisierte postoperative Nachbehandlung von Hüftgelenksendoprothesen

J. Heisel, J. Jerosch

Vorbemerkungen

In Deutschland wurden im Kalenderjahr 2004 über 170 000 Hüftendoprothesen implantiert, im Wesentlichen in der voll- oder teilzementierten Version. *Hauptindikation* zum alloarthroplastischen Ersatz sind hoch schmerzhafte, konservativ therapieresistente Gelenkdestruktionen mit Funktionsdefizit, auch die intrakapsuläre Schenkelhalsfraktur des betagten Menschen.

Nach Entlassung aus dem operierenden Akuthaus mit weitgehend abgeschlossener Wundheilung (9.–12. postoperativer Tag), nehmen etwa 50% der Patienten eine 3- bis 4-wöchige stationäre Anschlussheilbehandlung (AHB) in einer orthopädischen Rehabilitationsklinik in Anspruch; als seltenere Alternativen kommen eine teilstationäre oder ambulante Rehabilitation (TSR, EAP) – dies in erster Linie bei jüngeren mobileren Patienten ohne wesentliche internistische Begleiterkrankungen – in Frage.

■ **Primäre Rehabilitationsziele.** Weitgehende Reduktion oder gar Ausschaltung des vormals bestehenden Ruhe-, Bewegungs- und/oder Belastungsschmerzes; Wiederherstellung bzw. Verbesserung der Funktionalität des betroffenen Gelenkes; Wiederherstellung bzw. Verbesserung der Gesamtmobilität mit weitgehender Unabhängigkeit von unterstützenden Gehhilfen; Wiederherstellung bzw. Erhalt der Eigenständigkeit bzgl. der ADL (Vermeidung von Pflegebedürftigkeit, Verbesserung der Lebensqualität); Verbesserung der körperlichen Belastbarkeit im Alltag und im Berufsleben.

■ **Gesamtdauer der postprimären Rehabilitation nach endoprothetischem Ersatz des Hüftgelenkes.** 10–12 Wochen.

Spezielle Maßnahmen in der frühen postoperativen (stationären) Phase (1.–2. postoperative Woche im Akuthaus)

Diagnostik

■ **Röntgenkontrolle** des betroffenen Gelenkes noch im Operationssaal vor Wundschluss sowie noch einmal nach Entfernung der Drainagen vor Entlassung aus dem stationären Aufenthalt.

■ **Weichteilsonographie** zur Abklärung eines möglichen postoperativen Hämatomes.

■ **Laborkontrollen** zur Überprüfung des Blutverlustes (kleines Blutbild), der Entzündungsparameter (BSG, CRP) u. a.

■ **Dopplersonographie** bei Verdacht auf tiefe Beinvenenthrombose.

Prophylaktische Maßnahmen

■ **Perioperative Antibiotikaprophylaxe** mit breit abdeckendem Präparat und guter Wirksamkeit gegen Staph. aureus; in unkomplizierten Fällen als „one shot", sonst als 24-Stunden-Prophylaxe; nur in Ausnahmesituationen längere Gabe indiziert.

■ **Postoperative Thromboseprophylaxe:** *Medikamentöse Maßnahmen* zwingend erforderlich bis zur Vollbelastung der betroffenen Extremität und Funktionieren der Muskelpumpe; als Präparat wird ein im Hochrisikobereich zugelassenes fraktioniertes Heparin (subkutane Applikation) empfohlen über einen Zeitraum von 4 Wochen, in Einzelfällen (erhöhtes Risiko) auch länger.
Zusätzliche Maßnahmen: Frühmobilisierung, Thrombosestützstrümpfe, elastische Beinwickelung bis zur Leiste.

■ **Postoperative Ossifikationsprophylaxe:** Dringend empfohlen über etwa 7 postoperative

Tage mit oraler Applikation (therapeutische Dosis) eines NSAR (Diclofenac, Indometacin u. a. m.) und/oder mit fraktionierter lokaler Röntgenbestrahlung (in erster Linie bei gesicherter Disposition).

- **Postoperative Pneumonieprophylaxe:** Frühes und regelmäßiges Sitzen an der Bettkante, Atemübungen, Vibrationsmassagen.

Therapie

- **Medikamentöse Maßnahmen:** Adäquate Schmerzabdeckung (NSAR, zentral wirkende Analgetika).
- **Lagerung:** Rückenlage in Neutralstellung des Hüftgelenkes, evtl. in weicher Schaumstoffschiene; temporäre Hochlagerung der betroffenen Extremität.
- **Maßnahmen zur Antiphlogese:** *Lokale Kryotherapie* (anmodellierbare Eis- oder Gelbeutel 2- bis 4-mal täglich für 10–15 Minuten); im Falle deutlicherer peripherer Umlaufstörungen *manuelle Lymphdrainage* (Abb. 1) möglichst täglich.
- **Mobilisierende Maßnahmen:** Schmerzadaptierte passive *krankengymnastische Mobilisation* des betroffenen Gelenkes 1- bis 2-mal täglich über 10–20 Minuten, tägliche CPM-Schienenbehandlung (20–30 Minuten; Abb. 2); isometrische Anspannungsübungen, später Querdehnung der gelenkübergreifenden Muskulatur. Teilentlastete, ebenfalls schmerzadaptierte Mobilisation im 3-Punkte-Gang im Gehwagen bzw. an 2 Unterarmgehstützen unter physiotherapeutischer Aufsicht.
- **Ergotherapie:** Tägliches, ab dem 7. postoperativen Tag dann gesteigertes ADL-Training bis zum Erreichen der Selbstständigkeit.
- **Hilfsmittelversorgung:** Kein tiefes Sitzen (Stuhlauflage, Toilettensitzerhöhung) als Luxationsprophylaxe zumindest bis zur 12. postoperativen Woche (v. a. im Falle eines dorsalen Zugangsweges); Schuh- und Strumpfanziehhilfen (Abb. 3), spezielle Greifzangen zur Vermeidung eines übersteigerten Bewegungsausschlages; adäquate Gehhilfe (Rollator, Unterarmgehstützen), evtl. Beinlängenausgleich am Schuhwerk.
- **Balneotherapie:** Bei reizfreier Wunde und negativen Entzündungsparametern mit wasserdichtem Pflaster etwa ab dem 7. postoperativen Tag möglich.

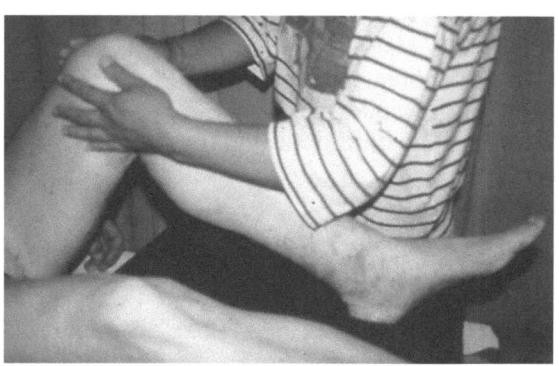

Abb. 1. Manuelle Lymphdrainage bei postoperativer Umlaufstörung im Bereich der unteren Extremität.

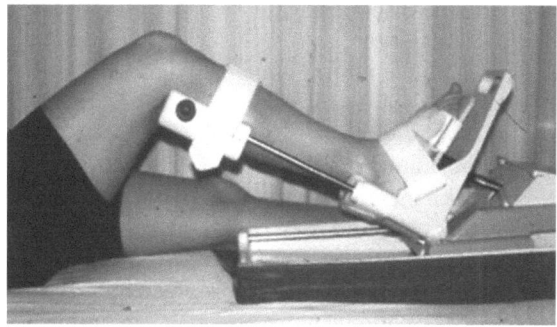

Abb. 2. CPM-Schienenbehandlung zur Mobilisation von rechtem Hüft- und Kniegelenk.

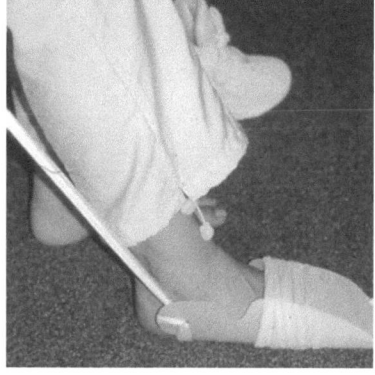

Abb. 3. Konfektionierte Strumpfanziehhilfe.

Spezielle Maßnahmen in der späten postoperativen Phase (3.–6. postoperative Woche in der Rehabilitationsklinik)

Diagnostik

- **Klinische Befundkontrolle** in zumindest wöchentlichen Abständen mit Erfassung des aktuellen Reha-Standes (lokale Situation, Gelenkfunktionalität und -stabilität, Mobilität, Koordination beim Gehen).
- **Röntgenkontrolle** des betroffenen Gelenkes in 2 Ebenen (möglichst unter Belastung im Stehen) nach 6 postoperativen Wochen vor der schrittweisen Freigabe eines unterstützungsfreien Gehens.
- **Weichteilsonographie** im Bedarfsfalle zur Erfassung eines möglichen postoperativen Hämatomes.
- **Laborkontrollen** (ein- bis zweiwöchentlich) mit kleinem Blutbild (v. a. Hb und Thrombozytenzahl) und den Entzündungsparametern (BSG, CRP), auch als Monitoring einer medikamentösen Thromboseprophylaxe.
- **Dopplersonographie** nur bei Thromboseverdacht.
- **EKG** bei Verdacht auf kardiopulmonale Beeinträchtigung (individuelle Dosierung der aktiven Behandlungsstrategien).

Therapie

Sinnvolle Kombination physikalischer, bewegungs- und trainingstherapeutischer sowie ergotherapeutischer Einzel- und Gruppentherapien, individuell zusammengestellt in einem übersichtlichen Behandlungsplan (Abb. 4).

- **Medikamentöse Maßnahmen:** Bei Bedarf (meist noch bis zur 4. Woche postoperativ notwendig) systemische orale Analgesie (NSAR, zentral wirkende Präparate).
- **Lagerung:** Möglichst in Neutralstellung des Hüftgelenkes (ab der 2.–4. Woche nach dem Eingriff darf der Patient auf der nicht-operierten Seite liegen mit einem Kissen zwischen den Beinen, ab der 5.–6. Woche auch auf der operierten Seite; Tabelle 1).

Tabelle 1. Besonderheiten in der frühen Phase der postoperativen Rehabilitation nach Implantation einer Hüft-TEP

Liegen	
– auf der nicht-operierten Seite (mit einem Kissen zwischen den Beinen)	2.–4. Woche
– auf der operierten Seite	5.–6. Woche
Sitzen	
– mit im Sprunggelenk übereinander geschlagenen Beinen	ab 4. Woche
– mit über dem Knie übereinander geschlagenen Beinen	ab 6. Woche
Tiefes Bücken, Extrembewegungen (z. B. Kürzen der Zehennägel)	ab 12. Woche
Freies Gehen	8.–12. Woche
Auto fahren	8.–12. Woche
Sexualität (abhängig von Mann/Frau und Körperstellung)	4.–12. Woche

Behandlungsstrategie	Wochen postoperativ											
	1	2	3	4	5	6	7	8	9	10	11	12
	Akuthaus		Rehaklinik			ambulant						
Hilfsmittel beim Gehen	2 UAG		2 UAG			1 UAG kontralateral						
	3-Punkte Gang		4-Punkte Gang									
CPM-Schiene/Motomed	CPM	CPM		Motomed		Ergometer tgl.						
	1- bis 2 mal tgl.	1- mal tgl.		1- bis 2 mal tgl.								
KG-Einzelbehandlung	1- bis 2- mal tgl., 15 Min.	tgl. 1-mal 20-30 Min.				3- mal/ Woche	2- mal/ Woche	bei Bedarf 1 mal/Woche				
KG-Gruppenbehandlung (Voll- oder Teilbelastung)						3- bis 5 mal/ Woche		bei Bedarf 1- bis 2 mal/Woche				
MTT				3- bis 5 mal/Woche				bei Bedarf 1- bis 2-mal/Woche				
Bewegungsbad (Gruppe)			3- bis 5 mal/Woche			tgl. in Eigenregie						
Lymphdrainage	je nach Befund 2- bis 5- mal/Woche						je nach Befund 1-mal/Woche					
Wickel lokal		tgl. (bei Bedarf)										
Endoprothesenschule				< --- >								
Ergotherapie		Hilfsmittelversorgung; bei Bedarf 2- bis 5-mal/Woche										
Elektrotherapie LWS			2-3 mal/Woche									
Heißluft/Massage LWS			2-3 mal/Woche									

Abb. 4. Standardisierter Nachbehandlungsplan nach Hüft-TEP (nach Heisel 2005). UAG = Unterarmgehstütze.

- **Maßnahmen zur Antiphlogese:** Fortführung der *Kryotherapie* bei persistierendem lokalem Reizzustand, bei Bedarf (Retterspitz-)*Wickel, Packungen* oder *kalte Güsse* täglich; manuelle *Lymphdrainage* 3- bis 5-mal in der Woche bei venös bedingten Abflussstörungen.
- **Mobilisierende Maßnahmen:** Funktionelle krankengymnastische *Einzelbehandlung* täglich bis zur 4. postoperativen Woche (Abb. 5), dann Übergang auf individuelle *Gruppentherapien* (leicht, schwer) und auch auf *gerätegestützte Krankengymnastik (medizinische Trainingstherapie – MTT; repetitive Kraft- und Bewegungsübungen; Abb. 6)* Lagerung im *Schlingentisch* (v. a. bei Restkontrakturen); Gangtraining im speziellen Gehparcours (in aller Regel ist ab der 2. Woche nach einer axiale Vollbelastung der betroffenen Extre-

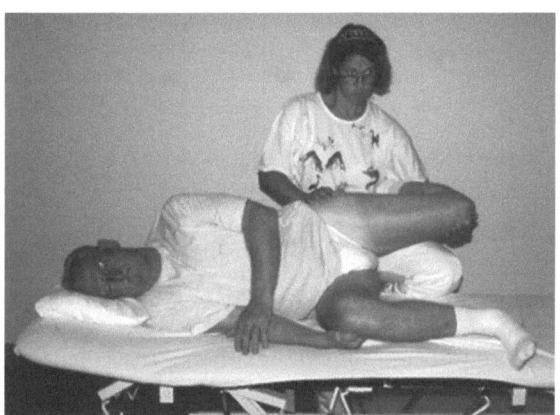

Abb. 5. Krankengymnastische Einzelbehandlung in Seitlage in der frühen Reha-Phase zur Verbesserung der Hüftextension rechts nach Hüft-TEP.

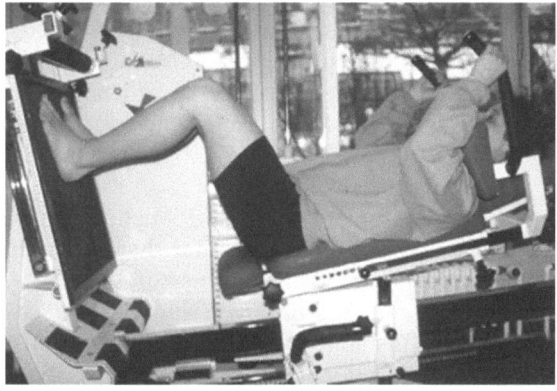

Abb. 6. Gerätegestützte Krankengymnastik (medizinische Trainingstherapie – MTT) in Rückenlage zur Verbesserung der Kraftentfaltung des M. quadriceps femoris.

mität bei Einsatz zweier Gehstützen möglich), Abschulung von den Gehhilfen ab der 6. postoperativen Woche (zunächst noch eine kontralaterale Stütze) möglich (Tabelle 2); eigenständiges tägliches Bewegungstraining (CPM-Schiene bzw. Motomed; Ergometertraining); *Koordinationsschulung* auf instabiler Unterlage.
- **Balneotherapie:** 3- bis 5-mal wöchentlich Gruppentherapie, Einzelmaßnahmen nur in Problemfällen; maximale Bewegungsausschläge sind zu vermeiden.
  Kontraindikationen: gestörte Wundheilung, Thrombose oder Thrombophlebitis, dekompensierte Herz-/Kreislaufsituation.
- **Ergänzende physikalische Maßnahmen:** Bei Bedarf (dann etwa 3-mal wöchentlich) milde manuelle *Massagen* in Fällen mit hypertoner Muskulatur, auch der lumbalen Rückenstrecker, *Reflexzonemassage*; *Elektrotherapie* (außerhalb des Op-Bereiches) in Einzelfällen angezeigt.
- **Ergotherapie:** Tägliches *Selbsthilfetraining* (vorzugsweise am Morgen) über 20–30 Minuten, bis die ADL gut beherrscht werden.
- **Hilfsmittelversorgung:** Konsequent bis zumindest zur 6., besser noch bis zum Ablauf der 12. postoperativen Woche (s. o.).
- **Theoretische Patientenschulung:** Was ist erlaubt? Was ist gefährlich? Was ist verboten? Tipps für Endoprothesenträger für den täglichen Alltag (Endoprothesenschule mit Vorträgen, Seminaren und praktischen, eigenständig durchzuführenden Übungen zu Hause).
- **Orthetische Versorgung:** Nur bei persistierender Instabilität mit Luxationsneigung (dann bis zur 12. postoperativen Woche).
- **Reha-Beratung:** Vor allem bei älteren Patienten zur Abklärung der anschließenden häuslichen

Tabelle 2. Axiale Belastung des Hüftgelenkes bei Einsatz unterschiedlicher Gehhilfen

Verwendete Gehhilfen	Axiale Beinbelastung des Beines
2 Unterarmgehstützen (3-Punkte-Gang)	20–30 kp
2 Unterarmgehstützen (4-Punkte-Gang)	50–60% des Körpergewichtes
1 Unterarmgehstütze (kontralateral)	75% des Körpergewichtes
2 Handstöcke	70–80% des Körpergewichtes
1 Handstock (kontralateral)	80% des Körpergewichtes
Rollator	80–90% des Körpergewichtes

Tabelle 3. Eigenständige Mobilisationstherapie nach Implantation einer Hüftendoprothese

Art der Maßnahme	postoperativer Zeitraum	funktionelle Voraussetzung
■ **CPM-Schiene**	ab 1. postop. Tag	solange Hüftbeugung <90°
■ **Motomed**	ab der 2. postop. Woche	wenn Hüftbeugung >70°
■ **Ergometer** (Fahrrad)	ab der 3. postop. Woche	wenn Hüftbeugung zumindest 90°

Versorgung (evtl. temporärer Mittagstisch, Haushaltshilfe, Pflegestation, häusliche Umbaumaßnahmen, vorübergehende oder dauerhafte Heimunterbringung u. a. m.); bei jüngeren Patienten Planung einer beruflichen Reintregration (frühestens ab der 10.–12. Woche).

Spezielle Maßnahmen in der späten ambulanten Phase (ab der 7. bis etwa zur 12. postoperativen Woche beim niedergelassenen Facharzt)

Diagnostik

- **Klinische Befundkontrolle** in etwa 2-wöchigen Abständen bis zum Ende der Rehabilitation zur Überprüfung der funktionellen Fortschritte.
- Abschließende **Röntgenkontrolle** des betroffenen Gelenkes in 2 Ebenen (möglichst unter Belastung im Stehen) nach 12 postoperativen Wochen vor der endgültigen Freigabe des unterstützungsfreien Gehens (möglichst beim Operateur);
- **Laborkontrollen** nur dann, wenn die Entzündungsparameter zuletzt noch nicht im Normbereich waren.

Therapie

- **Medikamentöse Maßnahmen:** In aller Regel nicht mehr erforderlich.
- **Lagerung:** Keine wesentlichen Restriktionen mehr geboten.
- **Maßnahmen zur Antiphlogese:** Bei persistierenden lokalen Weichteilirritationen evtl. noch tägliche eigenständige Applikation von (Retterspitz-)*Wickeln*; evt. noch manuelle *Lymphdrainage* 2- bis 3-mal in der Woche.

Tabelle 4. Sport nach alloplastischem Hüftgelenksersatz

- ■ **Empfohlene Sportarten**
  - Schwimmen (kein Brustbeinschlag)
  - Wassergymnastik
  - Fahrradfahren
  - Bogenschießen
  - Gymnastik
  - Walking
- ■ **Tolerierte Sportarten (evtl. mit Regelmodifikation)**
  - Jogging
  - Tennis, Tischtennis
  - Golf
  - Langlaufski, Eisstockschießen
  - Kegeln, Bowling
  - Rudern, Kanusport
  - Leichtathletik: Wurf- und Stoßdisziplinen
  - Segeln
  - Reiten
- ■ **Bedenkliche Sportarten**
  - Badminton, Squash
  - Mannschaftsballsportarten (v.a. Fußball, Hockey, aber auch Hand-, Basket-, Faust- und Volleyball)
  - Leichtathletik: Lauf- und Sprungdisziplinen
  - Kraft- und Kampfsportarten (v.a. mit direktem Körperkontakt wie Boxen, Ringen, Judo, auch Gewichtheben u.a.)
  - Fechten
  - Alpinski, Curling, Eishockey, Rodeln, Bobsport
  - Bergsteigen
  - Wasserski
  - (Geräte)Turnen

- **Mobilisierende Maßnahmen:** In Fällen noch deutlicherer funktioneller Beeinträchtigungen Fortführung der krankengymnastische *Einzelbehandlung* 2- bis 3-mal/Woche mit zusätzlichem Eigenprogramm; *MTT* 2- bis 3-mal/Woche bei meist noch bestehender Kraftminderung sinnvoll; weitere Abschulung von unterstützenden Gehhilfen (ab der 12. Woche nach dem Eingriff sollte in aller Regel ein freies Gehen über 20–30 Minuten möglich sein). Begrenztes Ausüben sportlicher Aktivitäten (Tabelle 4) im Falle einer guten koordinativen Leistungsfähigkeit frühestens nach 6 Monaten denkbar.
- **Balneotherapie:** 2- bis 3-mal/Woche eigenständiges Wasserprogramm unter therapeutischen Gesichtspunkten sinnvoll bis zur 12. Woche.
- **Orthetische Versorgung:** Nur bei persistierender Instabilität (Luxationsneigung nach Hüft-TEP) bis zur 12. postoperativen Woche; liegen dann keine ausreichend stabile Gelenkverhältnisse vor, sollte die Indikation zur operativen Revision überdacht werden.

■ **Abschließende sozialmedizinische Bewertung:** Abklärung einer beruflicheren Wiedereingliederung jüngerer Patienten ab dem 3.–4. postoperativen Monat anzustreben; GdB nach dem Schwerbehindertengesetz: 20–30.

Langfristige ärztliche Betreuung

Jährliche ambulante fachärztliche Kontrollen sinnvoll mit Erfassung der aktuellen klinischen und radiologischen Situation (konsequente Dokumentation im *Endoprothesenpass*); Erfassung aller Patienten im deutschen *Endoprothesenregister* wichtig.

■ **Standardisiert festzuhaltende klinische Parameter.** Subjektives Beschwerdebild, aktuelle Belastbarkeit, Fähigkeitsstörungen im Alltag; Größe, Gewicht; Gangabwicklung, erforderliche Gehhilfe, Schuhzurichtungen; Funktionalität (Neutral-Null-Methode) und Stabilität des betroffenen Gelenkes, aktive Kraftentfaltung, Muskelumfänge im Seitenvergleich; Situation der angrenzenden Gelenke (Kniegelenke, untere Rumpfwirbelsäule).

■ **Empfohlene Röntgenkontrollen.** Beckenübersicht im Stehen (barfuß), betroffenes Hüftgelenk axial.

■ **Empfohlene Laborkontrollen.** Kleines Blutbild, BSG. CRP.

■ **Gelenkpunktion.** Unter streng sterilen Bedingungen nur im Falle eines dringenden Verdachtes auf entzündliche Affektion; dann Leukozytenzählung, Schnellausstrich, evtl. Resistenzbestimmung.

■ **Szintigraphie.** Nur bei Verdacht auf entzündliche Irritation.

■ **Sonographie.** Nur in Ausnahmefällen, z. B. bei Verdacht auf Bursa trochanterica.

Schlussfolgerungen

Der operative Eingriff im Sinne eines alloplastischen Gelenkersatzes schafft erst die Voraussetzungen für eine beschwerdefreie Wiederherstellung der Funktionalität; erst durch eine intensive und sinnvolle postoperative Rehabilitation kann das angestrebte Behandlungsziel zügig und optimal erreicht werden: Ihre optimale Umsetzung erfolgt im Rahmen der Endoprothesenschule; hier ist ein harmonisches Zusammenwirken von Operateur, nachbetreuenden Ärzten, Physio- und Sporttherapeuten, Ergotherapeuten und Sozialarbeitern von großer Bedeutung.

Literatur

Delbrück H, Haupt E (Hrsg) (1996) Rehabilitationsmedizin. Urban & Schwarzenberg, München Wien Baltimore

Drabiniok T, Sonnekalb U, Heisel J (2001) Stationäre Anschlussheilbehandlung nach alloarthroplastischem Hüftgelenksersatz bei älteren Menschen. Orth Prax 38:794

Fass V, Müller W (1994) Postoperative Rehabilitation und Physiotherapie des älteren Patienten nach totalendoprothetischer Versorgung. Orth Prax 30:211

Finkbeiner GF (1992) Rehabilitation von Erkrankungen und Behinderungen der Haltungs- und Bewegungsorgane. BV Orthopädie S 23

Heisel J, Jerosch J (1996) Rehabilitationsmaßnahmen nach künstlichem Hüftgelenkersatz – eine notwendige Maßnahme? Orth Prax 32:683

Heisel J, Drabiniok T, Bork H (1998) Postoperative Belastungsstrategie nach alloarthroplastischem Hüftgelenksersatz. Med Orth Techn 118:170

Heisel J (2001) Rehabilitation und Belastbarkeit von Hüftendoprothesenpatienten mit Gelenkgleitpaarung Keramik/Keramik: Was gilt zu beachten? In: Toni A, Willmann G (Hrsg) Bioceramics in Joint Arthroplasty. Thieme, Stuttgart, S 45

Heisel J (2003) Richtlinien für die Nachbehandlung nach endoprothetischem Hüftgelenksersatz. Orth Prax 39:436

Heisel, J (2005) Physikalische Medizin. Thieme, Stuttgart

Jerosch J, Heisel J (1996) Endoprothesenschule. Rehabilitations- und Betreuungskonzepte für die ärztliche Praxis. Deutscher Ärzte-Verlag, Köln

Jerosch J, Heisel J (2001) Künstlicher Gelenkersatz Hüfte – Knie – Schulter. Pflaum, München

Middeldorf S, Casser H-R (2000) Verlaufs- und Ergebnisevaluation stationärer Rehabilitationsmaßnahmen nach alloarthroplastischem Hüft- und Kniegelenkersatz mit dem Staffelstein-Score. Orth Prax 36:230

Paes P (1992) Maßnahmen zur Rehabilitation von Patienten mit Hüftarthroplastiken. BV Orthopädie S 80

Protz W, Gerdes N, Maier Riehle B, Jäckel WH (1998) Therapieziele in der medizinischen Rehabilitation. Rehabilitation 37(Suppl 1):24

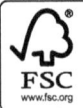